スポーツ医学を志す君たちへ

武藤 芳照 著

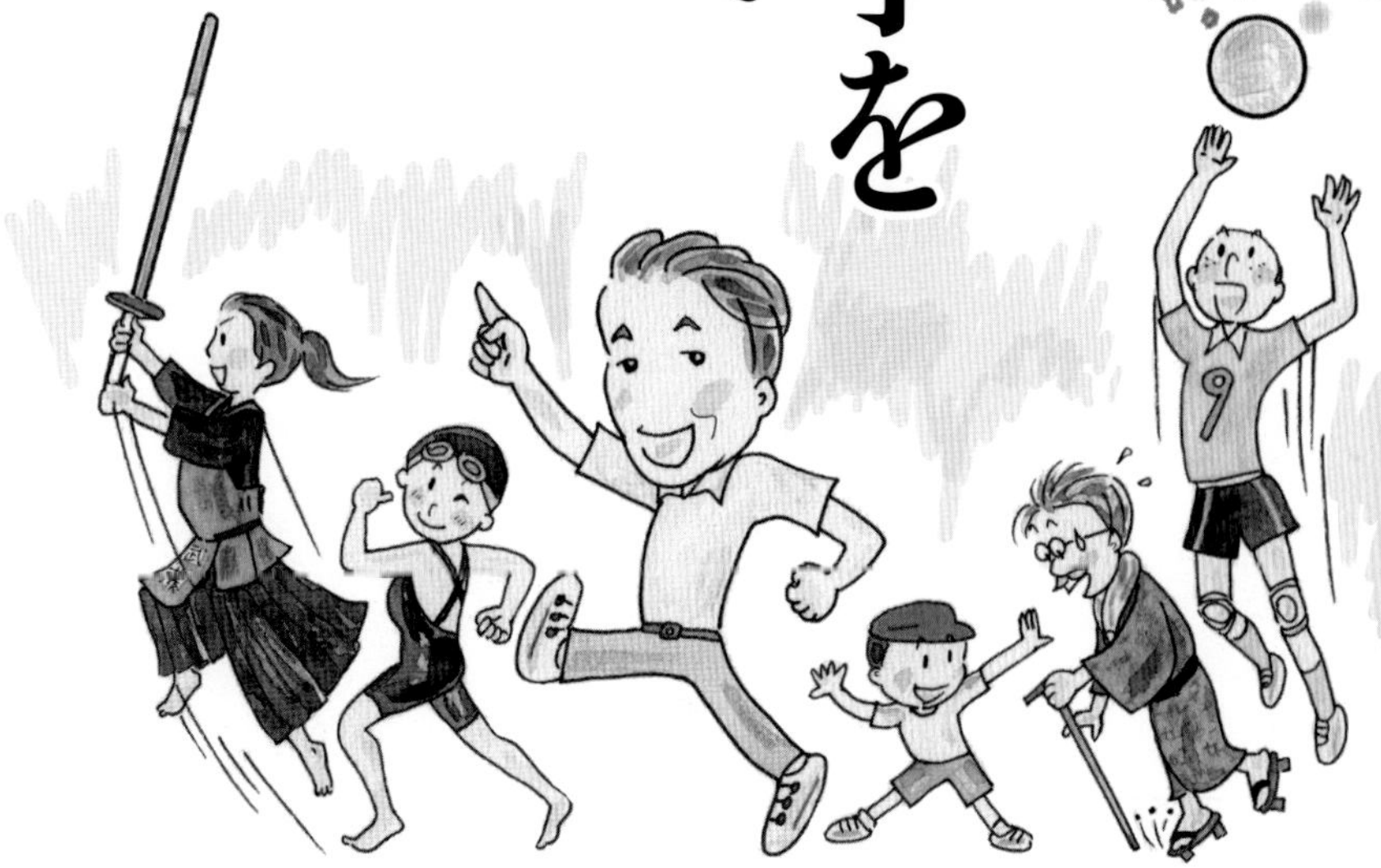

南江堂

まえがき

人生は選択の連続である。そのときそのときに、Aを選ぶか、Bを選ぶか、この道を右に行くか左に行くかなど、大きな分岐点（ターニングポイント）もあれば、小さな分岐点もある。そして、しばらく時が過ぎてから「もしあのとき～たら」、「もしあのとき～れば」と、いわゆる「たら・れば」を想起しなかった人はいないだろう。

それは、ある分、感傷も加わった懐かしい想起ではあるが、人生とは本人の意志の有無にかかわらず、そうした選択が積み重なって形づくられていくのだろう。

私の場合、高校時代、3年生への進級を前にして、理系に進むか文系に進むかの選択、そして大学進学に際して、大学・学部の選択、医学部に進学して、卒業後、基礎医学に進むか臨床医学に進むかの選択があった。そして、臨床系ならば何科の医師を目指すかの選択がそこに積み重なった。元々、中学・高校・大学時代に、三流の水泳選手であったことから、「スポーツ医学を専攻するならば整形外科へ」と選択して、様々な起伏と分岐点を経て今に至っている。

途中、ときには「～たら」、「～れば」と考えることも少なからずあったが、今、改めてこうした

「道程」（高村光太郎の同名詩に「僕の後ろに道は出来る」の一節あり）を歩んできて良かったと思うと共に、その間に導き支え続けてくれた数えきれないほどの人々との出会いに感謝している。

本書は、スポーツ医学の道を志す若き医師・研修医・医学生や、スポーツ（アスレティック）トレーナーなどの立場でスポーツ医学の現場で活躍したいと願う若き理学療法士、看護師をはじめとする医療職およびその学生諸君、そして高校生を読者に想定して書き綴った教育の書である。内容は教科書的な説明というより、あくまで現場の感覚を大切にしつつ、私の経験を土台に「活きたスポーツ医学」を伝える方針とした。

整形外科医であった筆者が、ご縁があって東京大学教育学部の助教授に転任（人生の大きな分岐点）したことにより、「教育者」という立場の修練をさせていただいたことが、以後の様々なスポーツ医学の教育・啓発活動の芯となっている。また、その立場であったからこそ結びつくことができた魅力ある先達との出会いがあった。

どの分野・領域においても、教育という視点、人材育成という基本思想は重要であり、「若い人を大切にする」という、時代を超えてごくあたり前の必要な営みがおろそかにされれば、いずれ歪みが生まれてくるものであろう。

スポーツ医学においてもしかり。将来を担う若者たちへ、その必要性と面白さと醍醐味を、熱意を持って語り、伝え続けることが、その学問、臨床を進化させ、スポーツそのもの、医学そのものを発展させると共に、健全な社会づくりに寄与することになるであろう。

まえがき

教えるとは　希望を語ること
学ぶとは　真実（誠）を胸に刻むこと
（フランスの詩人　ルイ・アラゴン『ストラスブール大学の歌』の一節より（大島博光訳））

本書が、わが国のスポーツ医学の希望を語り、真実を胸に刻む素材となれば、誠に幸いである。

令和三（二〇二一）年三月二〇日
（東京健康リハビリテーション総合研究所の夕暮れに）

武藤芳照

目次

目　次

コラム一覧

文献・注

本文で言及した文献はアラビア数字、注は漢数字で示し、各章末に記載した。

章とびら掲載の書籍について

第2章~第6章のとびらに掲載した書籍に付した数字は、巻末の著書一覧における通し番号である。

序章　スポーツ医学の世界へ

一・青春の水しぶき

スポーツ医学の分野・活動に興味・関心を持ち、その道を志す者は誰しも、臨床・研究・教育等の進むべき専門分野を決め、実践活動に従事するに至るまでには、それぞれに契機となる各スポーツとの出会いがあるだろう。

筆者の場合、それはまちがいなく水泳との出会いであり、水泳を通して交流が始まったスポーツ人とのつながりが、その後の人生に多大な影響を与えてきた。

愛知県名古屋市の南にある小さな街、大府《おおぶ》市（かつては知多郡大府町）に生まれ育ち、地元の小・中学校に通い学んだ。小学3年生の頃、中学校教師をしていた父に知多の海で水泳を教えられ、初めて海水に身を浮かせて泳ぐことができたときの興奮を、今も鮮明に覚えている。

自宅の近くに町営プールが新設され、小学校の体育授業や夏休みの課外活動としての水泳クラブの練習は、そのプールで行われた。そして中学に入学して、ごく自然に水泳部に入部し、主将を務めた。

中学3年生のとき、自宅近くの映画館で、父に連れられて観た映画が、『赤ひげ』[二]であった。「骨太のヒューマニズム」と高く評価されていた映画であり、中学生にはその言葉の意味を深く理解できなかったものの、すぐにストーリーに引き込まれ、実に面白かった。何よりも一人ひとりの登場人物を

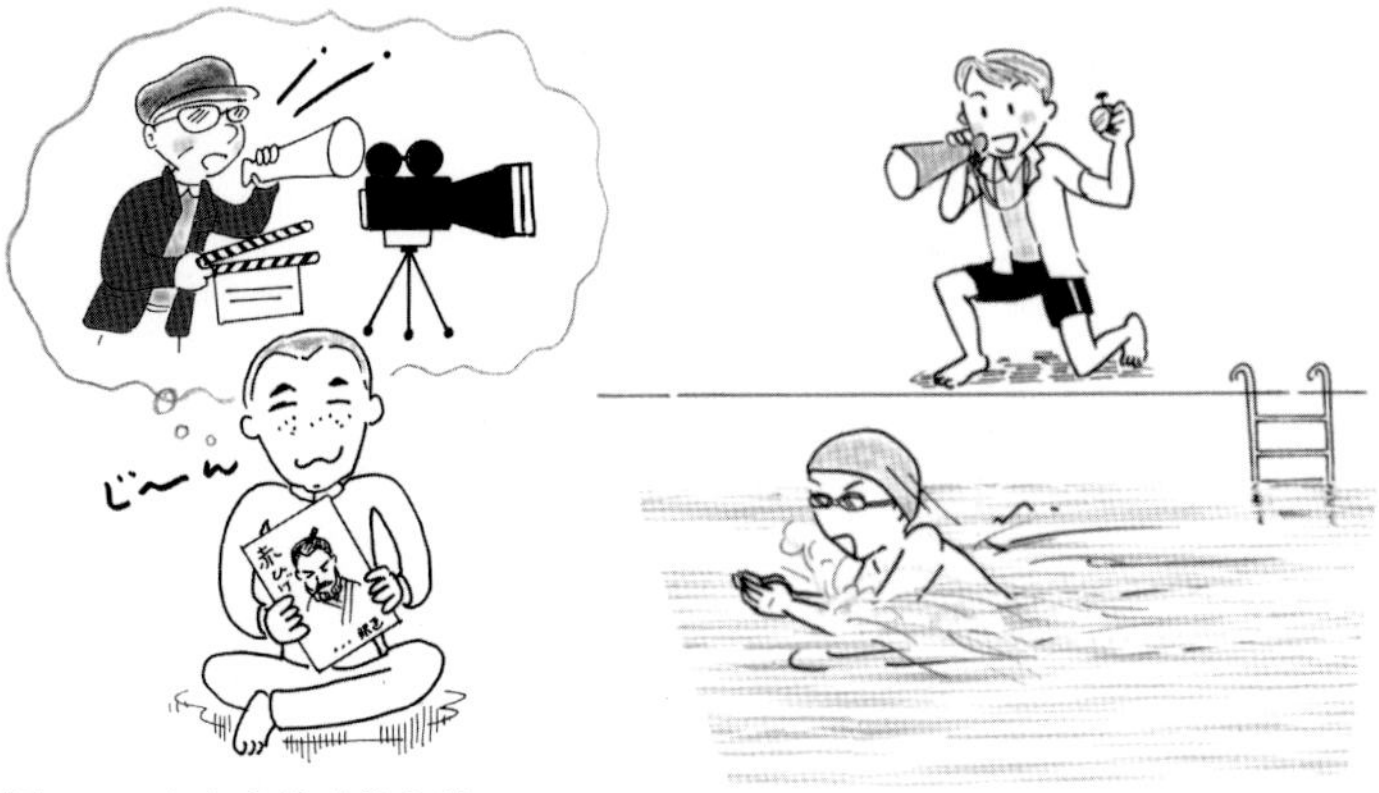

図1　こんな高校時代を送っていました

深く描いており、医師としての仕事が輝いて見えた。と同時に、多彩な出演者やスタッフを取りまとめて、このような作品を作り上げる映画監督という職業に、ごく漠然とした憧憬を抱くことになった。「将来は映画監督になろう！」と、中学生らしいリアリティーのない思いを持つに至ったのである(1)。

高校は、隣街の刈谷市にある県立刈谷高校に進み、主に自転車で通学した。ここでも、ごく自然に水泳部に入部し、主将を務めた。当時としては珍しく、屋外五〇mプールがあった（図1）。

そのときの顧問が日本体育大学出身の若き保健体育の教師（高岡央郎《ひろお》先生）であり、体育教官室がプール施設の一角にあったこともあり、顧問と部員は日々密接なつながりを持ち続けることができた。毎日の水泳トレーニングには、常に科学的な考え方と方法が取り入れられ、厳しいながらも合理的な練習計画と冬の陸上トレーニングが実践された。

とりわけ、「スポーツ科学（スポーツ・サイエンス）」の考え方と知識は、大いに刺激的であった。顧問を中心としたその当時の水泳部の仲間たちとの交流は、今なお続いており、五〇年以上になる。「青春の水しぶき」[2]のつながりを得たことは、誠に幸いであった。

水泳に明け暮れる日々の中で、映画監督への憧憬は、リアリティーのない、まさしく儚《はかな》い夢と知り、スポーツ科学への関心があったことから、人間と身体を対象とする医学を志し、名古屋大学に入学した。

その当時は全国的に学園紛争が真っ盛りであり、史上初めて東京大学の入学試験が中止とされた年（一九六九年）であった。名古屋大学の教養部[一]に在籍していた2年間、ストライキ、デモ、ヘルメット姿、建物封鎖、占拠、立て看板、アジ演説、投石、内ゲバ、シュプレヒコールなどが日常のあたり前の光景であった。次第に授業がない状態が生まれた。にもかかわらず、水泳部の活動には停滞がなく、部活三昧、水泳三昧の日々が長く続いた。

水泳部の顧問が教養部の保健体育の宮下充正助教授（東京大学教育学部出身）であり、そのご縁で水泳の科学[3]、運動生理学に関する関心が高まっていった。その後、宮下助教授が母校の東京大学教育学部教授に転任され、筆者も東京大学の大学院研究室で運動生理学を研究することを提案されたが、医学部卒業後も愛知県に留まり、臨床医学の道を歩むことにした。

ちなみに、当時の名古屋大学教養部保健体育研究室の秘書が、今の私の妻恵子であり、結婚四五年を経ており、水泳が私の人生を決めたと言っても過言ではない。

二．臨床医学、そしてスポーツ医学へ

医学部に入学した医学生は、いずれ医師となることが当然とみなされていることから、「将来、何科を専攻するか？」、「何の専門家になるか？」ということは、常に眼前にある命題である。それは、その後の医師としての道と人生とを決定づける重大な選択となる。

いろいろな先輩医師や教員、親族らの意見・助言、希望などを総合的に勘案して、それぞれの科を選択することが多い。「運動部（あるいは文化部）の先輩に誘われたから……」、「○○科の医局長においしい料理をごちそうになったから……」などと、いとも単純な契機・理由で教室や診療科を決める医学生や研修医もいるが、それも良い縁かもしれない。

筆者は大学卒業後、愛知県済生会病院での一年間の研修医を終え、名古屋大学整形外科学教室の大学院学生として、臨床医学、医学研究の道を進むことにした。

最大の理由は、その当時、スポーツ外傷の診療と研究で活躍していた杉浦保夫助教授が在籍していたことであった。陸上競技部・短距離出身のスポーツマンであるだけでなく、語学に堪能な杉浦助教授と、スポーツ医学の臨床研究の様々な活動でご一緒させていただいたことは、まだ若い筆者にとって得難い経験であった。スポーツ医学という大きな山につながる道は数多くあるが、たまたま筆者は、

整形外科の道を選択したことになろう。

一方、当時の中川正教授、岩田久助手（後に教授に昇任）のもとで、骨・軟骨に関わる基礎科学を修練させていただいたことが、後年、高齢者の転倒・骨折予防の研究・実践活動に密接なつながりを持つことになった（一七四頁参照）。

ビタミンKと骨代謝に関わる博士学位申請論文を仕上げ、大学院博士課程を修了した後、東京厚生年金病院[三]の整形外科勤務医となり、森健躬《もりたけみ》部長のもとで脊椎外科をはじめとする、様々な臨床の経験を積むと共に、スポーツ外傷・障害の診察と研究に従事した。

長年、わが国のスポーツのトレーニング現場では「ウサギ跳び」が行われてきたが、それに伴って腓骨疲労骨折が発生し、同様にいわゆる「腹筋運動（上体起こし運動）」によって腰部障害などが起きていた。これらの「まちがったトレーニングによるスポーツ障害」のメカニズムと予防への社会啓発の活動は、森部長と共にこの時代から行っていた[4]（三六頁参照）。

振り返ってみれば、中学・高校時代からのスポーツ（特に水泳）の実践経験と人間関係、大学での多くの先輩たちとの関わりなどから、整形外科という臨床医学の一分野を基盤にして、スポーツ医学の道を歩み続けたことになる。

これは医師に限らず、理学療法士をはじめとするスポーツトレーナーやスポーツファーマシスト等を目指す若者たちにおいても同じであろう。自分自身と、あるスポーツとの長く深い実践経験を経て、それを通して得た人間関係を大切にしつつ、医学・医療の専門分野の教育を積み重ねて、しかるべき国家資格を取得する。そして資格を活かした本業への研鑽を深める努力をしながら、スポーツ現場での様々な活動に参画していく。中には、「～(○○士、△△師などの資格や□□グループ等)でなければならない（参画できない）」というような話を本気で信じてしまう若者も少なくないが、どのような医療資格者でも、どの地域でも、どのスポーツ種目でも、どの学校の出身であっても、スポーツ医学の実践はできるものである。

要は、自身の信念と熱意を抱き続ける持久力が肝心と思う。成功の秘訣は、成功するまであきらめないことである。

文献

（1）武藤芳照：映画の話―想い出の1本―『赤ひげ』。The BONE **16**（4）：86-87, 2002
（2）武藤芳照：青春の水しぶき、『刈谷高校水泳部50周年記念誌二〇一四』、一八頁、刈谷高校水泳部50周年記念事業実行委員会発行、二〇一四
（3）宮下充正：水泳の科学―キネシオロジーと指導への応用―、杏林書院、一九七〇
（4）武藤芳照：水泳の医学、14．陸上トレーニングにおける骨・関節障害、一四一～一五五頁、ブックハウスエイチディ、一九八二

【注】

〔一〕黒澤 明監督、三船敏郎主演、東宝、一九六五。江戸時代の小石川養生所を舞台に、「赤ひげ」と呼ばれる老医師と長崎帰りの若い医師が、貧しい庶民の患者を治療する姿と人間的ドラマを描いた作品。第26回ヴェネツィア国際映画祭でサン・ジョルジョ賞を、また主演の三船敏郎は二度目の男優賞を受賞した。原作は山本周五郎の小説『赤ひげ診療譚』。

〔二〕学部内組織変更のため、教養部の名称は一九九三年まで。

〔三〕現 ＪＣＨＯ東京新宿メディカルセンター

第1章　スポーツ医学の役割とスポーツ思想

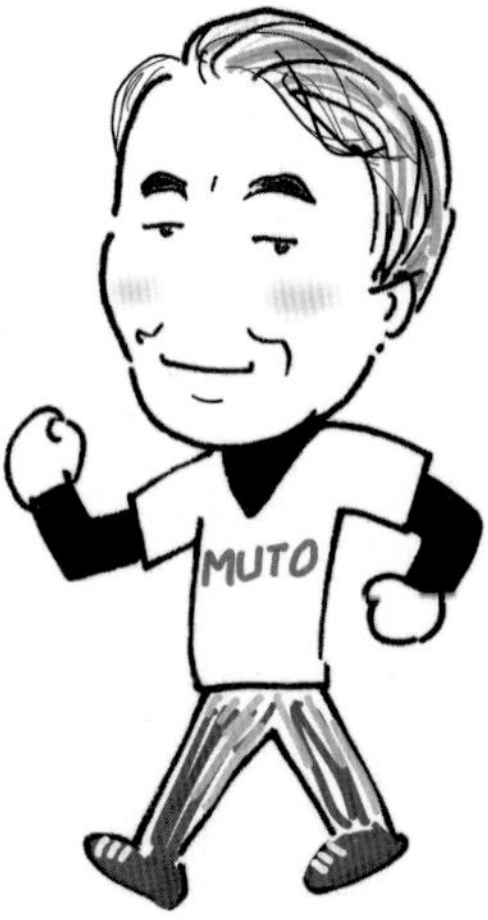

一．スポーツ医学の二面性

スポーツ（Sports）の語源は、元々、「仕事から引き離す」（Carry away from work）を意味する古い西欧語から始まり、本来は「うさ晴らし、娯楽、レクリエーション、気晴らし、遊戯」が本質的な意味とされている。

一方、アスレティックス（Athletics／競闘）の存在理由は、賞（Prize）である。

スポーツは、喜び、楽しみに直結する活動であるのに対して、アスレティックスは相手と競争し、勝利を目指す活動である。スポーツは協力的な探求であり、アスレティックスは「勝つか負けるか」といった排他的な位置づけを求める点で、両者は根本的に相違している[1]。

スポーツの源流とも言うべきスポーツとアスレティックスの本質を見据えつつ、現代のスポーツをその目的と対象により分類すると、**表1**のように整理される。

今日では、生後間もない乳児を含めた子ども、青少年、中高年（後期高齢者を含む）、健康女性はもちろん妊婦をも含めた幅広い女性、各種の疾病・障害を有する者まで、スポーツを行う対象は、性、年齢、体力レベル、スポーツ経験・健康度を問わず格段に広がってきた。それと同時に、スポーツの方法・内容・種類も目標も幅広く多様化してきた。

表1　スポーツの分類

分類	目的	対象	例
レクリエーション・娯楽・遊びとしてのスポーツ	楽しむこと	一般健常者	運動遊び，外遊び，ゴルフ，テニス，卓球，スキー等
学校体育の教材としてのスポーツ	教育	児童生徒，学生	器械体操，陸上競技，球技，水泳等
競技としてのスポーツ	競い合うこと，職業	プロ・アマチュアのスポーツ選手	高校野球，Jリーグ，オリンピック・パラリンピック等
健康増進，疾病・障害予防，リハビリテーションの手段としてのスポーツ	健康の保持・増進，医療	一般健常者，疾病・障害のある者	ウォーキング，ジョギング，水中運動，水泳，車いすスポーツ，ボッチャ等

（武藤芳照：水泳の医学Ⅱ，p217-223，ブックハウス・エイチディ，1989を元に作成）

このような流れの中で、スポーツ医学に対する社会からの要求はますます高まり、その内容も、研究領域、関わる組織・団体も拡大している。「スポーツ医学」という言葉もごく日常的に使われるようになり、学問そのものとスポーツの現場とにきわめて密接な関係を見いだすことができるようになった。

スポーツ医学は、一言で表現すれば、「スポーツの医学」であろう。たとえば、産業医学は、産業の現場における様々な病気やケガ・事故を対象に研究・実践し、診断、治療、予防、教育・啓発等の活動を行う。農村医学は、農業現場における医学に関わる問題を、航空医学は航空に伴う医学的事象を、旅行医学は旅行に伴う様々な医学的な課題を主な対象とする。これらの例と同様に、スポーツ医学は、スポーツ現場における医学的事象、問題や課題を対象として、臨床、研究、教育、啓発等の活動を行う学問領域と言うことができる。

スポーツ医学には二つの面があり、一つは「医学のス

表2　スポーツ医学の内容

分類	医学のスポーツへの応用	スポーツの医学への応用
概念	医学の知識・技術等を用いてスポーツ外傷・障害，疾病の診断・リハビリテーション・予防等を実践する	スポーツ，運動，身体活動を用いて心身の健康を増進するとともに，疾病，障害の予防を図る
内容	1．スポーツを実施する者へのアプローチ 1）体力測定 2）メディカル・チェック 3）スポーツ外傷・障害 4）ドーピング・コントロール 5）セックス・チェック 2．スポーツ・トレーニングへのアプローチ 1）トレーニングの分析・評価 2）新たなトレーニング法の開発 3．スポーツ環境へのアプローチ 1）自然環境（気温，湿度，高度，水深等）に関する分析・評価 2）人工環境（服装，用具，靴，施設・設備，サーフェイス等）に関する分析・評価	1．一般健常者への運動処方 性，年齢，体力・健康度に応じた運動の質（種類）と量（強度，時間，頻度）の検討 例：子どもの成長・発達とスポーツ 女性とスポーツ 高齢者とスポーツ　等 2．疾病・障害を有する者への運動処方 疾病・障害の部位・種類と程度に応じた運動の質と量の検討 例：心疾患と運動 視覚障害と運動 腰痛と運動　等

（武藤芳照：水泳の医学Ⅱ，p217-223，ブックハウス・エイチディ，1989を元に作成）

ポーツへの応用」であり、もう一つは「スポーツの医学への応用」である。前者は、医学の知識、技術、経験、設備・備品、システム等をスポーツの現場に応用すること。後者は、スポーツそのものあるいは運動、身体活動を、医学の中に導入して応用することである。それぞれの内容は**表2**に示す通りである[2]。

表2の内容を見ればわかるように、スポーツ医学は、運動生理学、内科学、小児科学、外科学、整形外科学、眼科学、脳神経外科学、精神医学、耳鼻咽喉科学、産婦人科学、泌尿器科学、皮膚科学、老年病学、歯科・口腔外科学、救急

医学、薬理学、公衆衛生学、力学、バイオメカニクス（生体工学）などをはじめとする基礎・臨床医学に加え、予防医学あるいは健康医学に至る、きわめて幅広い知識と技術、そして応用力を必要とする総合医学であり、学際領域と言える。

米国が、奴隷制等を巡って国を二分して戦った南北戦争。その最中の一八六三年一一月一九日、エイブラハム・リンカン大統領（一八〇九～一八六五）が行った「ゲティスバーグ演説」の中に、「人民の、人民による、人民のための政治（government of the people, by the people, for the people）」という民主主義政治の原則を示した有名な言葉がある。

それに即してスポーツ医学の原則・理念・役割を考えれば、「スポーツの、スポーツによる、スポーツのための医学」ととらえることができる。つまり、スポーツ医学はスポーツの課題に対応する医学であり、スポーツに象徴される身体活動を基盤とした医学であり、スポーツ現場の発展とスポーツを愛する人々のための医学と総括される。

日本のスポーツ医学は、一九六四（昭和三九）年の第一八回オリンピック東京大会を契機に、当初は、運動生理学や体力医学を中心にして進化・発展したが、それ以降、スポーツ外傷・障害や運動中の突然死等の現場の医学的事象への対応から、整形外科学、内科学、とりわけ循環器科学を主体として発展した。そして次第に多くの臨床医学・基礎医学分野を包括した学際領域に拡充して現在に至っている。

このように、時代と社会の要請に応じてスポーツ医学に求められる課題はある程度は変化するが、

「スポーツの、スポーツによる、スポーツのための医学」という基本理念は不変であろう。

また、スポーツ医学が「実学」であるという認識は重要である。江戸時代の古学者・山鹿《やまが》素行《そこう》（一六二二〜一六八五）は「学ハ何ノ為ゾヤ、是ヲ日用事物ニ及シテ、以テ道ヲ規サンガタメナリ」と述べており、「実学」、つまり「日用の学」、日常の事々物々との関わりを重視することを強調している。(3) つまり、日常生活、社会生活、実生活に役立つ学問であり、事実、経験、実践などを重視するものが「実学」と言えよう。

スポーツ医学は実学であり、スポーツの現場で生かされてこそ初めて価値のある学問であり、そうした思考と営みの積み重ねの中から、また新たな医学的課題が見いだされ、時には基礎科学と密接な連携が生まれるものと考えられる。

コラム

スポーツ医学の多様性—すべてが学び

岡田知佐子（JCHO東京新宿メディカルセンター整形外科部長）

学生時代に見た、問診→理学所見→画像所見→診断→手術→治る！という鮮やかな展開が印象に残り、スポーツ医学への興味も重なり、整形外科学教室に入局した。実際の臨床はそんなに単純ではないことが多い、と間もなくわかった。その後、スポーツ関連の様々な活動に参加して、日常診療だけでは得られない多くのことを学んだ。

【多職種連携に触れる】

卒後三年目に派遣された病院で行われていたスポーツ外来に参加した。医師、理学療法士、運動生理学の専門家、チーム指導者などが一緒に患者の訴えを聞き、動きを見ながら治療を検討していった。患者を含めて参加していた皆が学ぶ場であった。

【スポーツを通じて出会い、経験する】

水泳ドクター会議に入会した。大学、医局や診療科の垣根を越えた全国規模の多くの出会いがあった。競技会の救護、帯同ドクター、ドーピングコントロール役員などを経験し、スポーツを表・裏、様々な角度から見ることができた。

【中・高齢者から学ぶ】

東京厚生年金病院（現ＪＣＨＯ東京新宿メディカルセンター）の「転倒予防教室」のスタッフに加わり、中高齢者の運動教室の運営に携わった。アスリートだけが「スポーツ医学」の対象ではない、高齢者も運動を続けることに大いに意義がある、高血圧、糖尿病などの内科的疾患だけではなく、変形性関節症・脊椎症などの運動器の疾患は運動によって改善できる部分が多い、と実感した。

【野球肘検診から学ぶ】

「運動器の検診」は内科的検診に比べて一般的ではなかったが、骨粗鬆症検診、ロコモ検診、学校における運動器検診など、近年普及してきている。徳島県で行われているすばらしい歴史と実績のある少年野球肘検診に参加し、検診の意義や成長期の子どもの診方などを学んだ。当院でも自費診療の野球肘検診を継続して行っている。スポーツ医学、予防医学の観点から運動器の検診は今後重要な分野であると感じている。

スポーツ医学の対象はトップアスリートのみならず学生、子ども、趣味を楽しむ人、高齢者など様々である。広い視野をもってスポーツ医学を眺めることは楽しいことであり、日常臨床にも応用できる、とても有用な医学である。

二　整形外科学の立場

筆者は、第7章で詳しく述べるように、「水泳—整形外科学—身体教育学」の流れで、スポーツ医学の道を歩んできた。

ここでは来し方を振り返って、改めて整形外科学の立場を記すが、スポーツ医学の道は整形外科学に限らず、どの診療科や学問領域からも参入できることを強調しておきたい。

整形外科（orthopaedics, orthopaedic surgery）は、「骨格、関節、筋肉、神経など、各運動器官の形態異常を矯正し、その機能障害を予防・診断・治療する外科の一分科」とされている（『大辞林』第四版、三省堂、二〇一九）。

整形外科学は、臨床医学の専門診療科である整形外科を学術分野の一つとして体系化した名称であり、運動器およびその疾患・障害を主な対象とする。

東京大学整形外科学講座の初代教授田代義徳（一八六四〜一九三八）は、「運動器」という言葉を初めて用いたとされるが、整形外科学を「運動器系の外科」と記し、「運動器系統に於ける形状と働の病的形態を、生理的な形と働とに恢復する」ことを整形外科の目的ととらえている(4)。

ヒトのからだの構造として、呼吸器、循環器、消化器、泌尿器等の器官の名称は一般社会によく知

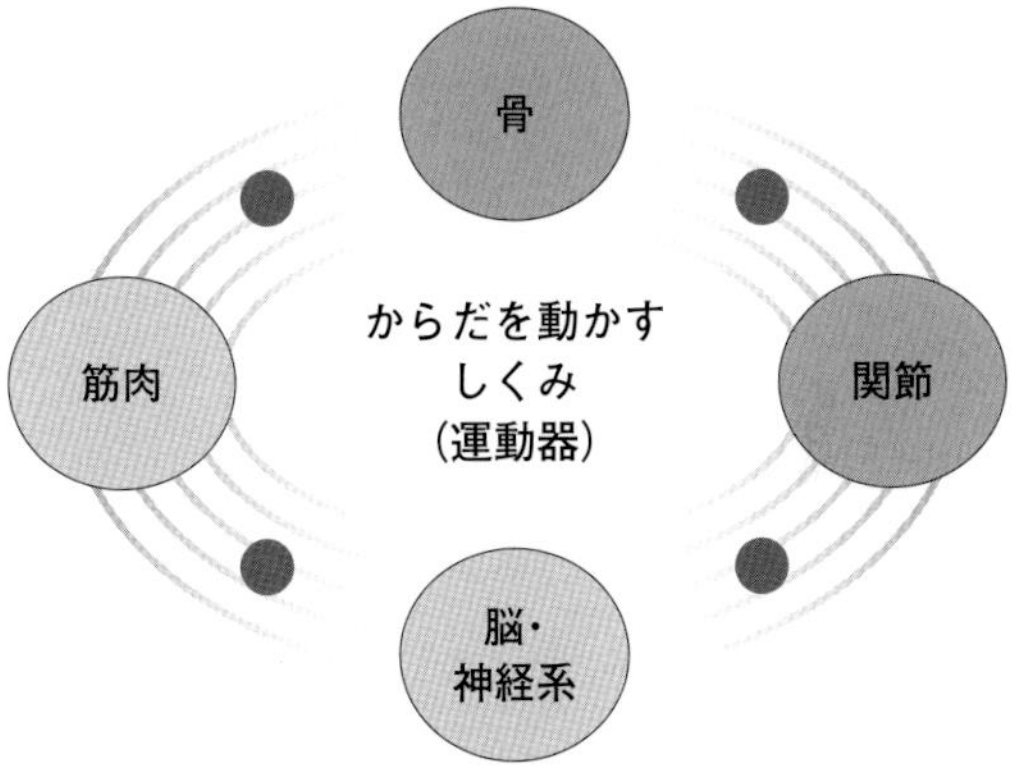

図1　運動器とは
（運動器の10年・日本委員会監修/武藤芳照構成：ご存じですか運動器，2012より引用）

られているが、運動器については未だに十分には認知されていないことは確かであろう。

しかし、運動器の重要性は他の器官に勝るとも劣らないものであり、「ヒトのからだを支え動かすしくみ」として、一人ひとりの日々の生活、行動、そして人生を生み出す源と言っても過言ではない。

九州大学の総長も務めた整形外科学の泰斗である杉岡洋一（一九三二〜二〇〇九）は、「運動器は、脳を思考・命令系とすれば、その表現系に当たり、脳で発信された指令は脊髄から末梢神経を介して、筋に伝えられ、その収縮・弛緩によって関節運動を導き、身体運動として表現される」[5]と述べ、身体表現の器官として運動器の特性を明確に示している。

立つ、歩く、走る、跳ぶ、蹴る、投げる、階段を昇って降りる、障害物をまたぐ、手指を使って様々な活動や動作・表現をするのはすべて運動器のなせる業《わざ》と言ってもよい（**図1**）[6]。

整形外科学は、その運動器の専門医学であることから、主にスポーツ外傷・障害への対応（医学のスポーツへの応用）を中心として、日本そして世界においてスポーツ医学の牽引役を果たしてきたことはまちがいないだろう。

それに加えて、スポーツ、運動、身体活動を通した一人ひとりの健康生活、健康的な社会づくりに貢献すること（スポーツの医学への応用）が求められている。

さらには、整形外科学の基本理念である「歪んだ状態を矯正する」という立場が、様々なスポーツの歪みを正し、スポーツそのものが健全に普及・発展し、誰もが「スポーツを通じて幸福で豊かな生活を営むこと」（「スポーツ基本法」前文より）ができるように、社会的な活動を広げることが期待される。

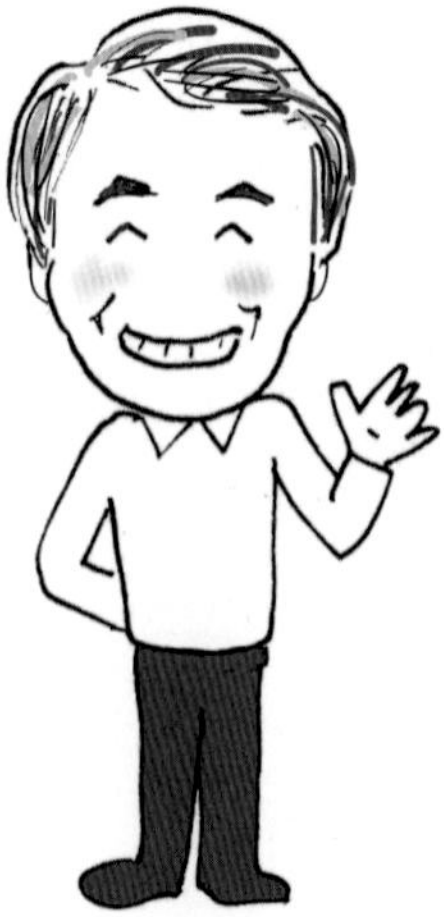

コラム

一人ひとりが自分らしく輝くために―女性のスポーツ医学と医療

江夏亜希子（四季レディースクリニック院長）

　中学時代、水泳部でオーバートレーニングから体調を崩し、スポーツドクターになることを志した。なんとか医学部に滑り込んだものの、当時はインターネットなどない時代。情報が得られず焦っていたら5年生の秋、隣県・広島で開催されたアジア大会で武藤芳照先生に出会った。広島大の水泳仲間からドーピング検査のシャペロンに誘われ、紹介してもらったのだ。そして6年生に上がる春、卒後の進路について相談する手紙を書いた。「それなら現場でお話ししましょう」と、ゴールデンウイークに東京辰巳国際水泳場で開催されるシンクロナイズドスイミング日本選手権を見学にくるよう返事が届いた。

　選手の息遣いまで聞こえるようなプールサイドでの会話は、今でも鮮明に覚えている。

　スポーツドクターなら整形外科、と思い込んでいた私に、実習で面白かった科はどこかと聞かれ、産婦人科と麻酔科と答えたところ「産婦人科はいいかもしれないね。自分もスポーツをしていた女性ドクターは、まだほとんどいないから。選手の全身をサポートするのだから、自分の興味のある、得意な分野で関わればいいんだよ。まずは信頼される一人前の医者になることだ」その言葉に背を押され、迷わず産婦人科医になり四半世紀が過ぎようとしている。

　実は当時、「産婦人科医が関わるスポーツ医学」といえば、マタニティスイミングくらいしか思い浮かばなかった。しかしその後、過度のトレーニングによるFAT（女性アスリートの三主徴）や、月経困難症やPMS（月経前症候群）がパフォーマンスに影響することなどが注目されるようになってきた。しかし、日本産科婦人科学会等で新たに加わったサブスペシャリティ「女性ヘルスケア」の一分野として女性アスリートの健康サポートを重要視するようになったのはほんの数年前だ。

産婦人科医として、女性（当事者）として、知れば知るほど、この国の女性に対する政策や医療体制の遅れはひどいものだと思わざるをえない。たとえば低用量ピル。諸外国では一九六〇年代に開発され、一九七〇年代から改良が進んだが、この国で認可されたのは一九九九年。月経困難症治療薬として保険適用になったのは二〇〇八年と、実に三〇年遅れだ。そしてその奇妙さにさえ気づかず、いまだに月経痛を「あたり前」とがまんする選手、適切な治療を受けさせない保護者や指導者が多いのは非常に残念なことだ。

さて、辰巳のプールサイドでの武藤先生の言葉で、もう一つ私のその後の医者人生に大きな影響を与えたものがある。

「病院は、患者さんが最も弱っているときに来る場所。普通の医者は患者さんが一番他人に見せたくない姿しか見る機会がない。スポーツドクターの幸せなところは、こうしてその人の最も輝いている姿を見られることだ」

一〇年前に小さなクリニックを開業し、細々とだが女性アスリートの婦人科診療を続けている。今では、インターネットで自分が担当しているアスリートの活躍を逐一確認できるようになった。それを見るにつけ、常に光り輝いていることを求められるアスリートにとって、当院が「素の自分」に戻れる場所でありたい、と思うようになった。そしてアスリート以外のすべての女性たちにも、それぞれの場所で輝く瞬間があるはずだ、と思いを馳せるようになった。

婦人科の病気の多くは予防や早期発見・早期治療が可能だ。だから、我々が「●●の病気を治しました！」と目立つのは実はよいことではない。女性たちが輝く瞬間のために下支えする「縁の下の力持ち」でありたい、と願いながら日々診療にあたっている。

三．先人からのメッセージ

①「からだも心も動かして、健やかで実りある日々を」（アリストテレス）

アリストテレス（Aristotle、紀元前三八四〜紀元前三二二）は、古代ギリシアの哲学者でプラトンの弟子である。

かつて英国を訪れた折、ロンドンから足を延ばして、オックスフォード大学を訪ねたことがある。当時、筆者が部長を務めていた東京大学の少林寺拳法部の門下生の一人が、卒業後に外務官僚となって、ちょうど同大に留学中であったこともあり、キャンパス内を案内してもらった。大学の書店にも入り、何気なく見つけたのが『Oxford Textbook of Sports Medicine』[7]であった。一二世紀に創設された、英国最古の大学である同大の出版会が、こうしたスポーツ医学の大部の書籍（七七四頁）を発刊しているという事実に感銘を受け、さっそく購入して日本に持ち帰った。

帰国後、ゆっくり全体を見渡し、「高齢スポーツ（The Aging Athlete）」の章に目がとまり、見つけたのがアリストテレスの言葉「life is motion」であった。「不活発な生活スタイルに伴う構造的、生理学的変化は、我々高齢化世代が直面する最大の健康上の脅威となろう。アリストテレスは数千年前に“life is motion”と書き残すことによってこの事実を、認めている[7]」と記載されていた。

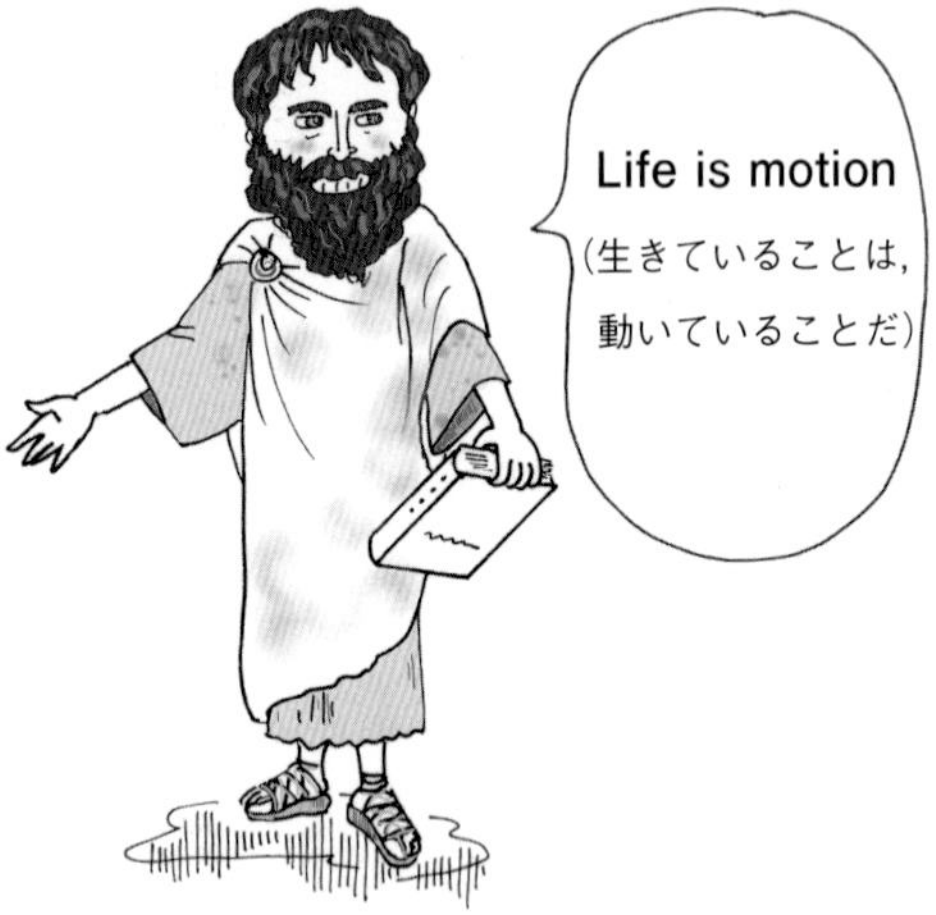

図2　アリストテレスは…言った

lifeは生命、生活、人生を、motionは運動や動作を表す。したがって、この短い文章は、「生きていること（生活、人生）は、動いていることだ」の意味となる。偉大な哲学者は、わずか三つの単語（当然、原文はギリシア語で書かれていたであろう）で、このような深淵な意味を有する言葉を紡ぎ出した。

スウェーデンのルンド大学のラルス・リドグレン教授の主導で企画され、二〇〇〇年一月、世界保健機関（WHO）の本部（スイス・ジュネーブ）において、「運動器の10年」の発足が宣言され、WHOや国連の支持を得て「運動器の10年」世界運動がスタートしたが（一五二頁参照）、「life is motion」の言葉を、世界運動が広がる運動器の10年（二〇〇〇～二〇一〇年）・日本委員会[二]の啓発冊子[6]やその他の論文、講演の中で紹介した（**図2**）。幸い、現在まで多くの人々がこの言葉を使用したり引用したりするようになり、優れた言葉は時代を経ても着実に伝えられるものだと思う。筆者とその言葉、その書籍、そしてその哲学者とを出会わせてくれたのは、まさに英国オックスフォード大学であった。

当初は「motion」を、からだを動かすこと、身体活動、運動、動作、スポーツなどの意味と解し、「人生は動くことだ」と語ることが多かった。

しかし、あるとき、emotion（感情、感動、感激）やemotional（感情の、感情的な、心を動かす、感動的な）という英単語を見て、この中にmotionが含まれていることに改めて気づいた。「そうだ！からだを動かすことも大事だが、心を動かすことも大切だ」と思い至った。

そして、それ以後は、「life is motion」という言葉を通して、単に「人生は動くことだ」ということだけではなく、「からだが動けば、心が動く。心が動けば、からだも動く」と心身の動きが大切ととらえるようになった。「からだも心も動かして、健やかで実りある日々を」という一連の人生哲学の意味を成す言葉として、理解するようになった。真にアリストテレスの思索は深く、眼力は鋭いと敬服せざるをえない。

スポーツ医学において、身体活動、運動、スポーツが主たる対象であり、その本質は「動き（motion）」である。そして、それが一人ひとりの「生命、生活、人生」を形成していることを知れば、スポーツ医学が幅広く、深い学問領域であり、重要な医学の一分野であることを改めて認識することになろう。

②体育の医学研究とともに、陥りやすい弊害より本来あるべき姿への是正を目指す（神中正一）

『神中整形外科学[8]』で有名な神中正一《じんなかせいいち》（一八九〇～一九五三）は、東京大学医学部卒業後、神戸市で開業医をした後に、九州帝国大学整形外科学、第二代教授に選任され、わが国の「近代整形外科学を開花・発展させ、従来の外科学とは概念の異なる一部門としてアイデンティティを確立した碩学[9]」であり、多大な業績を積み上げ、天児民和《あまこたみかず》九州大学名誉教授（一九〇五～一九九五）をはじめ、多くの門下生を輩出した臨床医学研究者である。

神中先生が書かれた『神中整形外科学』は、大変分厚く、重く、通常は書棚に入れて、必要に応じて取り出して読むような大きさの本である。しかし筆者は、医学生の頃、「ポリクリ」（ドイツ語のpoliklinikに由来する）と呼ばれる臨床実習の際に、整形外科の診療現場を巡るときには、なぜかバッグに本書を入れて学んだことを今も記憶している。将来、整形外科を専攻しようと既に心に決めていたこともあるが、ズシッと感じる重さは整形外科学の知識の重さであり、風格さえ感じさせる本書に自然と愛着を抱かざるを得なかった。

この書籍の第2章「整形外科の意義」の中に、スポーツ医学の社会的使命、学校や体育と医学との関わりが以下のように明確に示されている。

「なお最後に一言すべきは、運動医学における整形外科の地位である。運動医学（sportsmedicine, Sportsmedizin）は体育の医学的研究とともに、その陥り易い弊害より脱却するとともに体育本来の目的に適合する方法を建設するものである。（中略）従来整形外科が人体の姿勢、骨格の不正歪曲など専ら静的方面について学校医学と相接触した状態にあったが、今や動的に遍く体育に関し運動医学と深い提携を結ぶに至ったことはまた整形外科の一新方面への進出といい得るのであろう。[8]」

つまり、スポーツ医学（運動医学）は、体育・スポーツをその陥りやすい弊害（スポーツ外傷、障害、事故、まちがった指導・教育に伴う暴力・暴言・人権侵害等）から、本来あるべき姿に是正することを目指すべきであると説いている。整形外科学の古典の一つとも位置づけられる本書にこうした言葉が記されていることに、先人の深い知性と感性を体感し、現在にも通じる教えに改めて感服した。[10]

③「祈るならば、健全な身体に健康な精神があれかしと祈るべき」（ユベナーリス）

筆者が初めてオリンピックの水泳チームドクターとしてメキシコシティの事前合宿とロサンゼルス大会への遠征・帯同が決まった直後の一九八四年五月八日、東京大学教育学部図書室での調べものの帰りに、水野忠文　東京大学名誉教授[11]がフラッと筆者の研究室に現れた。諸々の近況をお互いに報告した後、サイン入り（「謹呈　武藤学兄」）の著書をいただいた。筆者が不在の場合を想定して毛筆の手紙も添えられており、「拙書は東大教養学部のレッド・パージ反対ストライキの真っ最中に書いたものが大部分で全く粗削りの文章で恐縮の極みのもの…」と記されていた。

その著書が『改訂　体育思想史序説[1]』であった。菊判二〇九ページの書は、「Ⅰ．世界史と体育の概観」、「Ⅱ．西洋体育思想史の展開」、「Ⅲ．現代体育思想と倫理（補説・東洋における身体観の問題を含む）」の3部構成になっており、「古典として伝えられるものの中から体育に関する識者の考え方をくみ取り、その面から体育思想の展開を一層深めたい（序章）」という意図が表されている。

また、歴史には「事実史」（時代を追って、実際にどのような事実があったのかの変遷）と「思想史」（その事柄に関する考え方の変遷）の両者があり、本書では体育思想の展開・変遷に重点を置くと記されている。歴史、哲学、政治、倫理、文学等の多岐にわたる人文社会学の知識と史実を基盤に、体育とは何か、スポーツとは何か、健康とは何かなどが静かにかつ力強く記載されている名著である。

東大時代を含め、以後、筆者は教育者・研究者として活動する中で何度も研究スペースを移したが、いつも書棚の一番取り出しやすい位置に水野教授の著書を置き、幾度も幾度もその内容を点検・確認することになる。

中でも、「第5章　ローマの体育とユベナーリス　第2節ユベナーリスの体育思想」（七一～七四頁）は、筆者が初めて読んだときには驚き、学問の真理を示されていて感服したものである。

デキムス・ユニウス・ユベナーリス（個人の名・氏族の名、家系の名と注記がある、六〇～一二八）は、紀元二世紀の前葉（一〇〇～一三〇）頃に多くの作品を残したローマの諷刺詩人であるが、本書の中で最も重要な点は、明治以降わが国の人口に膾炙《かいしゃ》した諺、「健全な精神は健全なる身体に宿る」（「健全な精神は健全な身体に宿るのであり、不健全な身体には宿らない。すなわち身体を健全にすることが大事である」という言説となる）の出典が、彼の諷刺詩であると記されていることである。

この部分は、ユベナーリスの諷刺詩全一六歌中第一〇歌「人々の願望の虚栄」の終わりに近い三五六行に出てくる。

「Orandum est ut sit mens sana in corpose sano」とラテン語で記され、その意味は「だから、もし祈るならば、健全な身体に健康な精神があれかしと祈るべきであろう」である。すなわち、ユベナーリスは「健全な精神が健全な身体に存在している（宿る）」とは決して明言していない。「身体も健康、精神も健康、つまり健全な心身を有することは難しいことだから、両者共に健全であることを祈ろう」というのが本来の意味ととらえるべきである。

では、なぜ日本の諺となった際に、「身体を強壮に」という意を含んだ体育・スポーツ界における一つの思想となり、長く伝承されてきたのか。

それは恐らく近世英国の代表的な哲学者、ジョン・ロック（一六三二〜一七〇四）がその著作、教育論『Some Thoughs Concerning Education』（一六九三）の冒頭に〝A sound mind in a sound body〟とユベナーリスのこの句を引用したことの結果ではないかと思われる」と水野氏は推測している。ジョン・ロックの英文では原文の〝Orandum est ut sit……〟（だが、もし祈るならば……）との部分がすべて削除されてしまっている。そして「明治初年の翻訳として、誰かの手によってsit（あれ）が〈宿る〉になって広く通用したのではないだろうか」とも水野氏は明記している。

残念なことに、この諺はローマの古典の本来の意味・思想とはかけ離れた内容（解釈）・形でわが国に広く普及し、体育・スポーツ礼賛、身体や壮健の鼓舞等に、一〇〇年以上の長きにわたって多用され、スポーツ競技会、学校の授業や運動会での学校長・PTA役員の挨拶等にしばしば引用される結果を生んだと考えられる。

しかし、日本語に訳されたこの諺の最も重大なまちがいは「『健全な身体を有していない者には健全な精神は宿らない』という思想に結びついてしまう」ことである。たとえば、生まれながらにして何らかの病気や障害を有していたり、中途で病気、外傷、事故等のために身体に種々の障害を負った人々には、健全な精神が宿らないという極端な考えに至る危険性を秘めている。

とはいえ、一世紀以上にもわたってこの諺あるいは金言は、人々の口から口に伝えられ、ある意味、日本人の身体に刻まれた思想として定着してしまったようにさえ思われる。その長きにわたるまちがいを、水野名誉教授は『改訂　体育思想史序説』において指摘したのだ（図3）。水野氏の面目躍如となった一冊である。

この書籍を繰り返し熟読したことで、いろいろな物事を進めるにあたって、基本思想が重要であることを深く考える契機を与えてくれた。また、身体に関わる専門家は、向き合う人の精神（心）にも必ず関心・視点を持ち、常に「心身」というとらえ方をすることが必要であること、何か新しい企画・活動・事業を展開するときには基本思想が大切であることを、深く教えられた。そしてこの書籍から学んだことは、それ以降、様々な現場へのスポーツ医学の応用に関わる活動を進めるにあたっての筆者の芯、もしくは核のような存在となった。

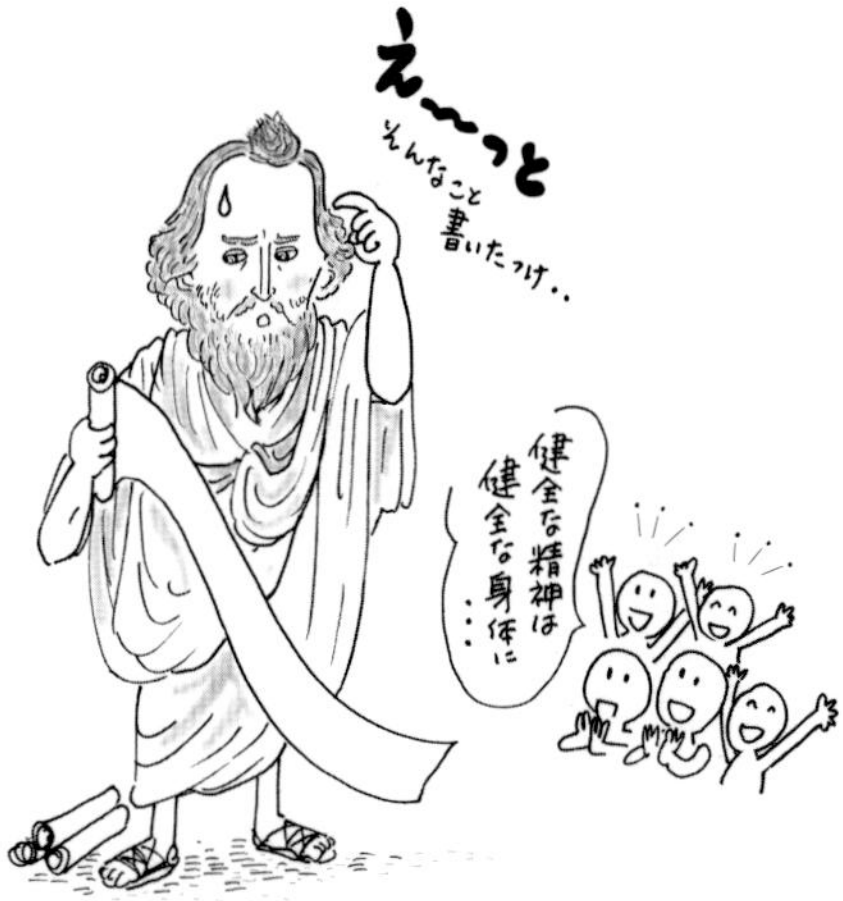
え〜っと
そんなこと書いたっけ‥
健全な精神は健全な身体に…

図３　ユベナーリスは…言ってない

まちがった思想やまちがったトレーニング法を改める等、物事を是正するのには、やはり長い時間と不断の力が必要であり、ユベナーリスの体育思想を正しく伝えることも、スポーツ医学、身体教育学の重要な社会的使命と考えている[三][11]。筆者はその使命を全うするためにも、様々な機会（大学での講義、市民向け講演、著書等）において、その紹介と解説を継続している。

④スポーツが与える三つの宝（小泉信三）

慶應義塾の塾長を務めた昭和の経済学者、小泉信三（一八八八〜一九六六年）は、オリンピック・デーのときに行った講演[四]の中で、「スポーツが与える三つの宝」として、

1. 練習錬磨の体験をもつこと
2. フェアプレイの精神
3. 友

を挙げている。(12)

日々の練習を積み重ねることにより、当初はできない、不可能だと思っていたことも可能になる、「練習ハ不可能ヲ可能ニス」と伝えているのだ。三つの宝のうち、最も重要なものがフェアプレイの精神であろう。「Be a hard fighter,and a good loser（果敢なる闘志であれ、潔き敗者であれ）」、「勝って奢《おご》らず　敗れて悔やまず」の精神で、勝敗が決したならば、お互いに敬意（リスペクト）を払うことが大切であると説いている。スポーツに限らず、社会生活や日常の様々な活動の中で公正さと公平さを保つことは重要であり、日頃からのそうした姿勢と行動はスポーツ人の信頼に結びつく。

そして小泉氏の言葉は、スポーツを通して苦楽を共にした友・仲間は生涯の友になることも強調している。

もちろん、スポーツ以外のいろいろな活動、文化芸術活動や困難な共同活動、仕事や作業等を通しても生涯の友を得ることは少なくない。

しかし、スポーツを通して共有する喜怒哀楽、勝利と敗北、成功と失敗、栄光と挫折、歓喜と落胆等、「人生の縮図」をなすような経験は貴重であり、おのずと人と人との結びつきを強固にしていくものだ。とりわけ、挫折、敗北、失敗の体験や、どうしても脳裏によぎる「〜たら、〜れば」という後悔は、まちがいなく人として生き抜く力を養い、それ以後の社会生活を送るうえで大いに役立つことになる。「禍福は糾《あざな》える縄の如し」、「人間万事塞翁が馬」、「朝の来ない夜はない」、「止まない雨はない」、「ピンチの後にはチャンスあり」、「涙の後には虹も出る」等の言葉に象徴される信条が自然に身体と精神に刻まれ、つらく苦しいとき、大きな困難な事態に陥ったときでも、それを乗り越えようとする意志や勇気を生み出すエネルギーとなろう。

このように、スポーツは一人ひとりが健やかで実りのある人生を送るうえで大切な価値と力を有している。だからこそ、古今東西、人々はスポーツに親しみ、社会はスポーツを大切に守り育ててきたのである。

筆者がここに示した「先人からのメッセージ」は限られているが、おそらくはさらに数多くの大切なメッセージが、書籍、論文、報告書、随筆、新聞記事等の中にも埋もれているように思う。そうしたスポーツ医学の本質や基本理念に関わる深く、味わいのある重要なメッセージを新たに見つける鋭い視点は、これからも保ち続けたいと思う。

文献

（1）水野忠文：改訂 体育思想史序説、一三三～一三四頁、世界書院、一九六七
（2）武藤芳照：水泳の医学Ⅱ、二二七～二三三頁、ブックハウスエイチディ、一九八九
（3）劉 長輝：山鹿素行「聖学」とその展開、二四七～二四九頁、ぺりかん社、一九九八
（4）田代義徳：整形外科の現在及将来、醫事新聞、一〇九四～一一〇八頁、一九二四
（5）杉岡洋一：「運動器の10年」世界運動の目的と意義―生活機能低下（病）の克服に向けて―。日本医師会雑誌

132（7）: 955-957, 2004
（6）運動器の10年・日本委員会監修／武藤芳照構成：ご存じですか運動器、二〇一二
（7）Harries M, Clyde W, Stanish WD, Micheli LJ（eds）: Oxford Textbook of Sports Medicine, p619, Oxford University Press, 1996
（8）神中正一著、天児民和・河野左宙改訂：神中整形外科学、一一～一三頁、第2章 整形外科の意義、南山堂、一九六四
（9）小林 晶：本邦において正統の整形外科学を確立した神中正一（一八九〇～一九五三）（その一）。日本医史学雑誌 **59**（2）: 198, 2013
（10）内尾祐司、齋藤知行、武藤芳照：座談会、小児運動器の健康に果たす整形外科医の役割。Loco Cure Vol. 5, No. 3 : 185-193, 2019
（11）国原吉之助（訳）：ローマ諷刺詩集 ペルシウス／ユウェナーリス作、二五八頁、四一八頁、岩波書店、二〇一二
（12）藤田 明：水泳我が友 我が人生、一〇～一五頁、評論社、一九八四

【注】
〔一〕現 公益財団法人運動器の健康・日本協会
〔二〕水野忠文先生（一九一六～一九九一）は当時、日本女子体育大学学長。東京大学文学部倫理学科を卒業し、文部省勤務などを経て、東京大学教育学部体育学講座教授・教育学部長を歴任。
〔三〕現在はユベナーリスの原典の日本語訳を文庫本で読むことができる（第一〇歌は「人間の願望と空しさ」というタイトルに訳されている）。興味のある読者は文献（11）を参照していただきたい。
〔四〕日本水泳連盟の藤田明会長（一九〇八～二〇〇一）より教えられた逸話である。

第2章　予防に勝る治療はない

―スポーツ外傷・障害・事故の予防

22

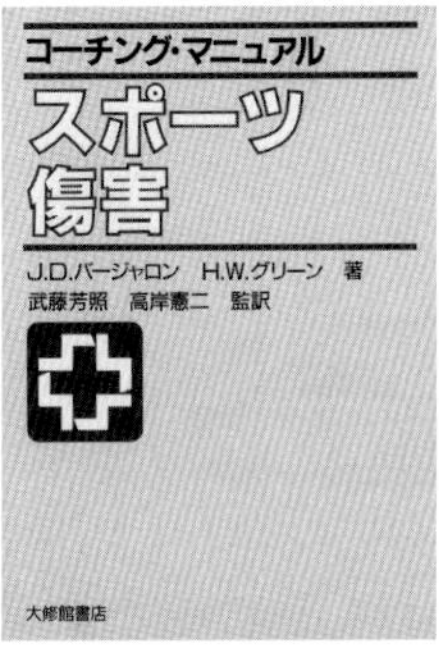

68

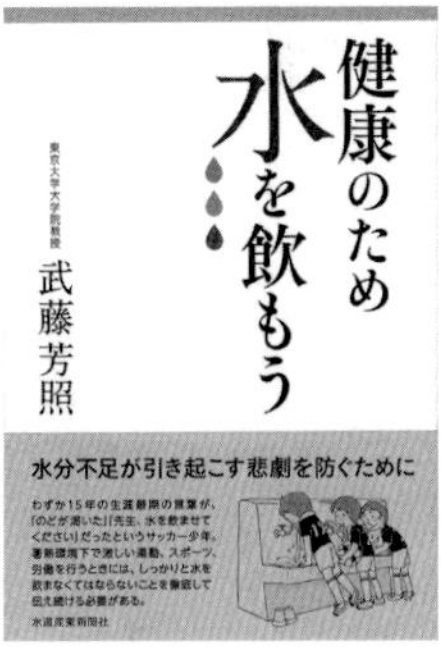

一．予防医学の基本

医学には、診断・治療・リハビリテーション・予防等の領域と分野がある。いずれも学術的にも社会的にも、大切な使命・機能を担っている。

病気や障害を正確に早期に発見・診断し、適切かつその患者に合った治療法を選択して行い、元の生活や活動状態に復帰できるように、個別的なリハビリテーションを実施し、再び同じような病気・障害を起こすことのないように、指導・教育する。こうした一連の取り組みが医師、看護師、理学療法士、作業療法士、薬剤師、ソーシャルワーカー等の多職種連携で円滑に行われることが、医学・医療のあるべき姿であろう。

「予防に勝る治療はない」とされる。英語でも"Prevention is better than cure."と同義語がある。「転ばぬ先の杖」の格言も、同じ意味を伝えている。

筆者が手がけてきた、あるいは最も関心を持って実践してきたスポーツ医学は、まさにこの予防医学である。とりわけ、予防のための教育・啓発に関わる様々な書籍、教育・啓発資材（冊子、リーフレット、動画等）の企画・制作・編集、セミナーの企画、組織・ネットワーク作り、人材育成等の活動を積み上げてきた。

予防医学には、一次予防、二次予防、三次予防の三段階がある。

一次予防とは、病気や障害・事故をきたすことのないように、生活習慣・生活環境の改善、指導・教育（生活やスポーツの指導法の改善等）、事故予防対策の向上、予防接種等の活動を行うことである。

二次予防とは、早期発見・早期治療を促して、病気・障害が重症化しないように行う処置や健診（健康診断、人間ドック、健康診査、メディカル・チェック等）、検診（がん検診、運動器検診等）、指導・教育等を行うことである。

三次予防とは、治療過程の中で、保健指導やリハビリテーションによって社会復帰を促したり、再発を防止したりする取り組みのことである。

スポーツ医学においても、一次予防、二次予防、三次予防を図ることは重要である。予防活動を推進し拡充することが、スポーツに伴う疾病・障害を減少させることにつながり、疾病・障害を早期に発見して、適切な治療により重症化を防ぎ、保健指導や個別的なリハビリテーションの実践を介して社会復帰や再発防止を可能にする。スポーツに伴う疾病・障害・事故をゼロにすることは不可能としても、その数を2分の1、3分の1、4分の1にすることができれば、あたら有為なスポーツ選手、一般健常者の生活、活動、人生を損なうことなく予防できると確信している。

したがって、筆者のスポーツ医学の基本理念は「予防と教育（Prevention and Education）」の言葉に集約できよう。

二．まちがったスポーツの常識・トレーニングを正す

(1) ウサギ跳び――百害あって一利なし

筆者の両膝の脛骨結節（膝のお皿の下の出っ張り部分）は大きく突出しており、オスグッドーシュラッター病というスポーツ障害の名残である。中学・高校の水泳部時代、当時は温水プールが普及していなかったので、冬期は陸上トレーニングをしていたが、ランニング、柔軟体操（まだストレッチングという概念が一般的ではなかった）、筋力増強訓練（機器を用いるのではなく、腕立て伏せ、鉄棒での懸垂、手押し車、背筋、そして「いわゆる腹筋運動」など自身の体重を利用した運動）、さらにはサッカー等の他競技を取り入れたプログラムを実践する日々であった。その中で、当然のように組み込まれていたのが「ウサギ跳び」である。

足・腰を強くする、全身訓練、基礎体力養成、準備運動等の名目で、上級生・先輩から指示され、それを何の疑いもなく受け入れ、熱心に行っていた。とりわけ、グラウンド1周とか砂場や階段でのウサギ跳びは、ただひたすらつらく、苦しい鍛錬であった。

中学・高校水泳部共に筆者は主将を務めていたので、歴代の先輩たちがしてきたように強化の一環

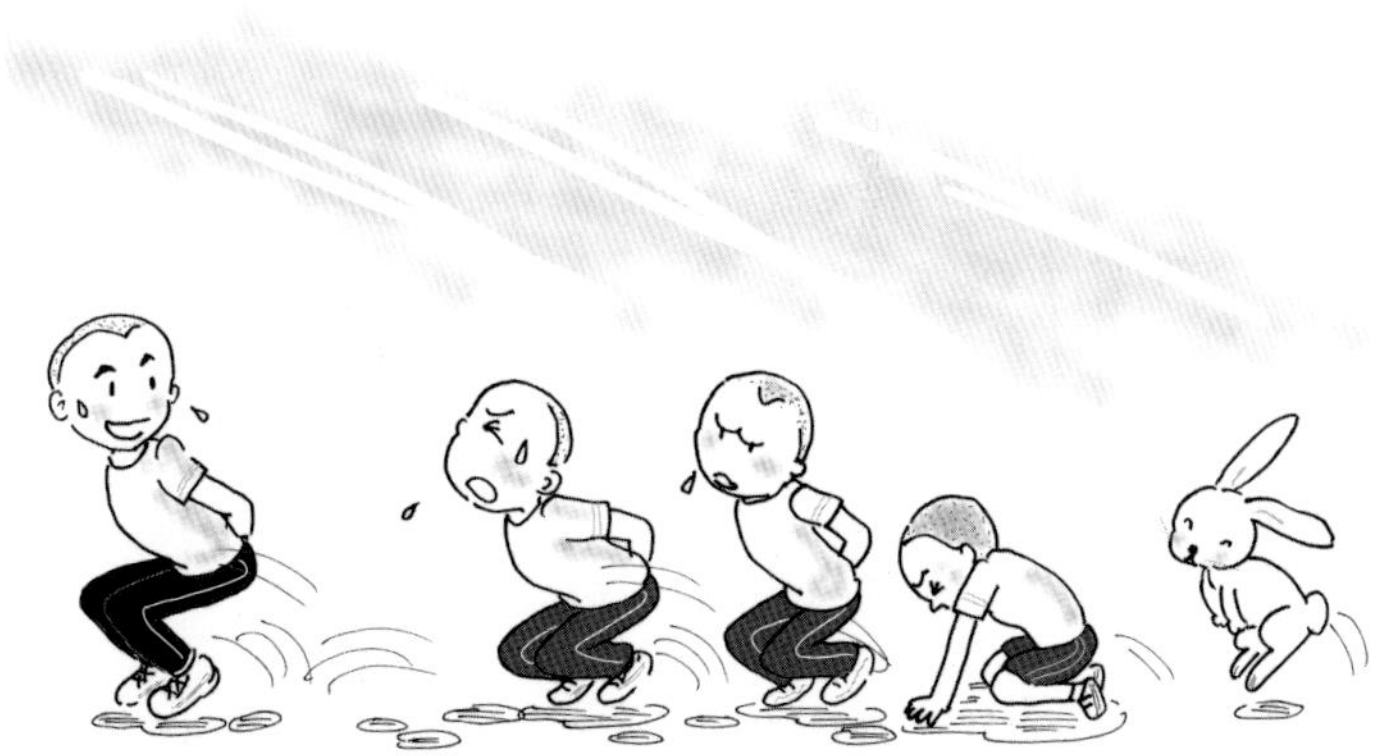

図１　かつては基礎鍛錬の定番でした

として後輩の部員たちにウサギ跳びを指示し、自らも率先して行ったものである（**図１**）。

練習、トレーニング、稽古は常に苦しいものであり、またそうでなければ効果が少なく、強くなることはできないという単純な思い込み（まちがった理論）が背景にあったと言ってもよい。そのために、現在、五〇代以上で若い頃にスポーツに関わった経験のある人たちのおそらくほとんどが、ウサギ跳びを「やらされた経験」を有している。

整形外科医となってから、ウサギ跳びのバイオメカニクス（生体工学）的解析をしたところ、脚の筋肉を無理（非生理的）な形で酷使することがわかり、それまでに収集したウサギ跳びによるスポーツ障害、自らも経験したオスグッド－シュラッター病、膝半月板損傷、そして腓骨疲労骨折[1]（**図２**）等の事例分析をもとに「ウサギ跳びは百害あって一利なし」という言説を、森健《もりたけ》躬《み》東京厚生年金病院（二

整形外科部長と共に普及・啓発し続けた[2]（**表１**）。

整形外科、スポーツ医学やスポーツ科学、体育・教育関

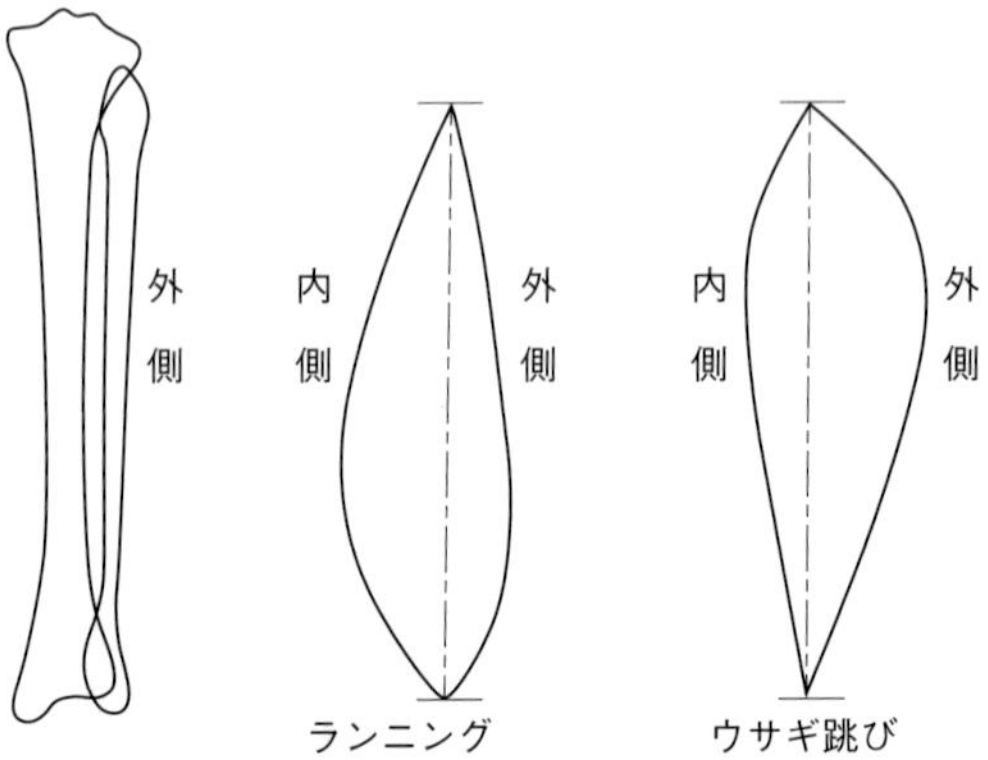

図2　腓骨弦運動模式図

腓骨の各種運動に伴う弦のような動き．ランニング時には腓骨は内側下1/3に頂点を有する弦運動を示し，ウサギ跳びのような跳躍運動時には外側上1/3頂点を有する弦運動を示す．それぞれ腓骨疲労骨折のランニング型，跳躍型の発生と関連する．

（佐々田武ほか：災害医学 **9**：357-367，1966より引用）

表1　ウサギ跳び禁止の理由

1. トレーニング効果が期待できない
2. スポーツ障害をきたしやすい（腓骨疲労骨折，膝関節半月板損傷，膝蓋靱帯炎，オスグッド-シュラッター病等）
3. 目的が明確でないまま体罰や精神鍛錬に用いられることが多く，トレーニングの科学性を後退させる

（武藤芳照：水泳の医学，p141-156，ブックハウスエイチディ，1982より引用）

係者たちも、次第に同様の発言や指摘を行うようになり、今はスポーツ界ばかりでなく一般社会においても「ウサギ跳びは良くない！」という常識が定着しており、大学の講義や高校生向けの講演会等において、「ウサギ跳びをやらされた経験のある人は？」と尋ねても、誰も手を挙げない状態となっているようだ。

ただし、この「まちがった常識」を変える

のに、実に二五年、四半世紀を要した。

根強い、迷信に近いスポーツ界の誤った考えを是正するためには、それだけの時間と相当量の熱意を持ち続けなければならないことを、ウサギ跳びは教えてくれた。

ちなみに、筆者が五〇代の頃、高校水泳部時代の仲間と懇談をしたとき、後輩たちから「武藤さんは『ウサギ跳びは百害あって一利なし』と、あちこちで語ったり書いたりしているけれど、武藤主将時代に、我々後輩はしばしばこのウサギ跳びをさせられたものです！」と笑顔で指摘されたことがある。赤面の至りであった。

(2) いわゆる「腹筋運動」（上体起こし運動）

体力を鍛える、筋力を強くすることを目的として行うトレーニングと言えば、まずは腕立て伏せ、そしていわゆる「腹筋運動」が定番であった時代がある。今も運動不足で衰えた体力を回復させようと急きょ思い立って、いきなり運動を始める中高年（特に男性）の中には、まずは腕立て伏せと「腹筋運動」のメニューを組んで始める人が少なくない。

かつて「腹筋運動」は、寝た状態で両足首を他者に押さえてもらい、両膝関節を伸展したまま上体を直角になるまで起こし、また戻す動作であると信じられていた。前述のように、筆者も中学・高校の水泳部時代はウサギ跳びと共に、この形式の「腹筋運動」を繰り返すことが冬のトレーニングメニューの定番であった。

四〇年ほど前、筆者が東京厚生年金病院[1]に勤務していた頃、整形外科外来で「腹筋運動」に伴う腰痛を訴える多くの患者を診療した。ある中年女性は、もともと運動不足で太ったために腰痛をきたしていたが、知人に腹筋運動が良いと勧められ、まちがった腹筋運動をしたことが原因でさらに悪化させていた。その方法が、タンスの一番下の引き出しを前に出し、そこに両足先をひっかけて動かないようにし、上体を九〇度起こすという運動であり、それを熱心に続けた結果、腰痛が悪化してしまった。

運動は、クスリ（逆に読むとリスク／risk）と同じで、量が少なければ効果は小さいが、多過ぎたり、与え方（やり方）をまちがえると副作用（害）を生ずる、という運動処方の原理をそのまま示したのがこの女性の事例であった。

バイオメカニクス的解析によると、いわゆる「腹筋運動」は、基本的には股関節屈筋群（大腿四頭筋〔①大腿直筋、②内側広筋、③中間広筋、④外側広筋〕、腸腰筋）主体の運動であり、それらの筋群の一部は、腰椎伸筋群の作用もあることから、いわゆる「腹筋運動」を「腹筋を鍛えるため」に実践すればするほど、腰痛をはじめとする腰部障害（腰椎椎間板ヘルニア等）をきたすリスクが高まることを明らかにすることができた[2]（図３）。

以後、障害をきたしにくい腹筋強化のための効果的な上体起こし運動は、

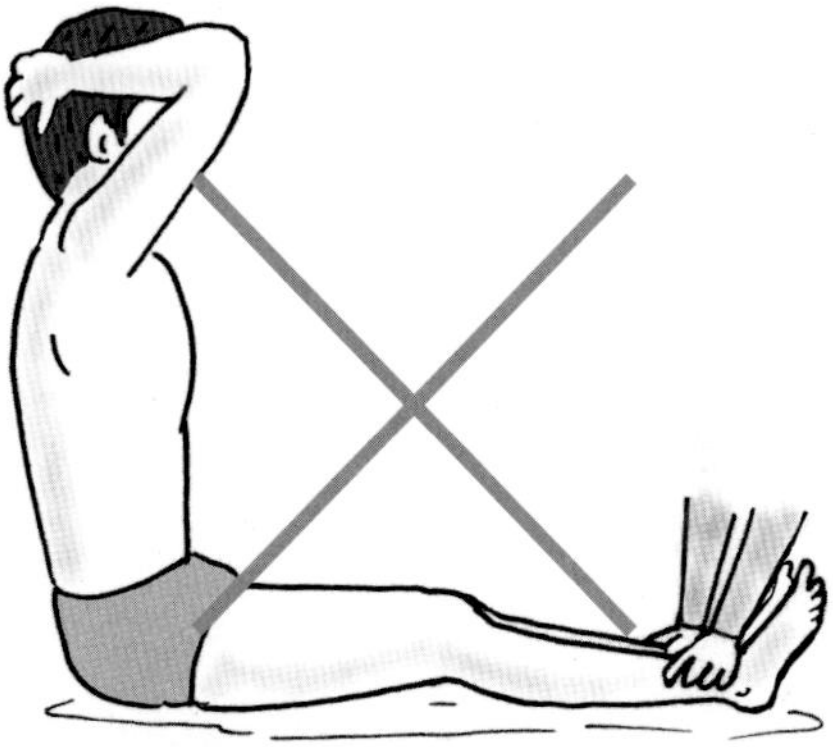

図3　膝関節伸展位・足関節支持の上体起こし運動の不適切な理由
①股関節屈筋主体の運動である.
②腰椎前彎の増強および腰仙部への力学的負荷の増大により腰部障害をきたしやすい.
(武藤芳照：水泳の医学, p141-156, ブックハウスエイチディ, 1982より引用)

・床に腰部を密着させ、両膝を屈曲した状態で両足首の支持をせず、
・上体を床から約三〇度程度起こすことを繰り返す動作である。
そして、
・この動作が腹筋を鍛え、なおかつ腰痛をきたさない合理的な運動である
と主張するようにした。

それでもなお、「腹筋ボード」なる斜面に頭を下にして寝て、上方の両足首を固定し、両膝を伸ばしたまま、重力に抗して上体を起こす動作を繰り返す訓練を行う猛者もいたが、これもウサギ跳びと同様に、つらく苦しいうえに腹筋を鍛える効果がないばかりか障害をきたしやすい、まちがったトレーニングの代表例であろう。

コラム

日常生活とスポーツ医学

小松泰喜（日本大学スポーツ科学部教授）

日々学生アスリートの日常生活に接し、その様子を見たり、本人たちから相談を受けるたびに、学生アスリート（大学スポーツ）のトレーナーの役割はまさに「スポーツ日本」の実践の場に身を置くことであり、重要性を肌で感じることしきりである。

まず、体調管理という側面から考えてみよう。アスリートと睡眠というのが一つの研究課題であり、睡眠管理は海外遠征等の時差調整では特に重要である。これは日常生活をどのように過ごしているかと深い関係がある。

また、海外などの遠征先で十分な実力を発揮できず、満足のいかない結果に悩む選手の姿をよく目にする。心拍変動や疲労など自律神経系の機能はまさにコンディショニング上、競技成績に直結することを痛感する。すなわち、どのような優れたトレーニング機器よりも日々の生活そのものが競技力に深く影響しているのである。こうした意味でもスポーツ

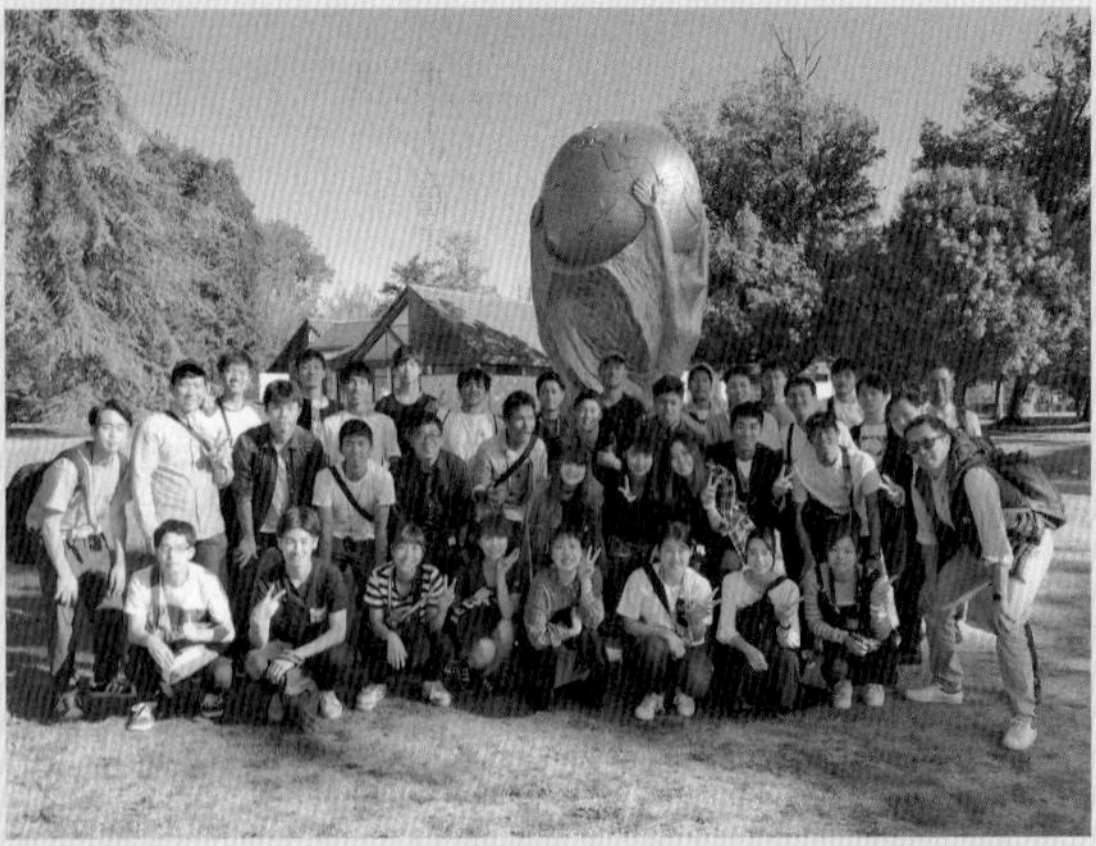

●学生とのヨーロッパ研修旅行（右端が筆者，フランスにて）

医学は非常に幅が広く、その領域をすべて熟知することはきわめて難しいと実感している。

スポーツ障害の予防という面からも日常生活は重要である。たとえば、軽度外傷性脳損傷（mild traumatic brain injury：MTBI）は決して新しい概念ではないが盲点になりがちである。度重なる脳振盪やMTBIを繰り返して慢性外傷性脳症を発症した選手のようなスポーツ脳外傷症例が、種々の競技スポーツにおいて注意喚起されている。小児および小・中学生を中心に、競技復帰前に学校生活の復帰から認知機能に対する何らかの影響を評価することが、脳振盪後の競技復帰過程では重要である。

こうした例に示されるように、児童・生徒を含め、日常生活にスポーツ医学がさらに関わることこそが、スポーツ障害の予防につながるのである。

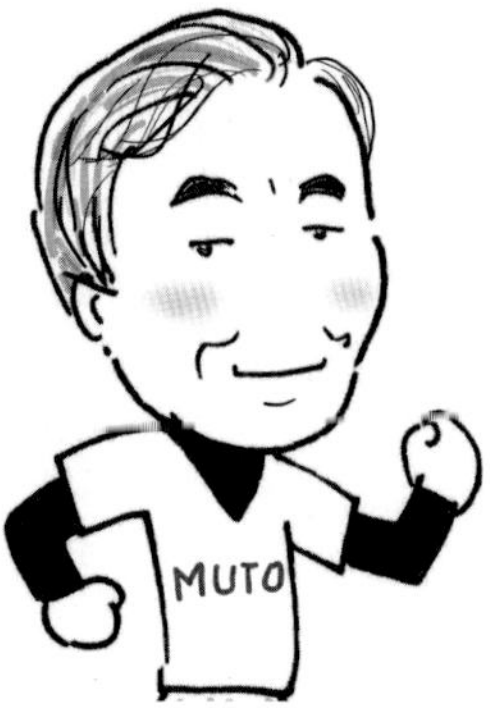

三．重大なスポーツ事故の予防—水泳のスタート動作による頚椎・頚髄損傷

筆者は、小学五年生のときの体育の水泳の授業中、プールでスタート動作の指導を受けた際に頭部を水底にぶつけた経験がある。

児童たちがプールサイドに一列に並び、腰を曲げ、両腕を耳に当て指先を前方に伸ばしている状態で待機しているところを、指導担当のN教師は、後方から一人ずつ順番に腰を押して水中に飛び込ませた。

怖さもあって、腰部屈曲姿勢のまま、勢いよく水中に入り、そのまま急角度で水中を進み、水底で頭部を打ったものと思われる。当時はまだ体格が小さく、体重も軽かったため、頭部自体の痛みをたいして感じることも外傷を負うこともなく、特に後遺症をきたすこともなかった。

その後、整形外科医として東京厚生年金病院に勤務し、水泳のスタート動作によりプールの水底で頭部を強打し、頚椎の骨折・脱臼、頚髄損傷、四肢マヒを生じた一〇代男子の患者がリハビリテーション病棟に入院し、その担当医の一人となったとき、小学生時代のその経験を思い出し、自身がその重大事故の当事者になる寸前であったことを認識させられ、改めてゾッとした。

スポーツにおける重大事故として、水泳のスタート動作による頚髄損傷はきわめて悲惨な後遺障害

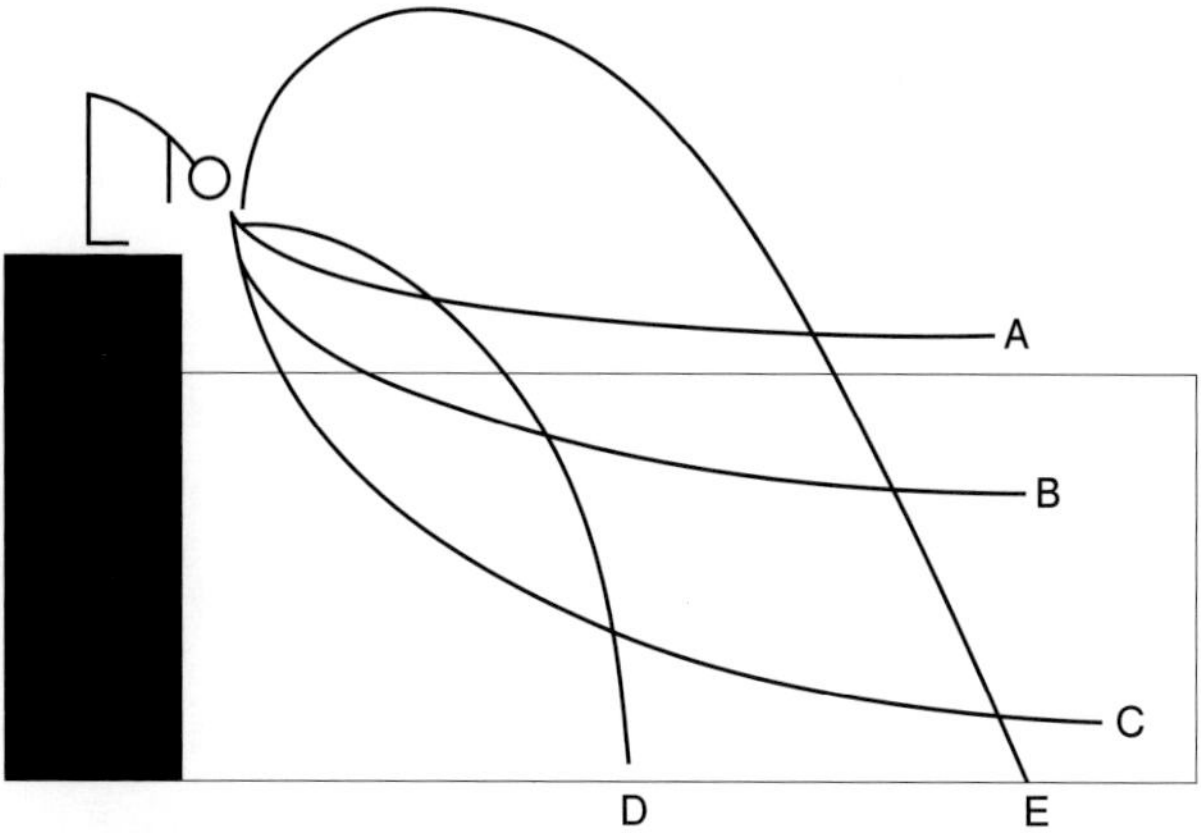

図４　飛び込みパターンの模式図
A：いわゆる腹打ち
B：通常の飛び込み
C：水底での顔面，口部などを打撲，擦過する飛び込み
D，E：水底で頭部を打撲して頚椎損傷をきたす飛び込み
（武藤芳照ほか：体育科学 **21**：101–115，1993 より引用）

をきたす。ほんの一瞬の不適切な動作により、それまでできていた日常生活動作、たとえば、起床して自身で立って洗面所まで歩き、顔を両手で洗ったり、一人で食事をしたり、風呂に入ったりする等の行動ができなくなる。

そうした運動機能障害に加えて、感覚障害、膀胱直腸障害、体温調節機能障害等が生ずる。

スタート動作は、**図４**[3]に示すように、おおまかに四つのパターンに分類できる。特に深刻なのは、水底で頭部を打撲して頚椎損傷をきたすことである。筆者自身の打撲経験のように、足で壁を蹴る力が弱く、腰部（股関節）が屈曲したままで両脚が伸びない状態で入水し、水中に入ったときから頭が極端に下がり、そのまま前回りのような力が働くと水底で頭部を打つことになる。体格が大きかったり、勢いよく入水した場合などには、水底で頭を強打することにより、七個ある頚椎のうちの第五・第六頚椎あたりの骨折・脱臼をきたし、その結果、頚髄損傷を生じ、自力で立つ、歩くことができなくなると共に、両手も自由に動かすこともできなくなる四肢マヒを残すという重篤な事故に至る[4]。

こうしたスポーツに伴う重大事故が発生した場合、かつては「通常起こりえない事故であり、本人が危険な動作をきたしたためにそうした結果を招いた」と一〇〇%当事者の責任に帰せられる傾向が強かった。実際、民事訴訟にまで至った水泳プールでのスタート動作による頚椎・頚髄損傷事例の損害賠償請求事件の鑑定人を一〇件余り担当した経験から、被告の施設管理者、指導担当の自治体、行政、学校、企業の側は、起きた重大事故について発生原因を科学的に分析することなく、ただひたすらに本人が危険なスタート動作をしたから、その事故が起きたという主張を述べる傾向が強かった。また、通常起こりうるわずかな動作上のミスで、いつでも誰でもそうした重大事故が発生することがあるという認識もほとんど見られなかった。

過去の同様の重大事故の訴訟事案についても、多くの場合、裁判所はこのような立場から、ケガをした当事者に原因と責任を求める判決を下していた。

しかし、重大事故はもちろん本人の責任に帰すべき要因も多分にあることは確かではあるが、他の複合的な要因が重なって初めて発生するものであり、そうした観点から科学的な分析をしなければ、公平・公正な判断ができないばかりではなく、同様の重大事故の防止にも結びつかない。

東京都の高校の水泳大会に出場した生徒二〇〇〇人を対象としたアンケート結果によれば、「水泳歴の中でどこか一回でも体をプールにぶつけたことがある」と答えた生徒が三五％、「頭部を打ったことがある」回数については、「五回以上」が二％、「二～四回」が三％、「一回」が五％の割合であった[5]。

つまり、水泳部に所属して水泳が得意な高校生の一〇人に一人は、スタート動作で頭部を打った経験を有しており、小・中・高校生等の水泳が必ずしも得意でない児童生徒では、その危険性はさらに大きいと考えるべきであろう。

一般に、スポーツに伴う外傷・障害、重大事故の発生要因は、

①個（スポーツを行っている人）の要因
②方法（スポーツの方法・内容・仕方等）の要因
③環境（スポーツの施設・設備、用具等の人工環境、自然環境、社会的環境等）の要因
④指導・管理（スポーツの指導方法・内容、指導者の資質・能力・管理体制等）の要因

に分けて検討すると、それらの原因の特定と重みづけ、さらには以後の再発防止対策の構築に結びつけることができる。

水泳プールでのスタート動作による頸椎・頸髄損傷という重大事故も、これにならえば**表２**のように整理できる[6]。また、筆者自身が経験した小学生時代のプールでのスタート動作中の頭部打撲の例について言えば、**表３**のように整理できる。

表2　一般的な水泳プールでのスタート動作による頚椎・頚髄損傷の要因

要因の種類	具体例
飛び込む者の要因	水深に対して大きい体格，恐怖心，不注意，無謀な行為等
飛び込む方法の要因	走り飛び込み，急角度からの飛び込み：パイクスタート等
プール構造の要因	浅い水深，高いスタート台等
スタート動作の指導方法および安全管理の要因	安全配慮の欠落，個別的・段階的指導の不備，不適切な指導方法，事故への認識の欠如等

表3　筆者の小学生時代のプールでのスタート動作における頭部打撲の要因

要因の種類	要因の分析
個の要因	スタート動作に習熟していなかったため，恐怖心が強かった．体格がまだ小さかった．
方法の要因	腰部を屈曲したまま，後方より教師に押され，入水後に水中で頭が下がり勢いがついて前回りのような動きとなって，そのまま水底に頭を打ち付けた．
環境の要因	小学生が習うスタート動作を練習するための水深としては浅すぎることはなかった（ただし，ごく普通に起こりうる動作のミスにより予想される事故を防ぐには，十分な水深とは言えなかった）．
指導・管理の要因	担当教師の事故に対する認識の欠如，誤った指導方法．

実際にはさらに細かく一つひとつの事例ごとに、これらの要因について丁寧に分析することが必要である。そして、その分析を積み重ねたうえで、具体的な予防対策を形にして、スポーツ界ばかりではなく、一般社会に提示できるように対応する努力が重要である。

二〇〇五年七月に公益財団法人日本水泳連盟が公表した『プール水深、スタート台に関するガイドライン』の策定には筆者も参画したが、そうした流れの一環として水泳に関わる水泳指導者、医師、弁護士、研究者、建築関係者等が知恵を集めて、現実的な事故予防のための提言をしたものである。さらには、二〇一九年三月、改訂版として、『「スタートの段階指導」および「プール水泳とスタートの高さに関するガイドライン」』[7]を公表するに至った。

水泳の重大事故予防の具体的、実践的な対応を、中央競技団体としての提言という形で社会に示すことができたのは、大変意義がある。

もちろん、その提言のみで同様の重大事故をすべて防止できるわけではない。しかし、スポーツ医学の立場から予防のための具体的な社会的対応に結びつける努力を継続しなければ、重大事故は今日もどこかで発生することになろう。

ちなみに、過去、プールでのスタート動作による頚椎・頚髄損傷事例の損害賠償請求事件の鑑定人をした際に裁判での対応をご一緒した山田裕祥弁護士、望月浩一郎弁護士と上柳敏郎弁護士には、今もスポーツによる事故に限らず、いろいろな場面において協働（持ちつ持たれつ）しているが、そうしたご縁をありがたく思っている。

四．疲労骨折

筆者が医師として初めて学会発表を行ったのは、一九七六年九月の第31回日本体力医学会（佐賀県武雄市）であった。

当時、筆者は名古屋大学の大学院学生1年生であり、指導教員の杉浦保夫助教授に同行して同学会に参加したが、学会前夜、福岡市の宿泊先で夕食後に、突然、同助教授から「明日、『スポーツ選手に見られた膝蓋骨疲労骨折の二例』について、発表してみなさい」と言われたのだ。

同年六月の整形外科スポーツ医学研究会でも、同じ二症例を素材にして杉浦助教授が発表し、筆者は共同演者として名を連ねていた。佐賀でも同様に、共同演者として気楽にしていたところでの急な指示であったため、宿泊先のホテルの部屋に戻ってからは、用意されたスライドを何度も見直し集中して準備作業を行い、当日の発表を緊張と口渇の中で終えたことを、今も鮮やかに懐かしく記憶している。

佐賀での体力医学会では、疲労骨折のメカニズムと予防に力点が置かれた発表内容であり、同じ二症例の発表であっても、臨床像と診断、治療過程に力点を置いていた整形外科スポーツ医学研究会での発表内容とは学術的視点が違っていたことも、ここで学ぶことができた。

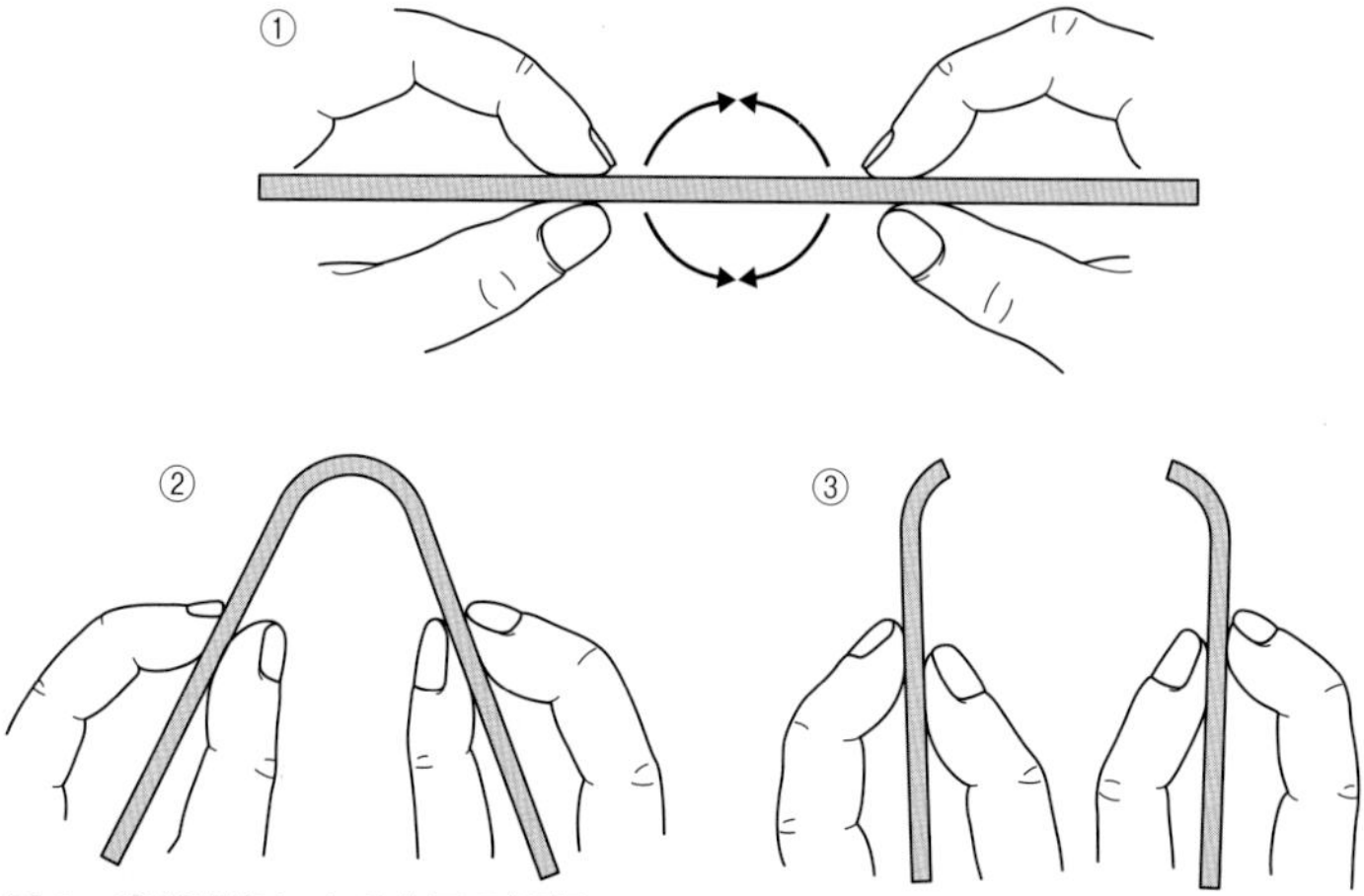

図5　疲労現象による金属の折損
（武藤芳照ほか：疲労骨折．スポーツ整形外科学，中嶋寛之編，p30-40，南江堂，1987 より引用）

それ以後、整形外科の立場からスポーツ医学の道を進むにあたり、疲労骨折は筆者の重要な課題の一つとなった。

そして、疲労骨折の世界的に有名な教科書と位置づけられていたMichael Devas博士著の『Stress Fractures』[8]を入手して、疲労骨折の症例に遭遇するつど、本書をひも解いて調べることがしばしばあった。

Devasは、疲労骨折の条件として、①正常な骨組織であること、②健常者であること、③通常の生活動作・スポーツ活動に起因すること、④外傷が認められないこと等を挙げている。

つまり、硬い骨であっても同じような力学的ストレスが繰り返し加わることによって、ついには骨折（骨障害）をきたす。それは、針金を幾度も折り曲げ続けることで、最後は折れてしまう現象[9]（**図5**）と酷似している。別称「過労性骨障害」と呼ばれる所以《ゆえん》である。「骨も疲れると折れる」のである。

様々なスポーツ競技・種目やスポーツ動作、日常生活動作、舞台表現動作等により、全身の各部位の骨に疲労骨折は生じる。共通するメカニズムは、「too much too soon」[10]の言葉に象徴されるトレーニング・練習の方法・内容にある。つまり、その人（性、年代、体力、経験等は多様）に対して、過度な量の訓練をあまりに速く（短時間）に課すことが最も本質的な原因であり、そのことをスポーツに関わる選手、指導者、コーチ、保護者等が認識しておく必要がある。昨今、強化のためと称して、時には体罰として課される過度な訓練により、いたずらに疲労骨折をきたす事例をよく耳にするが、その予防のためには、「too much too soon」が疲労骨折の主な原因であることを社会に教育・啓発し続けることが重要である。

「事例（症例）から学ぶ」という言葉があるが、一つひとつの事例を丹念に分析することにより、その疾患・障害の原因や背景、臨床像、治療、予防に関わる様々な事柄を知ることができる。また、同じ疾患・障害を収集・整理したうえで分析することで新たに見えてくるものがある。

筆者らが編集・執筆して上梓した『スポーツと疲労骨折』[11]には、疲労骨折に関わる総論と部位別概説に加えて、付章として「疲労骨折部位別症例報告集」を掲載した。ここでは、たとえば一九六〇年以後の脛骨疲労骨折の国内外の症例を収集・整理して、一覧表にした。同様に、下肢、上肢、骨盤、体幹の疲労骨折を整理した労作でもある。本書は東京厚生年金病院[二]整形外科に所属する医師全員の息の合ったチームワークによる共同作業で取りまとめたものだ。今、本書を見直してみても、やはり臨床医学の研究として一例一例について丁寧に記載されており、その中から学び取ることで疾患・障害の実像が明らかになるように思う。

近年の医学研究では、「エビデンス（evidence）」（科学的証拠）を重視した手法が重用され、統計学的に処理された数値やデータにより思考・判断を重ねる傾向が強いが、「事例から学ぶ」という基本姿勢の価値と必要性は、今も昔も変わらないであろう。

疲労骨折の一例一例を丹念に収集・整理するという臨床医学研究はその後も継続して行った。そして一つの集大成として、平成八（一九九六）年度・平成九（一九九七）年度文部科学省科学研究費補助金・基盤研究Ａ（１）「スポーツ活動に伴う疲労骨折の発生要因と予防に関する研究」という全国的な総合研究を、筆者は研究代表者の立場で推進することになった。

これは、札幌医科大学（石井清一教授）、弘前大学（原田征行教授）、名古屋大学（岩田久教授）、徳島大学（井形高明教授）、宮崎医科大学（現　宮崎大学、田島直也教授）の各整形外科学教室および関連病院を包括した、日本初の疲労骨折に関わる多施設共同研究であった。全国三九施設より収集された合計二二三三例、二五一一骨折について様々な観点から解析作業を行い、次のような諸点が新たな知見として見いだされた。

①健常な状態と疲労骨折に至る状態には時間的連続性と揺らぎが存在すること
②疲労骨折は「骨」だけの障害ではなく、その局所の骨格全体の病像を示していること
③運動・スポーツの質・量の他、タイミングも考慮すること

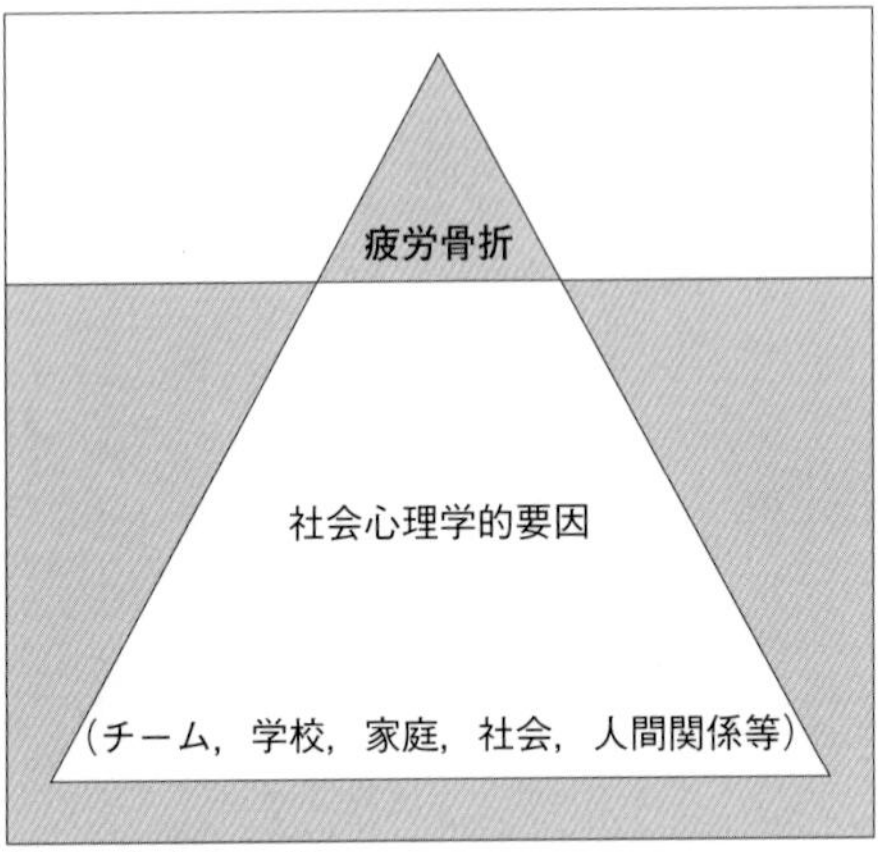

図6　氷山の一角

（太田美穂ほか：スポーツに伴う疲労骨折の社会心理学的要因．疲労骨折―スポーツに伴う疲労骨折の原因・診断・治療・予防―，武藤芳照編，p151-159，文光堂，1998より引用）

④疲労骨折の発生には、複合要因が関与するとともに、個別的な社会心理学的背景（「休まずトレーニングをしていないと不安でたまらない」、「おくれを取りたくない」、「夢中になって入れ込んでしまう」等）が存在すること

とりわけ、④の社会心理学的要因は、それまでは軽視されていた観点からの率直な議論と、疲労骨折をきたしたスポーツ選手へのロングインタビューから得られた知見であった。

つまり、疲労骨折の診断と治療にあたっては、局所の痛みや腫脹《しゅちょう》等の表面上見える異常は「氷山の一角」[12]（図6）であり、それらの基盤となる社会心理学的要因を明らかにして全人的に対応しなければならないことを、この壮大な研究事業により学ぶことができた。

また、全国の大学や病院の整形外科医たち

と一つの共同研究を推進し、事業終了後間もなくしてその成果を単行本『疲労骨折―スポーツに伴う疲労骨折の原因・診断・治療・予防―』[12]として、上梓できたことにより、本研究に参画した研究者同士が公私共に親しくなり、それ以後の多様な「連携・協力関係」がいっそう濃密になったのは、誠に幸いであった。

代表的なスポーツ障害の一つである疲労骨折に関する研究を積み重ねることにより、生体における健常な状態と疾病・障害の状態との間の揺らぎの概念や、スポーツ障害の発生に関わる社会心理学的背景の存在等、治療と予防に重要な様々な視点を学ぶことができた。

五．スポーツ外傷・障害、重大事故の要因分析と予防対策

「スポーツにケガはつきもの」という見方がある。確かに、よく整備されたスポーツ環境の中で適正に行われていたスポーツ活動においても、まったく予測できない原因や要因によってスポーツ外傷・障害、重大事故が発生することがある。

このようなスポーツ外傷・障害、重大事故を早期に発見し、適切な医学的対応（救急処置、正確な診断と治療、リハビリテーション等）を行い、確実にスポーツ現場に復帰できるように尽力することがスポーツ医学の重要な使命である。

しかし、もっと大切なことは、そうしたスポーツ外傷・障害、重大事故がそれ以後も同様の形で発生することがないように、一例一例について丹念に分析することである。過去の同様の事例や関係資料・文献、データ等を収集・整理して、それぞれのスポーツ外傷・障害、重大事故の発生要因の分析を行い、具体的な予防対策を講ずることが、スポーツ医学に求められる重要な学術的・社会的使命である。

要因分析にあたっては前述の四つの要因（①個の要因、②方法の要因、③環境の要因、④指導・管理の要因）に区分して考察すると、具体的に整理することができる（四七頁も参照）。

それと共に、その要因分析の結果から、具体的な予防対策（スポーツ活動全般にわたる共通的課題解決、その条件のスポーツ活動に特化した個別的課題解決）を組み立てることに結びつく。

これまでの様々なスポーツ外傷・障害、重大事故の臨床例の経験、執筆した研究論文・書籍[13][14]や関連資料、文献・データ、学会でのシンポジウム、パネルディスカッションでの討論の積み重ね等を集約してまとめたものが**表4**である。

これに準じて、個々のスポーツ外傷・障害、重大事故について、競技関係者たちと共に要因分析を行うことで、具体的予防対策の基盤を形成することができる。

表４　スポーツ外傷・障害，重大事故の発生要因のまとめ

発生要因	要因の分類	個々の要因
個の要因	身体的要因	性，年齢，体型，体格，体力・運動能力，経験度，技術レベル，疾病・障害の有無，薬剤の服用　等
	精神・心理的要因	緊張・興奮，不安，恐怖，性格，競争心，精神・心理的圧迫，ストレス　等
方法の要因	質の要因	スポーツ・運動の種類，レベル　等
	量の要因	スポーツ・運動の強度・時間・頻度　等
環境の要因	自然環境	季節，気候，天候（気温，湿度，風，雲，雨等），１日のうちの時刻，高度　等
	人工環境	施設，設備，用具，機器，服装，シューズ，防具，プロテクター，スポーツ・サーフェス　等
	社会環境	保護者，学校・企業等からの過剰な応援・期待，扇動的な報道　等
指導・管理の要因	外傷・障害，重大事故に対する認識．危機意識の欠如・不足，不適切な指導方法（個別的・段階的指導の不備，誤った指導方法・内容等），安全配慮の不備，施設・設備の安全管理の不備，指導者の資質．教育背景，過密な競技会日程　等	

予防対策としては、次の四点に尽きるであろう。

①個の要因：個々のスポーツを行う者の心身の状態を適切に把握すること

②方法の要因：個々の特性に即した質・量のスポーツ・運動を実施すること

③環境の要因：そのときの自然環境を確認しつつ、個々の技術レベルに即した適切な施設・設備、用具・防具を用い、過剰な精神的圧迫を加えないこと

④指導・管理の要因：外傷・障害、重大事故への正しい知識と危機意識を保有しつつ、個々に即した適切な指導方法と安全配慮を行うこと

そして、必要であれば、新たな防具やプロテクター等の開発、競技規則の変更・新設、ガイドラインの作成、国の規則の改正、メディカ

ル・チェック、健康診断の徹底、選手・指導者・保護者への教育および啓発活動の普及、教育資材の制作、報道機関への情報提供等の社会的取り組みも求められるであろう。

コラム

運動が苦手だったスポーツ医も充実しています

蔵本理枝子（いとう整形外科副院長）

現在、私は非常勤として最新のスポーツ医療を提供する亀田総合病院スポーツ医学科での診療、健康管理科での健診業務、都内にある父の整形外科クリニックでの外来、そしてスポーツ関係の雑誌の連載と、多岐にわたる仕事をしている。

もともとスポーツは得意ではなくて、小学校の頃はいかに体育を見学するかばかり考えていた私だが、健康維持のために始めたランニングや自転車通勤をきっかけにトライアスロンにはまり、多くの仲間に恵まれた。

母親がテレビ局のアナウンサーだったため、幼少時から「人にわかりやすく伝える仕事がしたい」という思いが強く、研修医の頃から今に至るまで、スポーツでのネットワークを活かしてスポーツ雑誌や新聞、テレビ、インターネット等さまざまなメディアの媒体で痛みの連載などを一五年以上続けてきた。運動時の膝の痛みや鎖骨骨折の相談など、友人たちから寄せられる多くの悩み相談も、すべては自分の力となっている。

スポーツ医をしてわかったことは、痛みが起きている部位以外にも目を向けることが大切ということだ。整形外科医として勉強をしていると、手術療法を含めた傷害部位の治療ばかりにどうしても目がいきがちだが、全体を見て原因が何かを探り、再発を

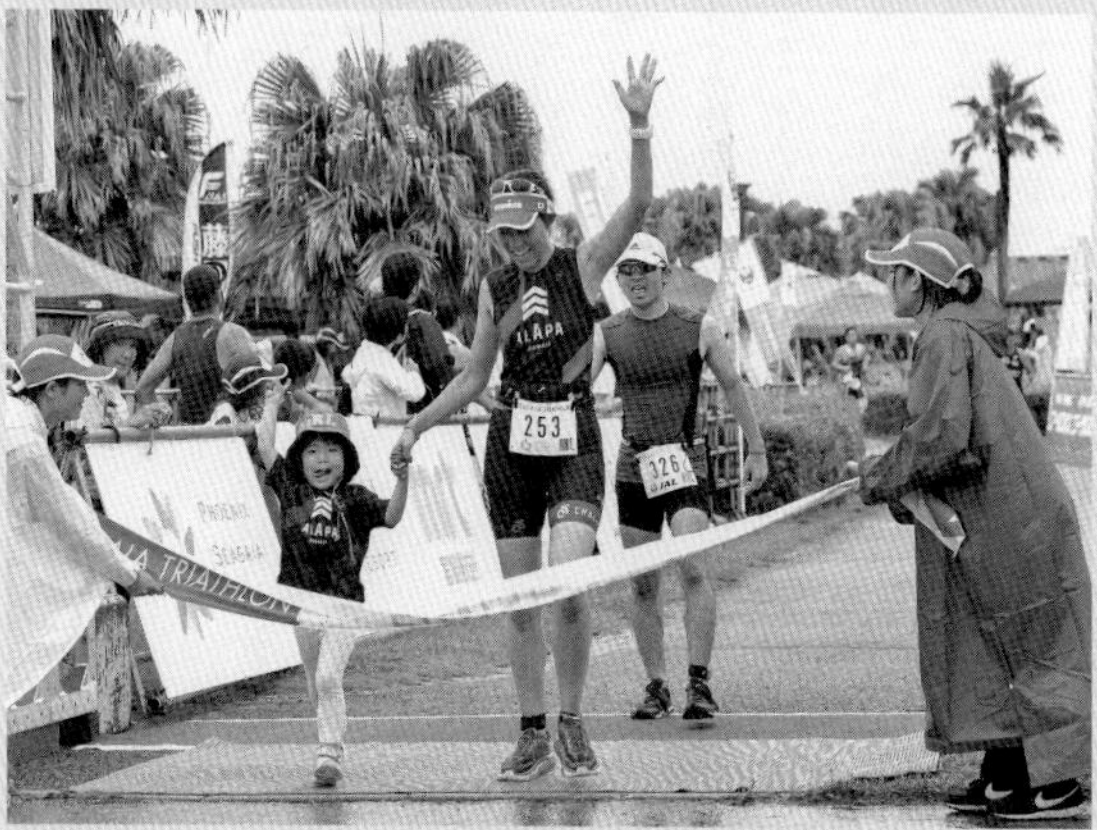

●宮崎シーガイアトライアスロン（2018年7月）で次女（当時3歳）と一緒にゴール！

防いでパフォーマンスを上げることが重要である。

また、スポーツを楽しむ一般の方々を見ていると、それまで長年過ごした姿勢が痛みに大きく影響していることがわかる。早いうちに痛みや違和感に気づくことが大切で、運動しているからこそ、その変化に気づきやすいとも言える。個々の日常生活のちょっとした動作の中での改善点を提案することも患者に喜ばれる。

そのような思いから、いわゆるアスリートではなくても、スポーツを楽しむ多くの方々が少しでも痛みなく安心してスポーツができるように、スポーツ版の人間ドックを現在亀田総合病院で作っているところだ。

私生活では現在は3人の子育て真っ最中。仕事が終わってヘトヘトでも帰宅すれば山ほどの家事と育児が待ち受けていて、椅子に座って休む暇もない。そんな限られた時間の中でも、多くの人から刺激を受けてスポーツ医療に携わっていけることに感謝している。

六．アスレティック・リハビリテーションと再発予防

(1)アスレティック・リハビリテーションとは

「アスレティック・リハビリテーション」を簡単に言うと、スポーツ外傷・障害に対して、早期に正確な診断をし、それに基づいて適切な保存的もしくは手術的治療を施すことである。たとえば、「膝のケガは治った」というレベルでは、受傷前と同様のレベルでスポーツ現場に復帰することは困難である。スポーツ選手にとっては、元のような姿・形、動作で競技ができるようになって初めて「治った！」と宣言することができる。

ところで、「リハビリテーション（rehabilitation）」という言葉は、本来「re：再び」と「habili-tate：生活する」が融合したものであり、「元の生活と同じような状態に戻す」ための様々な介入のすべてを意味している。リハビリテーション医学の教科書等に、ジャンヌ・ダルク（一四一二〜一四三一）やガリレオ・ガリレイ（一五六四〜一六四二）の歴史的エピソードが、「本来のリハビリテーション」としてしばしば紹介されている。[三] すなわち、いったん失われた一人の人間としての権利、立場、名誉、尊厳が「回復される事例」として示されているのである。[15]

これをスポーツ外傷・障害について言うならば、スポーツ選手が外傷・障害の診断・治療の過程を経て、一人のスポーツ選手として、元の生活、活動、競技に復帰し、元の権利、立場、名誉、尊厳を回復させるに至るまでのすべての介入が真のリハビリテーションと言うことができる。となると、スポーツ医学においては「アスレティック・リハビリテーション」の基本理念と目標を正確に理解しておくことが必要である。

通常の一人ひとりの生活・活動レベルの復帰を目的としたリハビリテーションを基盤としつつ、スポーツ外傷・障害から、より早く、より安全に、競技活動に復帰することを目的とした様々な介入を行う対応がアスレティック・リハビリテーションである。

ここで重要なのは、「安全に復帰すること」である。復帰後は、同じ部位、同じ外傷・障害の再発を予防すると共に、他の部位、他の外傷・障害を新たに発生することを予防するための指導・助言、介入、対応が求められる。

(2) 機能の回復

スポーツ外傷・障害をきたした患者は、当然のことながら、外傷・障害の部位と種類、程度が一人ひとり違う。また、性・年齢、体力レベル、健康度、競技レベルと種目、予定されている競技日程の状況等も異なり、きわめて多様である。しかし、どのような場合であっても、スポーツ外傷・障害から元の現場に復帰するまでのアスレティック・リハビリテーション過程の基本は同じである[15,16]（図7）。

特に着目すべきは、機能の回復にあたって、日常生活動作をごく普通にできる機能は言うまでもなく、走る・跳ぶ・投げる・蹴る・回る等の基礎的スポーツ動作を遂行できる身体機能（運動機能に加えて感覚機能をも含む）の回復を図り、さらに、それぞれのスポーツ種目に求められる特異的な機能の回復を図ることが必要である。走る、跳ぶ、投げる等の単一のスポーツ動作が行えるように回復したとしても、たとえばサッカーでは単にボールを蹴るだけでなく、ボールをドリブルしながら走り、俊敏に相手のプレーヤーをかわしてシュートを放つというような連続的かつ高度な複合動作が、本人の意思どおりに自信を持ってできるレベルまでの

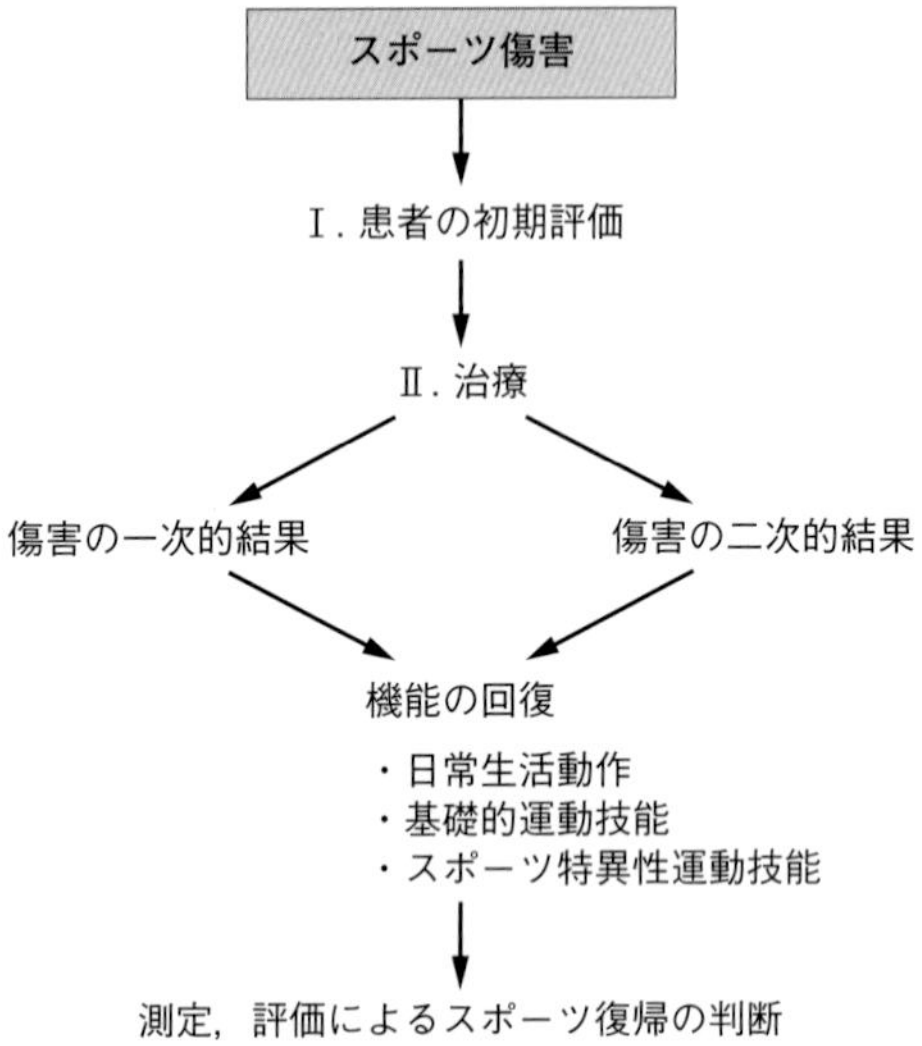

図7　スポーツ障（傷）害のアスレティック・リハビリテーションの過程

（Hunter DG：Priciples of rehabilitation. Sports Medicine Handbook, Hackney RG, et al (eds), p453-472, BMJ, 1999 を参考に作成）

機能の回復が求められる。

(3)スポーツトレーナー（アスレティックトレーナー）

アスレティック・リハビリテーションの過程にあっては、一般の病院・診療所の中での医師・看護師・理学療法士・作業療法士・薬剤師等による指導・助言・介入ばかりではなく、スポーツトレーナー（アスレティックトレーナー）の存在と役割が重要である。

もちろん、理学療法士の中にはスポーツ医学の知識と技術、経験を有し、アスレティック・リハビリテーションに長けた者も少なくないが、理学療法士以外の医療資格者等でアスレティックトレーナーとして活躍している者も数多い。

したがって、主治医との連携・協力関係のもと、各専門分野のスタッフが協働してアスレティック・リハビリテーションがより良く成立して実践され、当該選手が効果的かつ安全に現場に復帰できるように努めなければならない。

要するに、スポーツトレーナーは医学・医療の現場とスポーツの現場との架け橋、コーチと選手との架け橋、ドクターと選手との架け橋、そして選手のからだと心の架け橋等の表現に集約される[17]重要な役割を持つ。

コラム

「得意技」でオンリーワンのトレーナーを目指そう！

小沢邦彦（REFRESH指圧CENTER小沢指圧治療院院長）

　これからトレーナーを目指す皆さんへ、少しでも早く現場で活躍できる方法をお伝えしたいと思います。まずは自分のなりたいトレーナー像と夢を明確にすること。トレーナーには「フィジカル」、「メディカル」の二種類があります。フィジカルトレーナーは各種目コーチとの練習以外でのトレーニングや補強指導などのパフォーマンス向上の指導をし、メディカルトレーナーは、けが・故障の治療や予防、疲労回復など身体のメンテナンスを行ってのパフォーマンス向上を目的とします。

　フィジカルトレーナーには特に国家資格などはありませんが、現場では理学療法士（PT）の先生が多いです。選手の動きを見て使えていない筋肉や弱っている筋肉を見立て、補強し動かせる筋肉にするリハビリ的指導をする先生が増えてきています。

　メディカルトレーナーは、鍼師、灸師、あん摩・マッサージ・指圧師、柔道整復師、理学療法士などの国家資格を取得している先生が多いです。全身疲労をとってもらいたいときのマッサージ、急性の痛みのときには鍼、コンタクトスポーツでのテーピングやアイシングなどを的確に行うPTというように、競技種目ごとに選手のニーズが違います。

　自分の携わりたい競技でどんなニーズが多いかを考え、資格と手技を取得することが必要です。

　しかし、資格を取得してもすぐ現場で活躍できる手技は身についていません。たくさんの選手を診て、場数を経験することによって手技も向上します。皆さんも、現場で多く活躍している先輩トレーナーの手技や考え方などを見聞きしつつ、自分の得意技・オリジナルホールドを生み出しましょう！

(4) 心のリハビリテーション

アスレティック・リハビリテーションの過程で忘れてはならないのが、当該選手の社会心理学的背景への配慮と対応である。

外傷・障害を負ったスポーツ選手は、治療やリハビリテーションの過程で、否定的・消極的な心理的反応を表すことが多い。「もうプレーできないのでは？」、「このケガは治らないのでは？」、「元の現場には復帰できないのでは？」等の心情を抱きがちである。したがって、アスレティック・リハビリテーションの医療スタッフは、そうした外傷・障害に伴う負の結果（障害の再発への恐怖、不安、抑うつ、リハビリテーションへの固執等）を軽減するために有効な言葉かけ、傾聴、心理学的技法、そして専門スタッフの協力等を積極的に導入することが奨められる。

現場への復帰を焦るあまりに無理をして外傷・障害を悪化させたり、現場で新たな外傷・障害をきたした事例は枚挙にいとまがない。

外傷・障害の再発予防のために、一人ひとりのスポーツ選手の心を知る努力は必須である。それが「心のリハビリテーション」である。

コラム

精神科のスポーツドクター

橋口　知（鹿児島大学教育学系教授）

精神科医歴一〇年目に、離島の地域医療で多職種と協働しているとき、病院から外に出てスポーツドクターとして活動してみようと、ふと思いついた。すぐに、スイミングクラブ仲間の父親で整形外科医の長野芳幸先生（当時の鹿児島県体育協会スポーツドクター協議会会長）に連絡したところ、先生が委員長の鹿児島県水泳連盟医科学委員会委員として、大会救護や強化合宿帯同を担当することになった。私のスポーツドクター歴は、長野先生の現場での活動に陪席するという実践的な学びに始まったのである。

同時期に薦めていただいて参加した日本水泳ドクター会議を通して、武藤芳照先生から、ドーピング防止活動に携わる機会をいただいた。そこで、ドーピングという行為を、「不安に対する適切ではない対処法」と位置づけることによって、スポーツ医学の中に精神科医療の知見を活かす糸口を見つけることができた。その後、国民体育大会にドーピング検査が導入されたことで、鹿児島県体育協会から啓発活動を依頼されて各種競技団体との交流が増えた。名前ではわかりにくいが、私が女性医師であることから、若年女子選手やその指導者の相談窓口も担当している。

このように、安心してスポーツ現場で活動できるのは、電話等ですぐに相談できる他科医師の支えがあってのことであり、リエゾン精神医学という精神科臨床経験が役立っている。また、精神科医療にもスポーツは導入されており、スポーツドクターが両者の架け橋となるよう、日本スポーツ精神医学会としても取り組んでいる。

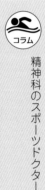

七．健康のため水を飲もう

(1)「運動中に水を飲むな！」は誤り

「まちがったスポーツの常識・トレーニングを正す」（三六頁）等で述べたように、スポーツの現場には、まちがった常識、誤った指導方法・内容が長い間伝えられ、広く実践されている例が少なくない。

「運動中に水を飲むな」という誤りは、その最たる例と言える。それはただ単にまちがっているだけでなく、それが強要されることにより、あたら若い命が失われるという悲惨な重大事故を生み出してきた事実があるからである。

「運動中に水を飲むとバテる」、「動きが鈍くなる」、「飲むとかえって汗をかく」等と言われ、暑い所で激しい運動をして汗をかいていても水を飲まないことが正しい、と指導者や運動をする者たちの間で長く信じられてきた。

歴史的に調査をした坂本の研究[18]によれば、一九〇四（明治三七）年、武田千代三郎[三]が著書『理論実験競技運動』で、「水抜き油抜き」という内容の水分制限を明記した鍛錬法を紹介したのが最初とされている。二〇一九年のNHK大河ドラマ『いだてん』[四]で、主人公の一人、金栗四三役の中村勘九郎が、この書の記載にならって、「どてら姿」で走る訓練をする姿が描かれていた。当時としてはスポーツ界に大きな影響を与えた書籍であったことを想起させる。

こうした流れが、一九一六（大正五）年の吉田彰信著『運動生理学』にも継承されたようである。昭和の時代に入り、一九三三（昭和八）～一九三四（昭和九）年にかけて、陸軍戸山学校では節水（無水）行軍の軍事研究が実施され、精神鍛錬の要素を入れた「運動中の水分制限が強要される基盤となった」のではないかと考えられる。

そして、太平洋戦争終戦後、復員した数多くの元兵士たちが一般社会に復帰し、戦争中の研究の影響もあり、学校や教育界、スポーツ現場を含めて広く「運動中に水を飲むな！」という言説がまことしやかに伝播していったと推察される。

つまり、この誤った常識は、明治、大正、昭和と時代が移ると共に、主に軍事の場面からスポーツ場面に継承されて広まり、そして平成、令和の時代に至るまで長く強く伝えられてきたのであろう。[19]

(2)スポーツ中の熱中症による重大事故

激しい運動時、活発に収縮活動している筋肉では、安静時の一五～二〇倍の熱が産出される。脳の体温調節機構の働きにより、全身から余分な熱を外に逃すと共に、汗によってその気化熱で放熱するなどの生理機能を通して体温を一定に保とうとする。

しかし、そうしたからだの体温調節機能では対応しきれなくなると、体内に次第に熱が蓄積され、水分も多量に失われて脱水状態となり、重篤な熱中症をきたし、最悪の場合には死亡事故に至る悲惨な結果を生む。

特に子どもは、大人よりも体温調節機能が未成熟なため、その影響が強く表れやすいとされている。

こうした一連の状況の中で「運動中に水を飲むな！」というまちがった常識が「指導」されて実践されれば、熱中症などの重篤な事故を招きやすい。もちろん、このような指導は、その名に値しない非科学的、非人間的な強要ともいえる行為であることは言うまでもない。高温多湿の日本の真夏の炎天下、あるいは閉ざされたうえに換気が制限された体育館などの室内で、小・中・高校などの体育授業、スポーツクラブや運動部活動中の激しい練習、さらには罰則練習等を水分制限されたまま行い続け、結果、熱中症をきたして命を奪われた事例が未だに後を絶たない。

一九八六年、千葉県でソフトボールの試合に負けた罰としてランニングをさせ、小学5年生の少年が熱中症によって死亡した事故があったが、これは社会に大きな衝撃を与えた[20]。その後も数多くの痛ましい事例が報告された[21]。

①一九九五年八月、山梨県。高校サッカー部の練習中に倒れた1年生男子部員の最期の言葉が「先生、水を飲ませてください」だった。わずか一五年の生涯だった。

②一九九九年七月、兵庫県。中学ラグビー部での早期練習中、激しいランニング訓練で男子部員（一三歳）が体調不良となったが、顧問は「わしには、演技は通用せんのや」と取り合わず、熱中症で死亡。

③二〇〇五年一〇月、京都。地元の少年野球チームで、試合に負けた後「ペナルティを課す」と総監督に言われ、河川敷のグラウンドで激しい罰則ランニングをさせられ、中学2年生の男子（一三歳）が熱中症で死亡[20]。

④二〇〇九年八月、大分県。高校剣道部の激しい打ちこみ練習で、主将の男子部員（一七歳）が足もふらつき「もう無理です」と訴えたが、顧問は暴行を加え、「演技じゃろうが」と認めず、その後部員は倒れ、熱中症で死亡。

ここに挙げた事例はほんの一部であることを改めて強調しておく[21]。こうした理不尽な「指導」の名のもと運動中の水分制限が平然と行われ、スポーツが大好きだった子どもたちが命を奪われている現実が今なお持続しているのは大きな問題である。教育、スポーツ関係者ばかりでなく、社会全体に対する啓発活動をスポーツ医学の立場から強力に推し進めなければならないと痛感している（図8）。

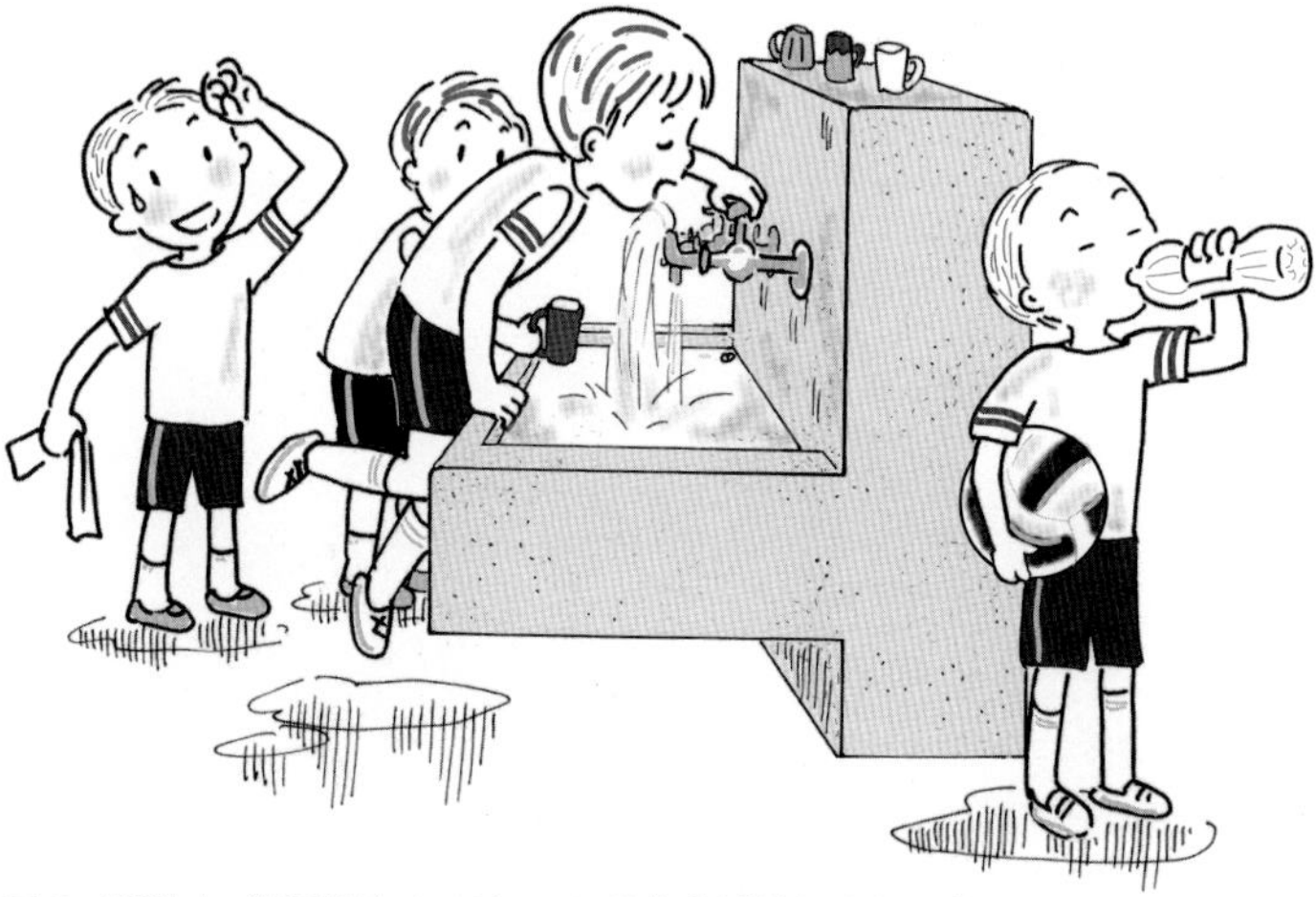

図8　運動中（運動後）にはしっかり水分補給しましょう

(3)「健康のため水を飲もう」推進委員会

東大の教職員にとって、毎年行われる東京大学の入学試験は最も重要な業務の一つである。何事もなく円滑に行われることを願って周到な準備をするのであるが、必ずと言っていいほど小さなトラブルや予期せぬアクシデントなどが起こるものだ。

その統括を担うのが入試本部であり、その中の一角の部署に当時の大垣眞一郎工学系研究科長・工学部長と共に詰めていた時期がある。

「その場にいる」ことが主な仕事であったのだが、その間、お互いの教育、研究、日常活動等、いろいろな話をしているうちに、両者共に「水商売」仲間であることがわかった。人垣工学部長は水環境工学、筆者は水泳および水に関わるスポーツ事故の研究をしていることに共感を覚え、それ

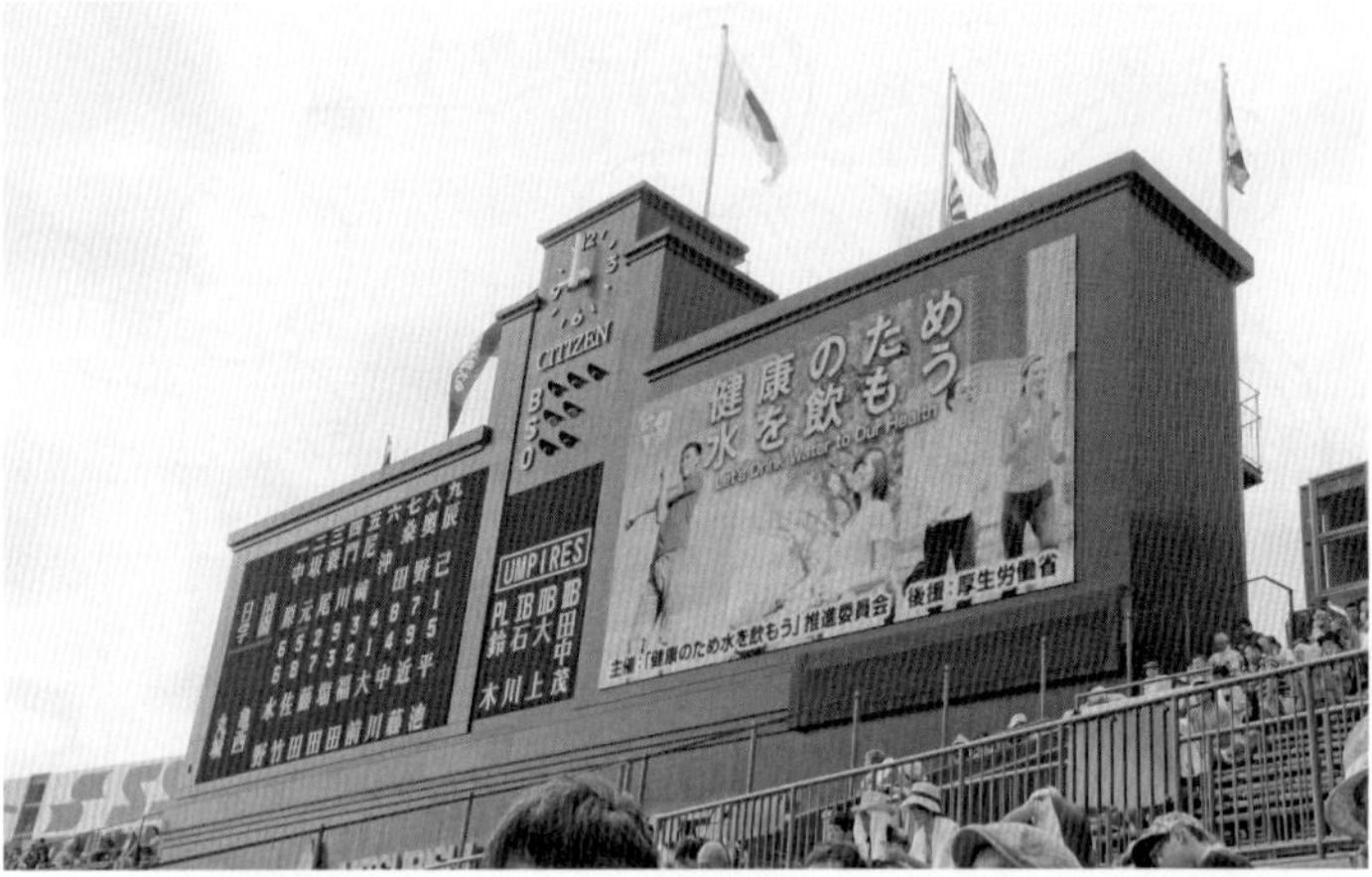
CITIZEN
UMPIRES
健康のため水を飲もう
Let's Drink Water to Our Health
主催：「健康のため水を飲もう」推進委員会
後援：厚生労働省
図９　甲子園球場バックスクリーンに写し出される「健康のため水を飲もう」

以後連携をすることとなった。

その後、大垣工学部長の門下生である厚生労働省健康局水道課の山村尊房課長が筆者の研究室を来訪し、今後、国として健康と水との関連の事業展開を図るために連携をとって協力し合うという運びとなった。

その流れで生まれたのが「健康のため水を飲もう」推進委員会〔五〕である。委員長を当初より現在に至るまで、筆者が務めている。

厚生労働省の健康局内に水道課〔六〕という工学系の部署があることに当初は驚きを覚えたが、水道が国民の生活、健康、衛生等に関わる大切な事業であることを次第に深く知らされることになった。

この委員会の基本目標は、次のとおりである。
1．こまめに水を飲む習慣の定着。
2．「運動中に水を飲まない」等の誤った常識をなくし、正しい健康情報を普及する。

3. 水道など身近にある水の大切さを再認識。子どもから高齢者まで広く国民一般の健康増進、病気・事故の予防に寄与する。

具体的には、啓発ポスター・チラシの普及、標語、シンボルマークの公募、予防川柳の公募・顕彰等の地道な事業を展開している。とりわけ、毎年八月に開催される全国高等学校野球選手権大会・全国大会の甲子園球場バックスクリーン・フリーボードには、その啓発ポスターが放映されてきた（図9）。

野球に限らず、様々なスポーツ活動に伴う「運動中に水を飲むな！」という誤った常識をなくし、脱水や熱中症による重大事故を予防するために、国の行政機関と共に、こうした啓発事業を持続、発展させていくことが重要と考えている。

文献

（1）佐々田武ほか：両側性腓骨疲労骨折。災害医学 **9**：357-367, 1966
（2）武藤芳照：水泳の医学、14．陸上トレーニングによる骨・関節障害、一四一～一五六頁、ブックハウスエイチディ、一九八二
（3）武藤芳照、太田（福島）美穂、蒲田和芳：水泳プールでの飛び込みによる頚椎、頚髄損傷事故の発生原因と

予防対策。体育科学 **21**：101-115, 1993
(4) 武藤芳照：日本水泳連盟：1．水泳プールでの重大事故の実態。水泳プールでの重大事故を防ぐ、八〜二一頁、ブックハウスエイチディ、二〇〇七
(5) 井口成明、内田 良、加藤一晃ほか：中学・高等学校水泳部におけるスタート練習時の事故発生状況とその危険性についての考察。桐蔭スポーツ科学 **4**：15-20, 2021
(6) 武藤芳照、太田（福島）美穂ほか：プール飛び込み事故予防のための安全対策—プール構造と指導管理を中心に—。デサントスポーツ科学 vol. 18：14-28, 1997
(7) 日本水泳連盟：「スタートの段階指導」および「プール水深とスタートの高さに関するガイドライン」、二〇一九年三月
(8) Devas MB：Stress Fractures, Churchill Livingstone, 1975
(9) 武藤芳照、市原健一：疲労骨折。スポーツ整形外科学、中嶋寛之編、三〇〜四〇頁、南江堂、一九八七
(10) Hulkko A, et al：Stress Fractures of the lower leg. Scand J Sports Sci **9**：1-8, 1987
(11) 武藤芳照、伊藤晴夫、片山直樹：スポーツと疲労骨折、南江堂、一九九〇
(12) 太田美穂、武藤芳照：スポーツに伴う疲労骨折の社会心理学的要因。疲労骨折—スポーツに伴う疲労骨折の原因・診断・治療・予防—、武藤芳照編、一五一〜一五九頁、文光堂、一九九八
(13) 武藤芳照：図解スポーツ障害のメカニズムと予防のポイント、一〜二八頁、文光堂、一九九二
(14) 武藤芳照：スポーツ医学実践ナビ—スポーツ外傷・障害の予防とその対応、二一〜六頁、日本医事新報社、二〇〇九
(15) 武藤芳照、金子えり子、太田（福島）美穂：スポーツ障害に対するリハビリテーションの基本概念。スポーツ傷害のリハビリテーション（第2版）、山下敏彦、武藤芳照編、二〜九頁、金原出版、二〇一七
(16) Hunter DG：Priciples of rehabilitation. Sports Medicine Handbook, Hackney RG, Wallace WA（eds）, p453〜472, BMJ, 1999
(17) 武藤芳照、鹿倉二郎、小林寛和（編）：新スポーツトレーナーマニュアル、二〜三頁、南江堂、二〇一一

(18) 坂本ゆかり：身体運動時の水分摂取量に関する史的考察，昭和58年度東京大学大学院教育学研究科修士学位論文，1984
(19) 武藤芳照，太田美穂ほか：健康を支える水．保健医療科学 **56** (1)：2-8, 2007
(20) 武藤芳照：子どものスポーツ，八八～九六頁，東京大学出版会，1989
(21) 武藤芳照：水と健康・安全の手引き―水を通した健康増進の方法と障害・事故予防，平成二〇・二一・二二年度厚生労働科学研究費補助金（健康安全・危機管理対策総合研究事業）「水の摂取・利用が健康障害の予防及び健康増進効果に及ぼす影響について」研究報告書，一二一～一二五頁，二〇一一

【注】
〔一〕現　JCHO東京新宿メディカルセンター
〔二〕ジャンヌ・ダルクは，英仏百年戦争時に戦況不利だったフランス側に彗星のように現れてフランス軍を鼓舞した少女。後にイギリス軍に捕えられ，異端として処刑されたが，百年戦争終結後に復権裁判で無罪とされた（二〇世紀にはカトリック教会の聖人となった）。ガリレオ・ガリレイは，イタリアの自然科学者で，著作で説いた地動説に関連してカトリック教会の異端審問で有罪とされた。ガリレオの裁判をカトリック教会が誤りと認めて名誉が回復されたのは，裁判から約三五〇年後の一九九二年である。
〔三〕明治期の内務官僚で「駅伝競走」の命名者。
〔四〕オリンピックをテーマにした大河ドラマで，日本が初めて参加した一九一二（明治四五）年のストックホルムオリンピックから，第二次世界大戦で中止になった一九四〇（昭和一五）年の幻の東京オリンピックを経て，一九六四（昭和三九）年の東京オリンピックまでの約五〇年間の物語。
〔五〕二〇〇七年四月に発足（厚生労働省後援，事務局（株）水道産業新聞社）。
〔六〕現在は，医薬・生活衛生局内。

第3章　現場のためのスポーツ医学の応用

❷
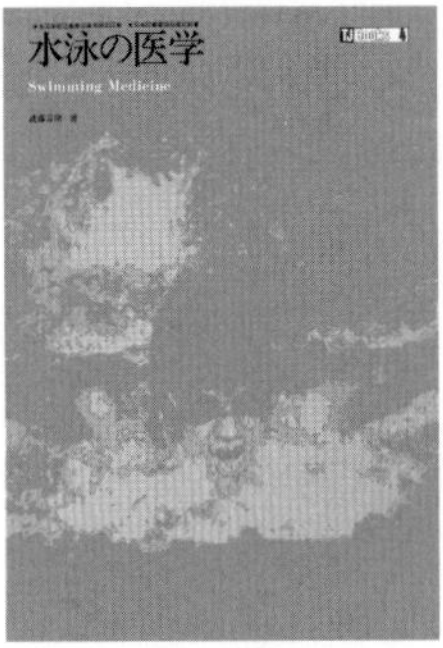

92
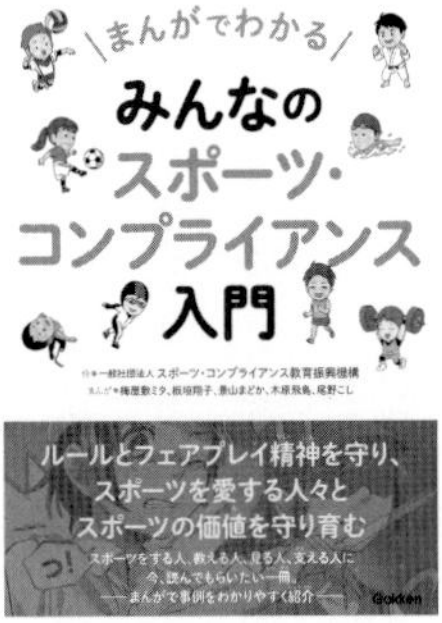

一．水泳の医学

(1) 水泳の医学的特性

筆者の本格的なスポーツ医学に関する最初の著作は『水泳の医学』[1]（一九八二年刊）であり、七年後には『水泳の医学Ⅱ』[2]（一九八九年刊）を上梓した。この二巻の書の目次・構成を列記したものが**表1**である。

元々は、月刊誌『トレーニング・ジャーナル』[一]に連載した19回分の「水泳の医学」（一九八〇年九月号〔No. 11〕～一九八二年五月号〔No. 31〕）に加筆修正して構成したものが第1巻[二]である。

連載第1回の「水泳の医学的特性」は、当時勤務していた東京厚生年金病院[三]の外科系当直室で、早朝から執筆を開始した。

表1に示したように、水泳実践の対象者は実に多様であり、水泳と医学との関わりの広さは、他のスポーツ競技と比較してもきわめて特徴的であり、群を抜いている。たとえば、サッカーは今や子どもから大人まで世代を問わず絶大な人気を誇るスポーツであるが、妊婦がサッカーをするなどは現実的にありえないし、健康にスポーツが良いからと言って、肥満者のランニング・ジョギングは推奨で

表1 『水泳の医学』,『水泳の医学Ⅱ』の目次・構成

水泳の医学	水泳の医学Ⅱ
1. 水泳の医学的特性	1. 年齢別・種目別指導方法の原理
2. 発育・発達に応じた水泳トレーニング	2. 競泳の高所トレーニング
3. 女子の水泳トレーニング	3. 疲労，オーバー・トレーニング，テーパリング
4. 乳幼児水泳の基礎理論	4. シンクロナイズド・スイミングの医科学
5. プールの衛生管理	5. 水泳と栄養・食事
6. 妊婦の水泳	6. 水泳とドーピング
7. ぜん息児の水泳	7. 水泳障害
8. 脳性マヒ児の水泳	8. チャンネル・スイマー（海峡横断泳者）の身体特性
9. 障害者スポーツとしての水泳	9. エアロビクスとしての水泳
10. 水泳選手の肩関節痛	10. 骨・関節疾患のための水泳
11. 飛び込みによる頚椎・頚髄損傷	11. ダイヴィング，水上スキー，サーフィンに伴う障害
12. 平泳ぎ膝と足関節痛	12. マスターズ水泳の医事管理
13. 水泳耳	13. 水泳のチーム・ドクター
14. 陸上トレーニングにおける骨・関節障害	14. 現場のためのスポーツ医学
15. でき水	
16. 水泳における救急処置	

きない。また、障害者のリハビリテーションやレクリエーション、あるいは競技スポーツとしても、水泳ほど適応性が広いスポーツ競技は他にはない。

これらの背景にあるものが水泳の医学的特性であり、だからこそ、その対象は広く、医学との緊密な連携が必要である。一方で学術的課題も多く、様々な社会的な取り組みにも結びつくのであろう。

『水泳の医学』に記載した水泳の医学的特性は、**表2**に示す七つである。振り返ってみると、本書の執筆時期における筆者の思考の方向性は、水泳の体育・スポーツ、教育・指導を主体としているととらえることができる。

今、水泳の医学的特性を改めて思索すると、まず、水泳が多様な身体特性（性別、年代、体力、運動能力、健康度、疾病・障害の有無等）

表2　水泳の7つの医学的特性

1.	学習しなければならない運動
2.	上肢を主体とした全身運動
3.	水を媒体とする運動（留意点） ①熱伝導率，②浮力，③水圧，④効率
4.	水平姿勢の運動
5.	一定区間の反復運動
6.	ケガや障害の少ない運動
7.	病気の治療や予防に応用できる運動

を有する人々が、それぞれの目的（競技、教育、レクリエーション、疾病・障害の予防・治療、リハビリテーション等）を持って、種々の水環境（プール、海、川、湖等）において実践することができる運動種目であることに端を発する。

その幅広さゆえに、医学・医療との関わりが実に広く、また深い。小児科、内科、眼科、耳鼻咽喉科、産婦人科、整形外科、皮膚科をはじめ、あらゆる診療科が密接に関係する医学的課題があり、また医学的意義がある。

しかし、これは水泳に限らず、いろいろなスポーツ競技においても同じである。それぞれのスポーツの医学的特性が何か、その特性と密接に結びつく医学的課題は何かという視点と意識を常に抱き続けることが、それぞれに特化したスポーツ医学の進化と広がりにつながるのである。

コラム

水泳コーチ出身のドクターより

鈴木　紅（東京都立墨東病院副院長）

大学に入学した後、私は母校の高校水泳部のボランティアコーチに熱中した。武藤芳照先生の著書『水泳の医学』を熟読し、学部選択は当時助教授であった先生の教育学部体育学研究室とした。そこで数々のご薫陶をいただき、卒業後医学部に再入学し、スポーツ医学の現場に飛び込んだ。武藤先生には継続的に目をかけていただき、水泳ナショナルチームのチームドクターや国際大会などのドーピング検査の現場も任せていただいた。

武藤先生に教えていただいたものは、情熱は人を変え世の中を変えること、「裏方に徹する」ことの大切さ、常に教育者の視点を忘れないこと、すべての方に尊敬と畏敬の念をもって接することなど。今は病院経営に携わる仕事ですが、教えていただいたものを大事に頑張っています。

スポーツ医学を志す方には、スポーツ医学は多様であることを知っていただければと思います。身体運動に関わって対象（患者やスポーツ選手、地域の人々など）があり、その対象への熱い思いがあり、医学に関連するサービスを提供できればスポーツ医学の実践となります。

あとは継続的にそれを実行していくために、個人レベル、組織レベルでのしくみが大事です。後者についてはスポーツ医学を実践する組織に属するのもよいですし、「ゆるやかなネットワーク」でつながっていくのもよいと思います。

皆さんがそれぞれのスポーツ医学を実践し、大成させることを願ってやみません。

(2) 泳げる人の「でき水」

水泳というスポーツの最大の特徴は、「水の中で行う」ということである。そして水の持つ物理学的特性（浮力、水圧、温度、抵抗、熱伝導率等）により、安全性が確保され、対象の多様性が生まれていると言っても過言ではない。

しかし、水の中で行うがゆえに水泳特有のスポーツ事故も発生する。その中でも最も深刻で重篤な事故ができ水事故である。厳密に言えば、「でき水」（near-drowning）とはおぼれた後、一定期間生存したもの、「でき死」（drowning）とは、水におぼれた後、一日以内に死亡したものと区分けされる[3]。

一般論として、泳げない人や泳ぎが未熟な人（特に子ども）が、プールや海、川、湖等でおぼれるのは理解できる。一方、「泳げる人がおぼれる」ことが、広く深く認識されていなかった時代が長かったために、適切な指導体制、監視、安全対策等が十分取られてこなかったとも考えられる。

泳げる人の「でき水」の発生要因・メカニズムを整理したものが表3である。この中で水泳の現場で最も注目すべきものは、「意識消失によるでき水[4]」である。

①耳からおぼれる（錐体内出血）

『水泳の医学』にも記載したが、「耳からおぼれる」とは東京都監察医務院・院長を務めた法医学者

表3　泳げる人のでき水の発生要因

1. 冷水刺激による反射
2. 飲酒
3. 胃の膨満
4. 恐怖感
5. 筋肉けいれん
6. 平衡失調
（鼻口部からの水による中耳部の出血を原因とするもの）
7. 意識消失
・水泳前の過呼吸によって誘発される呼吸促迫感のない酸素欠乏によるもの
・水の気管内吸引で起きる心臓抑制反射によるもの

（武藤芳照：水泳の医学Ⅱ，p130～140，ブックハウスエイチディ，1989より引用）

の上野正彦氏の主張する学説[5]である。

でき（溺）死例の解剖で中耳やその付近の錐体と呼ばれる部分に出血が認められることが多いことから、この出血は〝水泳中、呼吸運動と共に水が鼻腔部分より耳管に入り、中耳に圧力が加わったり、また外耳道より入った水で中耳に水圧が加わって起こるとされ、これらによって泳げる人も水中で平衡感覚を失い、沈みおぼれるという説であった。

しかし、この種の出血は、動物実験において他の原因で死亡したとき（一酸化炭素中毒、真空死、絞殺等）にも見られ、これは単に酸素欠乏を示すもので、かつ死亡するまでの時間が長い例で著明に出ることから、泳げる人がおぼれる直接的な原因というよりは、おぼれた結果の現象ととらえたほうが水泳の現場感覚と合致している。

②ノドからおぼれる（気管内吸引（吸水））

これは、山形大学医学部法医学教授を務めた、鈴木庸《つね》夫《お》氏が提唱した説[6]である。ゴールを目前に必死になっているときや激しい競争をしているときに、呼吸を素早く強く行おうとすることから起こる。

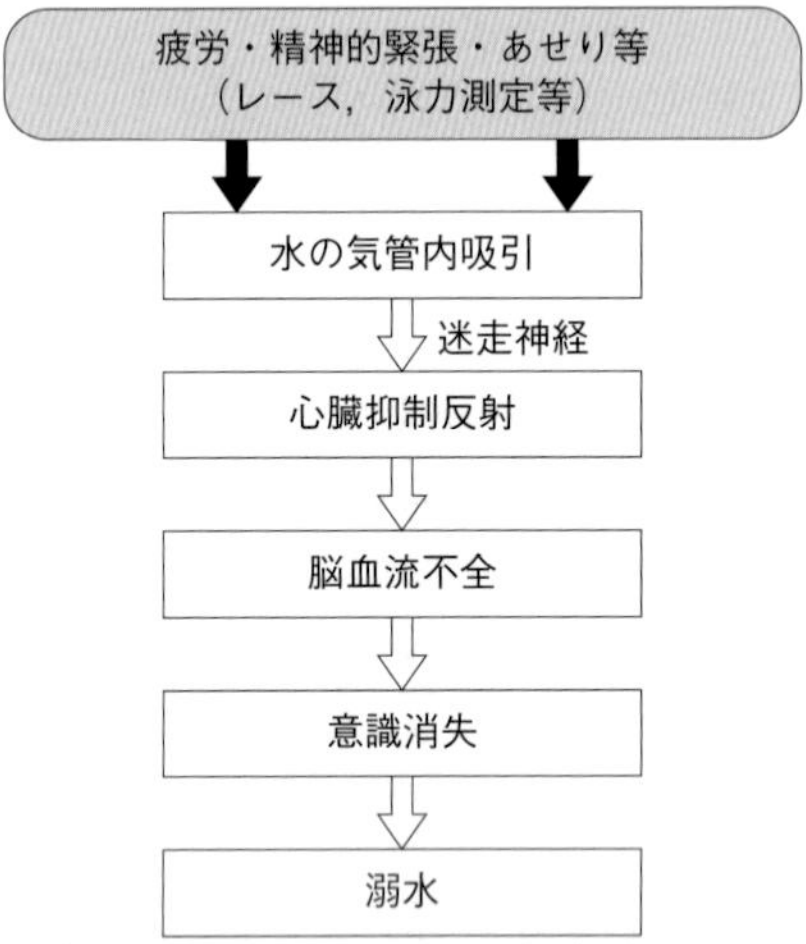

図１　気管内吸水によるでき（溺）水のメカニズム（鈴木庸夫説を著者が図にしたもの）
（武藤芳照：水泳の医学Ⅱ，p130〜140，ブックハウスエイチディ，1989より引用）

つまり、誤って水をノド（気管内）に吸引してしまい、迷走神経のうちの下咽頭神経ないし反回神経を介して、心臓抑制反射を起こし、急激な血圧下降、心拍数の低下をきたして脳血流が不足して意識障害を生じる。そして水中に沈み、その後、さらにあえいで呼吸運動をした結果、水を吸引し、おぼれるというメカニズムである（**図1**）。

地上での呼吸、たとえばランニングでは鼻から吸い口から吐くが、水泳では口から吸って鼻から吐く（水泳の初心者指導では、息継ぎのコツを覚えさせるために、よく「ブクブク・バー」と声を出させる）。地上とはまったく逆の呼吸方法で運動をするが、「ノドからおぼれる」は、初心者が口から空気を吸うはずのところを誤って水を吸ってしまうことで、でき水を起こすという説である。

このメカニズムは、水泳の現場感覚と合致しており、実際に第1回世界マスターズ水泳大会で発生した日本人のでき水事故の映像（八七頁参照）により、強く支持されることとなった。

③過呼吸でおぼれる（ノー・パニック症候群）

水中での息苦しさによるパニックや異常な兆候をまったく示さないで、急激に意識障害をきたす状況を「ノー・パニック症候群」と呼ぶ。これは一九八二年にStraussらによってまとめられた学説である。[7] 経験の長いダイバーの事例や通常のプール水泳では、水泳経験者が長く潜水しようとするときに起こしやすいと報告されている。[4]

原因としては、泳ぐ前に強く過呼吸を行い息をこらえて長く潜ることが考えられる。つまり、水中で息をこらえる時間を延ばそうと、潜水開始前に過呼吸を行うことにより、血中炭酸ガス濃度が下がる。水中での息こらえが続いているうちに、血中の酸素（O_2）は消費され、一方、炭酸ガス（CO_2）は蓄積する。通常ならば、炭酸ガスが一定レベルに蓄積すると警告サインとしての呼吸刺激を生じる。しかし、水泳前の過呼吸によって血中炭酸ガス濃度がすでに低下しているために、炭酸ガスが警告を発するレベルにまで蓄積する前に、低酸素症による意識消失が起きるというメカニズムである。

そのため、息苦しさによるパニック状態や呼吸促迫感（空気飢餓感）がなく、突然意識がなくなり（ブラックアウト）、次いで水の中であるにもかかわらず自発呼吸運動が起きて、でき水する結果となる。

泳げる人が潜水中にいつの間にか水底に沈んでいたというような事例がこれにあたるであろう。一般的にはなかなか想像が及ばないこのような複雑なメカニズムによって、水泳における最も特異的かつ重篤なでき水事故が起こるのである。

スポーツ医学の使命は、こうした事故を未然に防ぐための予防を図ることであり、このメカニズムを知り、教育・スポーツ現場において「泳げる人もおぼれる」という認識を広めていくことが大切である。

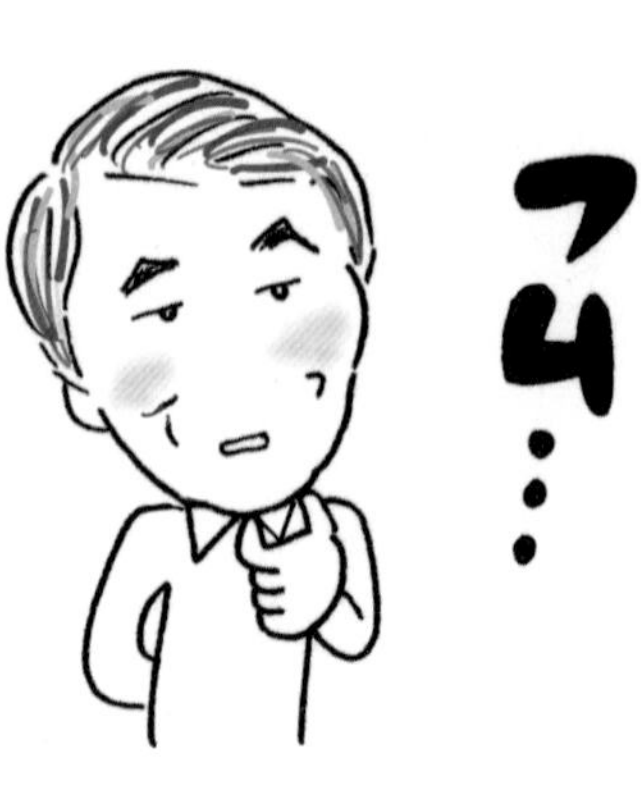

(3) マスターズ水泳キーワード9

一九八六年に東京・代々木オリンピックプールで、第1回世界マスターズ水泳大会が開催された。北村久寿雄[四]大会長から医事管理の依頼を受け、日本水泳連盟の医師たちで救護体制を整えた。大会初日、二〇〇m平泳ぎに出場した七六歳の日本人男性選手（中学生時代水泳選手）が、一三〇m付近で水没、呼吸停止・心停止に至り、競技役員たちがプールに着衣のまま飛び込んで救助し、プールサイドに運び上げ心肺蘇生法を行った。その後、救護担当医師に引き継ぎ、救急車で都内の総合病院（東京厚生年金病院[三]）に搬送され入院となったが、幸い軽い肺炎と診断され、1週間で退院し、居住地の北海道に無事に帰ることができた。

その男性スイマーは、「決して無理をしたのではなかった。さあスパートしようと思ったとたん、激しく水を飲み、その後、どうなったのかわからない」と語った。

この一連の経過を、NHKが報道用テレビカメラに映像として収録していた。さらに、その番組の担当レポーターは、当時の東大教育学部の筆者の研究室の大学院学生[五]であった。この二つの偶然（幸運）によって、その貴重な映像を入手することができ、それを関係者で何度も見直して、前述した気管内吸引によるでき水事故であることが判明した。これによって、学説「気管内吸引」が正しいことを確認すると共に、連続写真の形で記録化することができたことは真に幸いであった[8]。

この記録は、「泳げる人がおぼれる」経緯を映像で示す世界的にも貴重な資料となり、後に世界水

表4　マスターズ水泳キーワード9（日本マスターズ水泳協会，日本水泳連盟医・科学委員会，日本水泳ドクター会議）

マ	：マイペース　ゆうゆう大きな　ストローク
マス	：進んで受けよう　メディカルチェック
ター	：タイムより　楽しい水泳　健康づくり
ー（ア）	：頭を使って　泳ぎの工夫
ズ	：ずっと前の　若さと力　あてにせず
す	：睡眠　食欲　体調チェック
い	：いつもの練習　あってこそ　楽しいレース
え	：エイここで　退く勇気が　大人の選手
い	：いい笑顔　気力も充実　輝く高年

泳医学会議（一九九七年、スウェーデン・イェーテボリ）で筆者が講演を行った際に公表し、注目を浴びることとなる。「現場から学ぶ」、「事例から学ぶ」ということを改めて認識した貴重な体験であった。

この事故以後も、残念ながら国内外のマスターズ水泳大会では出場した日本人選手に、解離性大動脈瘤破裂、心筋梗塞、くも膜下出血による死亡事故やでき水事故等が発生した。こうした状況の中、北村久寿雄会長から、マスターズ水泳を健全に普及・振興するため、安全水泳を徹底する標語作成を依頼された。日本水泳連盟医・科学委員会および日本水泳ドクター会議の医師・研究者たち、さらには協力役員たちから案を出してもらい、それらをまとめて作成した事故予防のための標語が「マスターズ水泳キーワード9」[9][10]（表4）である。

いずれも重要な警句であるが、とりわけ「ずっと前の　若さと力　あてにせず」が軸であろう。

ずっと前の青春時代では、「あんなことも、こんなこともできた」といつまでも覚えているものである。しかし、人間の体力は、年齢を重ねると共に誰でも必ず衰えていく。意識だけは学生時代のつもりでも、若さと力は確実に衰えていることを自覚しなくてはならない。次第に、「できる」と思っていることと「実際にできる」ことのギャップは大きくなる。「昔取った杵柄《きねづか》」は通用しないこと、「河童の川流れ」にならないように予防に努めることへの願いがこの9つのキーワードに込められている。

この「マスターズ水泳キーワード9」は幸い好評で、現場にも受け入れられた。各大会のプログラムにも組み込まれ、開会式の選手宣誓の中においても「『マスターズ水泳キーワード9』の精神に則り…」等と引用されるようになった。

皆で作り上げた言葉の力により、関係者の事故予防を図り、安全を徹底する意識を高めた事例として、水泳関係者ばかりでなく、マスターズ・スポーツ（中高年者スポーツ）関係者全体の記録と記憶に留めるべき重要な活動となった。

(4)　日本水泳ドクター会議

ソウルオリンピックを前にした一九八八年六月、東京・赤坂の「ザ・フォーラム」において、日本水泳連盟の公式事業として、第1回日本水泳ドクター会議が開催された。過去に、日本水泳連盟の競技会、強化合宿、諸活動・行事等に参画した医師や水泳に興味・関心のある医師たちが出席し、日本

表5　日本水泳ドクター会議の概要

項目	内容
会員資格	水泳および水中運動に興味・関心があり，水泳・水中運動の現場を通じて，臨床医学，スポーツ医学，健康医学，リハビリテーション医学等の実践・教育・研究を行う医師もしくは歯科医師およびそれに準ずる者.
会員構成	整形外科医，内科医，外科医，耳鼻咽喉科医，眼科医，産婦人科医，小児科医，皮膚科医，精神科医，脳神経外科医，歯科医等，多領域にわたる.
会の特徴	スポーツドクターの認定資格の有無，専門領域などは一切問わず，あくまで水泳の現場を通して，情報・技術・経験の交換を行いつつ，人的交流を深め，水泳のスポーツ医学・健康医学ならびに広く医学全般の普及，発展を図る.
機関誌	水と健康医学研究会機関誌『水と健康医学研究会誌』（年1回以上）

水泳連盟・小林徳太郎専務理事、宮下充正理事／医・科学委員長が、開会の挨拶をされた。

本会議は、日本水泳連盟医・科学委員会医事部の連携組織として位置づけられ、表5に示すような組織概要で、発足後三〇年以上を経た現在も運営され続けている。筆者はこの会議で事務局長を二〇年務めた。

元々は、競技会における救護、ドーピング検査、チームドクター、コーチ研修会の講師等、水泳に関する様々な活動に参画している医師を、いわば「一本釣り」で誘い、順次その仲間や後輩たちを連れてきていただくなど、参加医師たちのつながりから徐々に人数を増やし、組織化していった。性、年代、地域、専門科、出身大学、医局、教室等を超えて集ってできたネットワークは、筆者がしばしば強調してきた「全国が医局」、「ムトウ（無党）派の組織」として和やかで幅広く面白い組織へと広がっていった。まさに「水魚の交わり」である。

活動としては、会議総会の他、現場での諸活動はもちろんのこと、「水泳医・科学シンポジウム」の開催、医学生への教育・啓発活動（「医学生のためのスポーツ医学セミナー」の開催等）、その他の教育・啓発冊子・図書発刊（『ドーピングってなに？　Q＆A』[11]）、『患者指導のための水と健康ハンドブック』[12]等）、水中担架「アクアキャリー®」[9]の開発等、実に様々であるが、今もなお継続して行っている。

「水泳ドクター」、「水泳の医学」を象徴するロゴマークは、**図2**に示すとおり、泳ぎの達者なアシカ（水泳選手のたとえ）でさえも、ときには浮き袋というサポート（医学サポート）が必要であるという理念が込められている。このロゴは、国際水泳連盟（FINA）の名にちなんで「フィナちゃん」の愛称で親しまれ、ポロシャツの胸、ウインドブレーカーの背中、ステッカー、冊子・書籍の表紙等に広く活用されてきた。

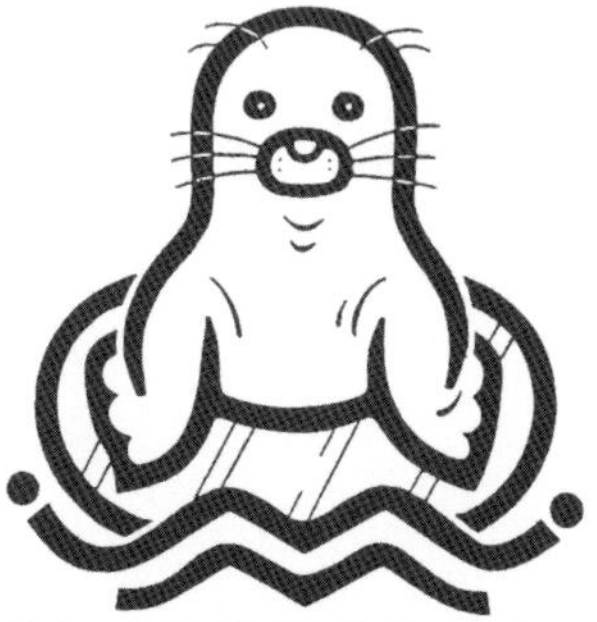

図2　水泳の医学サポートのロゴ「FINA ちゃん」

桐井聖司作．泳ぎの達者なアシカでさえも，時々は浮袋のサポートが必要（だから選手にも時々医学的サポートが必要）ということを表している．

水泳に限らず、スポーツ医学の組織・人脈の良いところ、魅力は、多様な人材が集うことである。スポーツの健全な発展のために、という同じ思いを抱く全国の医師たちとつながることは常に楽しみであり、視野が広がる効果もある。そしてその連携から、また新たな知恵や情報、事業、活動、人脈が生まれるという面白さもある。

振り返ってみると、筆者のスポーツ医学の活動や実績の多くは、この日本水泳ドクター会議が原点であり、ヒューマン・ネットワークの基盤となっていた。スポーツ医学を通した多様な人々との出会いの面白さがエネルギー源であったと思う。

コラム

水泳トレーナーの醍醐味

木村貞治（信州大学医学部保健学科理学療法学専攻教授）

私は一九八〇年代に東京厚生年金病院（現JCHO東京新宿メディカルセンター）のリハビリテーション室に理学療法士として勤務する傍ら、武藤芳照先生に水泳トレーナーのお話をいただき、シンクロナイズド・スイミング（アーティスティック・スイミング）選手の体力測定や体力トレーニングに関わるようになった。

その後、日本体育協会（現日本スポーツ協会）公認アスレティックトレーナーの資格を取得し、徐々に競泳を中心とした水泳日本代表選手団の国内外の合宿や大会にチームトレーナーとして帯同させていただくようになった。

競泳は、力学的支点のない水中で、全身を巧みに動かすことによって推進するという競技のため、筋

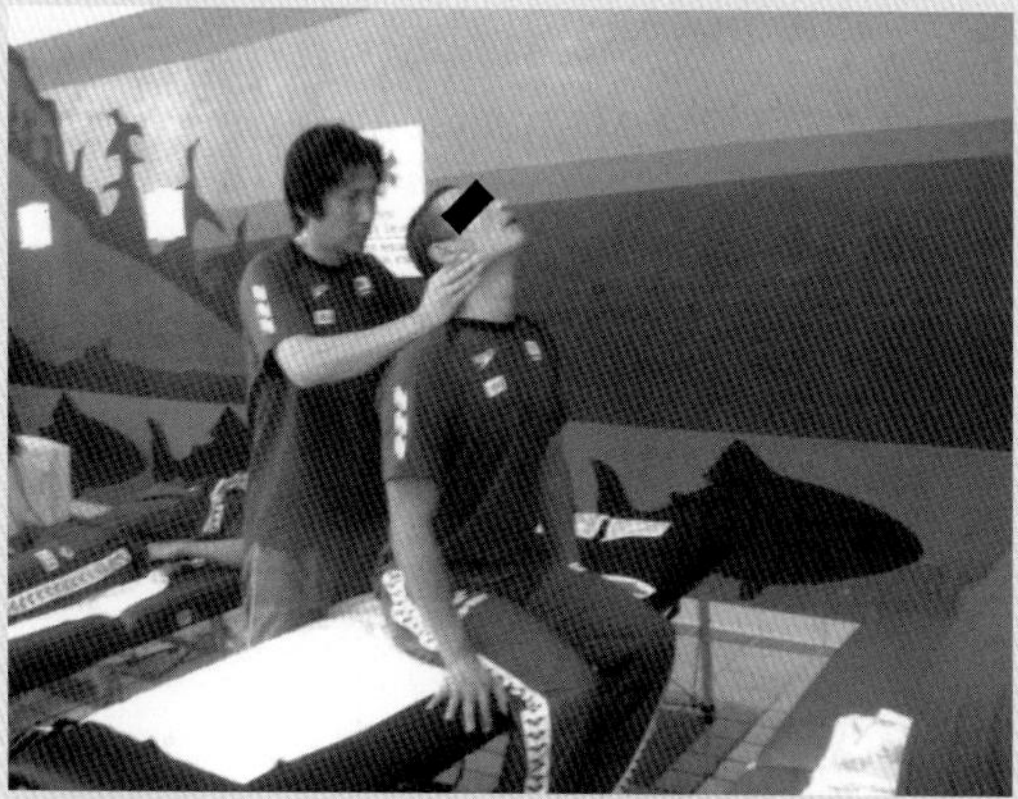

●2006年パンパシフィック水泳選手権（カナダ・ビクトリア）におけるトレーナー活動の場面

疲労や筋肉痛が生じやすい。そこで水泳トレーナーは、合宿や大会時において、監督、コーチ、チームドクターとともに綿密な情報交換を行いながら、個々の選手のケアや選手全体に対するドライランドトレーニングの指導などを行い、水泳肩などのスポーツ障害の予防とパフォーマンスの向上を目指して朝早くから夜遅くまで活動する。

　これまでの帯同経験を振り返ると、「選手やチームのために」という思いで活動していたつもりが、いざ帯同を終えてみると、むしろ自分自身がとても多くの学びや感動をいただく機会になっていることを強く感じる。

　このようなスポーツ現場におけるトレーナー活動は、あくまで黒子としての裏方の活動であって、F1レースのピットクルーのように衆目を集めることはない。しかし、監督、コーチ、シャペロン、チームドクターなどとの連携活動を通して個々の選手やチーム全体をサポートすることの醍醐味は、スポーツ医学を目指す方々にとっての大きな羅針盤になると思われる。

二．高地トレーニング

(1) 高地トレーニングとは

高地トレーニング（high altitude training）[13][14]とは、読んで字のごとく、高地で行うトレーニングのことであり、水泳競技や陸上競技等の選手が、目標とする大きな競技会の前に国内外で数週間以上行うことが一般的になっている。

「高地トレーニング」もしくは「高所トレーニング」とも呼ばれ、筆者もこれまでの著作の中では後者を用いていた。しかし、厳密な定義を見ると、「高地」は山のような比較的標高が高い場所のことを指し、国土地理院の主要自然地域名称図によれば、「起伏はさほど大きくないが、谷の発達が顕著であり、表面のおしなべて平坦な山地を特に高地という」とされている。

一方、「高所」は、はしごやビルの上のように、地面（床）から相対的に高い位置のことを指す。労働安全衛生法では、２m以上の高さで行う作業は「高所作業」（ビルの窓ふきやクレーン上での作業等）とされている。高い場所が苦手という精神状態は、「高地恐怖症」ではなく「高所恐怖症」と呼ばれる。

したがって、スポーツ医学の分野で使用するのであれば、「高地トレーニング」の言葉のほうがより適切であると考えられる。英語のaltitudeの単語には、「海抜」、「標高」という意味もあることから、海抜もしくは標高●●ｍの「高地」で行うトレーニングという表現が正しいであろう。一般的には、最大酸素摂取量が低下し始める標高一五〇〇ｍ以上の高地で行うトレーニングを「高地トレーニング」と呼ぶと理解している。

高地トレーニングが取り入れられるようになったのは、高地で気圧が下がることに伴う低酸素状態に対してからだが徐々に適応して酸素運搬能力が高まり、結果全身持久力の向上が得られるという原理が有効と考えられるためである。

一九六〇年、オリンピック・ローマ大会で、エチオピアのアジスアベバ（標高二五〇〇ｍ）の高地でトレーニングを積み上げてきたアベベ・ビキラ選手（一九三二～一九七三）が、マラソンを裸足で走破し、世界最高記録を樹立して金メダルを獲得したことから、高地トレーニングがにわかに注目されることとなった。また一九六四年のオリンピック東京大会開催を前にして、一九六八年のオリンピックのメキシコシティ（標高二三〇〇ｍ）での開催が決まっていたために、さらに関心が高まった。

ローマ大会に続き、東京オリンピックではアベベ選手が自己記録を３分以上も短縮してマラソンの連続優勝を飾ったことで、高地トレーニングは一層注目を浴びるようになった。日本体育協会〔六〕のスポーツ科学研究チームは、メキシコオリンピック対策の一環として様々な調査研究を実施し、その成果もあって君原健二選手の銀メダル獲得に結びついた。

近年では、マラソンの高橋尚子選手が米国・コロラドスプリングス（標高一八〇〇m）においてハードな高地トレーニングを実施して、二〇〇〇年のシドニーオリンピックの金メダル獲得に結実させた。また競泳の北島康介選手も、大会前にしばしば高地トレーニングを実施して、二〇〇四年アテネオリンピック、二〇〇八年北京オリンピックで、平泳ぎ一〇〇m・二〇〇m共に2大会連続の金メダル獲得という偉業を達成した。

筆者は、一九八三年一一月、日本水泳連盟ナショナルチームドクターとして長野県高峰高原（小諸市、標高二〇〇〇m）で行った、競泳選手の陸上トレーニングの高地合宿をはじめとして、メキシコシティ（標高二三〇〇m）での高地トレーニング2回（一九八三年一二月～一九八四年一月、および一九八四年七月）と、計3回帯同経験がある。

とりわけロサンゼルスオリンピック前、一九八四年にメキシコシティで行われた高地合宿は、直後のオリンピックでの成績不振や選手の大麻事件とも相まって、様々な苦い思い出がある。

しかし振り返って冷静に分析すると、水泳の高地トレーニングにおいては、選手の健康状態が良好に保たれて質の高いトレーニングが円滑に行われるのであれば、平地で開催される競技の中でも二〇〇m以上の中・長距離種目では、競技成績を向上できる可能性が高い。ただし、選手全員にあてはまることはなく、きわめて個人差が大きいという一定の結論も得た。

以後、高地トレーニングの実践経験とスポーツ科学研究が積み重ねられた結果、当初は陸上競技のマラソンや水泳の中・長距離種目等、主に有酸素性作業能力が重視される競技に有効とされていたものが、短距離選手に必要とされる無酸素性作業能力（筋機能）の向上にも効果があることが次第に明らかにされてきた。

さらには、目標とする競技大会の前に高地に数週間滞在し、そこでトレーニングを積み上げ、大会の何日か前に下山して、平地で競技大会に臨むというパターンが固定化していたが、高地に短期間（一～一〇日間）滞在して平地に降りて訓練し（一週間～一ヵ月程度）、また高地滞在してトレーニングをすることを繰り返す「インターバル型高地トレーニング」や、高地に滞在はするが、トレーニングは平地（標高一二五〇m以下）で行う「高地滞在＋平地トレーニング」という手法も取り入れられるようになった。つまり、年間での強化トレーニング計画の中で、多様な形の高地トレーニングが行われるように進化していったと考えられる。

コラム

スポーツと医学の架け橋を目指して―変わらぬ思い

渡部厚一（筑波大学体育系准教授）

スポーツ医学を志したきっかけは一九八八年のソウル五輪で、幸運にも武藤芳照先生のもとで体育学生として水泳日本代表合宿に同行し、同年代の選手たちと交流する機会を得たことだった。コーチや選手から「体育やスポーツのわかる医者になってほしい」との言葉をもらい、地域や大学、診療科の枠を超え、スポーツを通じて医療を語り合う先輩スポーツ医の姿に魅せられて決心した。

以降、スポーツが持つ遊びやゲーム、競技性をいかに医療と結びつけるかという視点からスポーツ医学の発展を考えてきた。つまり、無機的な病室でダンベルを用いた筋トレから、同じ苦しみを持つ患者同士がゲームを楽しみながら前向きに競って体力を養うスタイルに置き換えられないか、と。残念ながら実験ベースの研究成果はスポーツ実践には役立たず、三〇年がたった今もほとんど解決できていない。

トップアスリートにも数々の健康支援をしてきた。しかし、日本代表をサポートしたとしても奢るべきではない。称賛すべきはアスリートの努力であり、スポーツ医はごくわずかな手助けをしたにすぎない。そもそもスポーツでは、最下位であれ参加してくれるアスリートがいるからこそメダリストが生まれ、相手がいなければメダリストは最下位にもなる。スポーツ医学は特定のものが「勝つ」ためではなく、アスリート全員が「ベストパフォーマンス」を発揮できるためにある。だから競技会場で見守り、相手チームにけが人が出ても診察する。

こうしたスポーツ医学の発展にはより幅広い視野が必要である。そこで様々な視点から事象を眺められる内科（呼吸器）を選択したが、この選択は今でもまちがいではなかったと思っている。

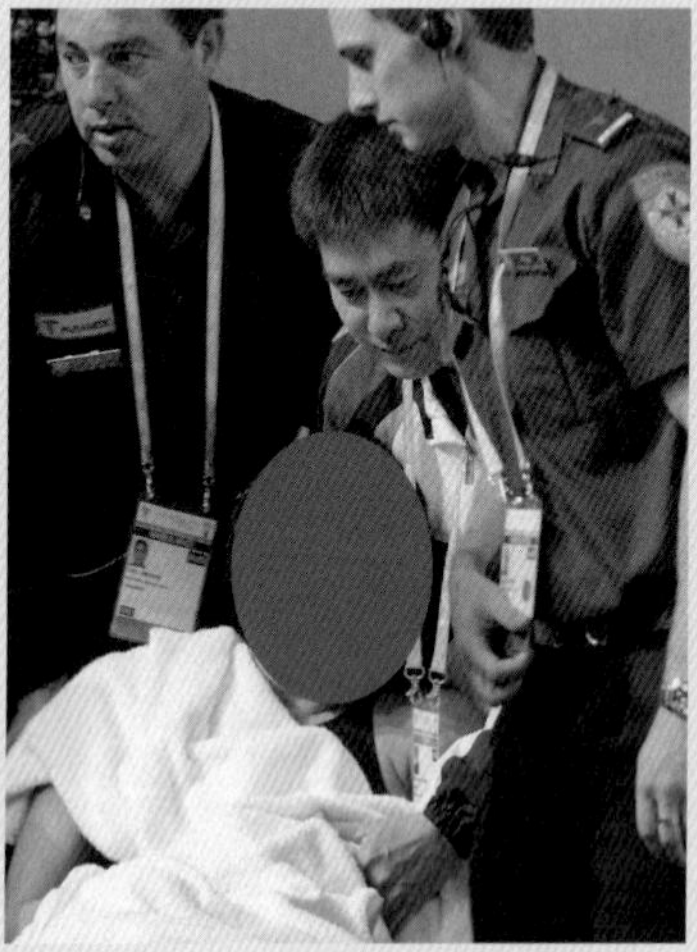

●2007年3月の世界水泳オーストラリア大会で競技後に倒れ込んだ選手を手当てする筆者（共同通信社）
原因は過呼吸で，ストレスや過度の緊張がもたらしたと考えられた．

(2)　日本初の高地トレーニングプール（GMOアスリーツパーク湯の丸）

筆者と長野県東御《とうみ》市[七]との交流は長い。元々は日本財団の事業である21世紀型の特別養護老人施設「ケアポートみまき」の建設（一九九五年）に伴い、その施設に隣接する健康増進のための温水プールを設立するという仕事に関わったのが始まりである（第６章、二〇六頁参照）。そのご縁から、以来、四半世紀にわたって連携・協力関係が形成・維持され、二〇一九年一〇月に同市内の湯の丸高原に日本で初めての高地トレーニング屋内温水プール（五〇m×8レーン／標高一七三五m）が竣工した。

湯の丸高原周辺の東信州地域は、小諸市、佐久市、上田市にすでに陸上競技施設やラグビー場等のスポーツ施設が整備されており、競技会、合宿で全国から選手たちが集うことで知られていた。

標高の高い地域を活用した、そのような実績と施設づくりを基盤に、「湯の丸に高地プールを！」、「湯の丸、日の丸、真田丸」[八]を合言葉に掲げて、二〇一三年より七年間、日本水泳連盟（鈴木大地会長、当時）や、近隣市、長野県とも連携して、高地プール建設実現に向けて様々な活動を展開した。

筆者はそのプロジェクト・チームの架け橋的な役割を果たし、皆の知恵と力と人脈を最大限に活かしつつ、身の丈に合った高地プールづくりに向けて力を尽くした。一方、目指すは世界の高地トレーニング施設（図３）や国内の高地トレーニング施設[14]（表６）に勝るとも劣らない機能であった。

日本で高地プールをつくるのは初めてということもあり、種々の困難な事態が次々と発生したが、

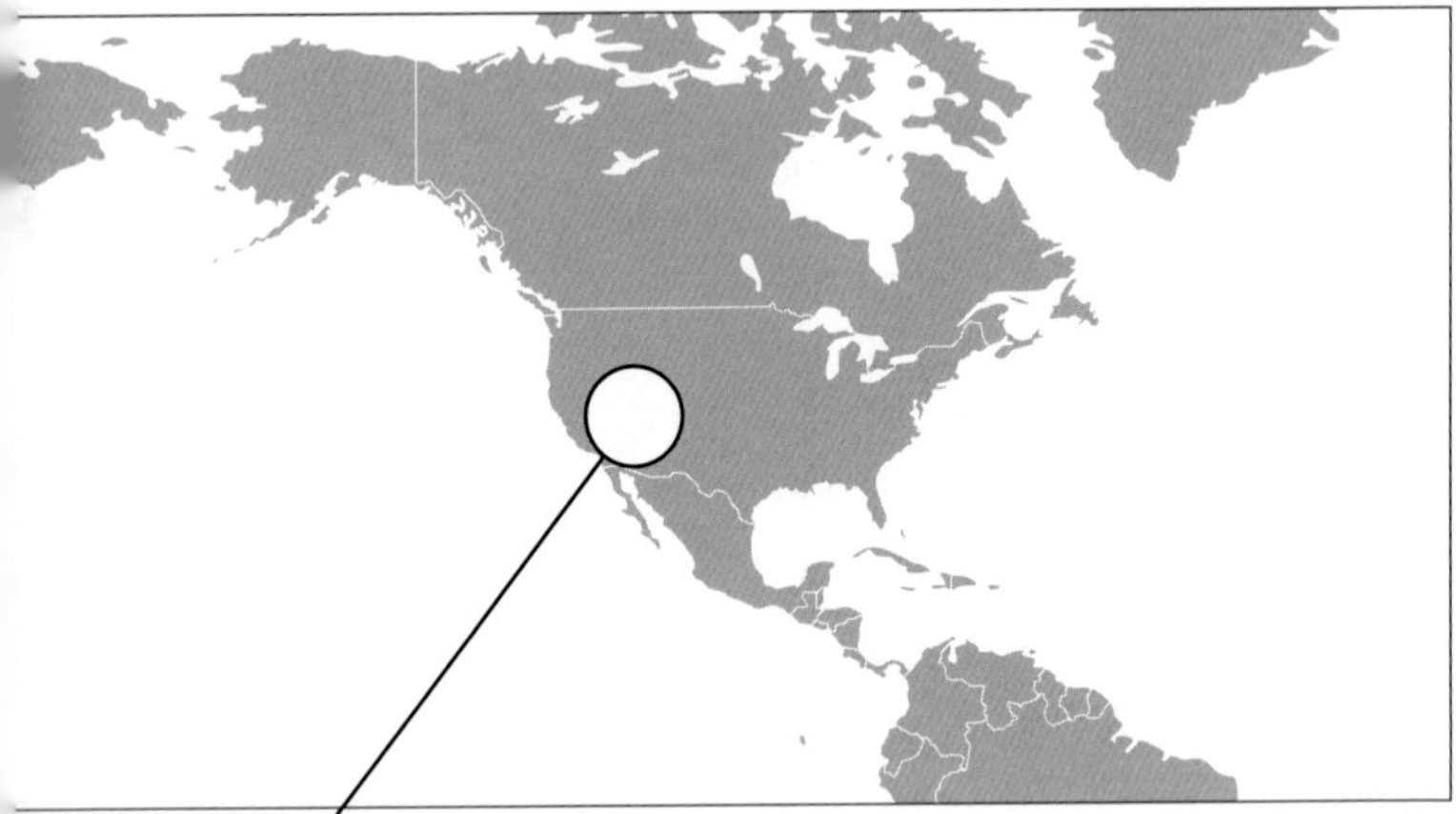

米国内

A. フラッグスタッフ（アリゾナ州/2,100m/フェニックスから 230km）
B. コロラドスプリングス（コロラド州/1,800m/同市内）
C. ボールダー（コロラド州/2,743m/デンバーから 70km）
D. アルバカーキ（ニューメキシコ州/1,900m/同市内から 7km）

東御市の花岡利夫市長をはじめ、田丸基廣副市長、岡田真平氏（身体教育医学研究所所長）、青木剛氏（現日本水泳連盟会長）以下、役員諸氏、数多くの方々の力が結集して、二〇一九年一〇月の竣工に至った。スポーツ医学を基盤とした、大きな意義のあるスポーツ施設づくりであった。

実際にそのプールを利用した水泳のトップ選手・コーチらからは、「国内に高地プールがあるのは大きい」（瀬戸大也選手）、「時差もないし、食事も普段食べているものが出てきて充実している」（小関也朱篤選手）、「日本なので何も心配することなく食事ができるのが良い」（大橋悠依選手）、「選手たちにとって非常に使いやすい環境」

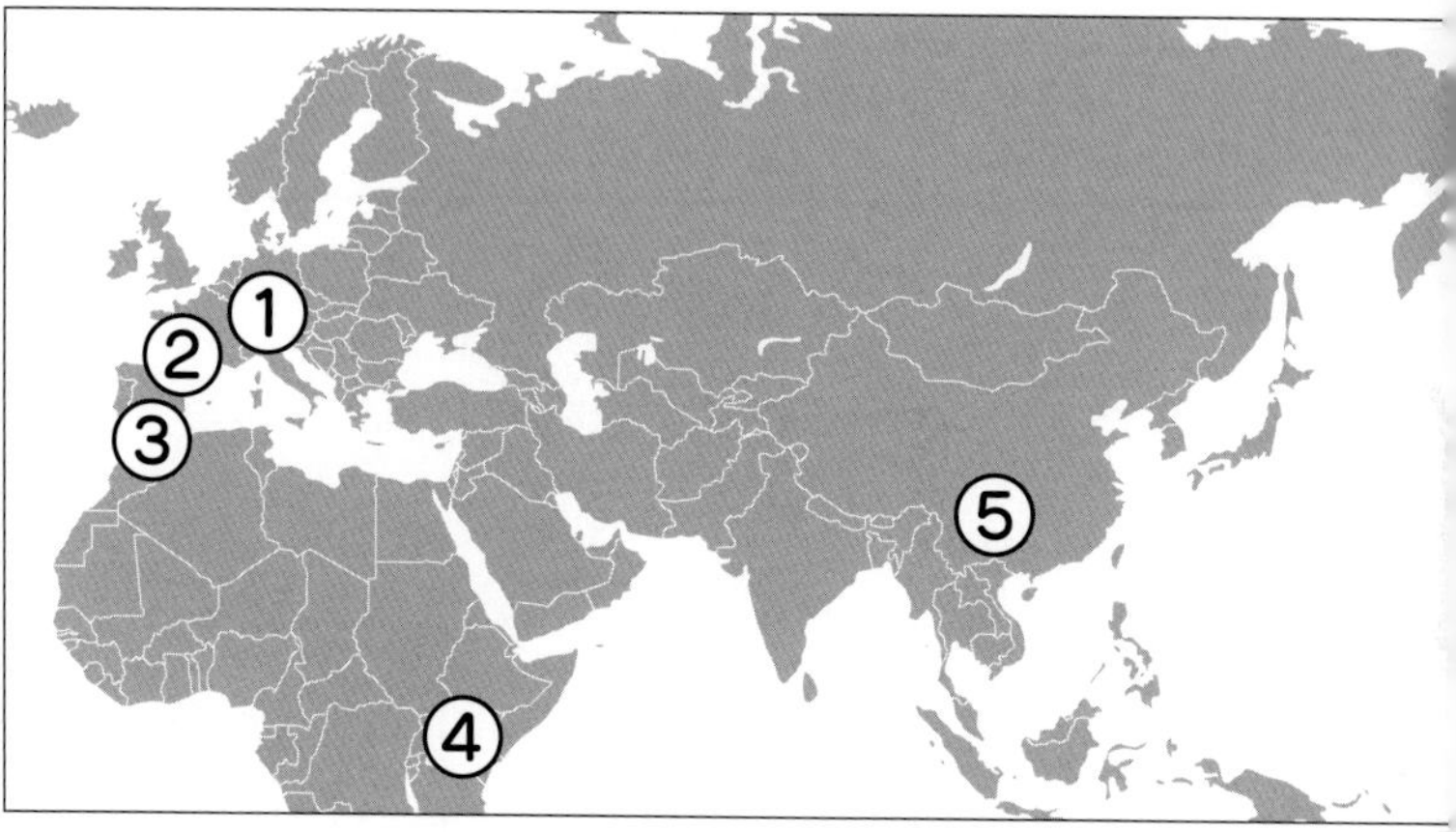

① サンモリッツ(スイス/1,822m/チューリッヒから 190km)
② フォントロミュー(フランス/1,850m/スペイン・バルセロナから 113km)
③ シエラ・ネバダ(スペイン/2,320m/グラナダから 55km)
④ イテン(ケニア/2,377m/ナイロビから 320km)
⑤ 昆明(中国 雲南省/1,981m/上海経由でフライト 11 時間)

図3　主な世界の高地トレーニング施設
（身体教育医学研究所：高地トレーニングってなに？，長野県東御市，2020 より引用）

（平井伯昌コーチ）等のうれしい感想が寄せられている。今後ますます高地プールが活用されると共に、湯の丸での高地トレーニングの成果が実際に挙げられることを期待している。

(3) 高地トレーニングの医事管理

高地では、密封されたお菓子の袋がパンパンに膨らむ、缶入りの飲料のフタを開けた途端に中身が噴き出す、ごはんを炊いても米に芯が残る（水の沸点が低くなるため十分に加熱できない）等、日常生活上のいろいろな現象でもその環境の違いを知ることになる。

高地は当然ながら山の環境である。

表6　国内における高地トレーニング施設

蔵王坊平	（山形県）	ランニング/標高 1,000 m
妙高高原	（新潟県）	ランニング/標高 1,300 m
		（1,500 m）
飛騨御嶽	（岐阜県）	ランニング/標高 1,700 m
GMO アスリーツパーク湯の丸（長野県）		ランニング，スイミング/標高 1,735 m

（身体教育医学研究所：高地トレーニングってなに？，長野県東御市，2020 より引用）

空気中の酸素の濃度が低いばかりでなく、湿度も低く乾燥しているためにノドを痛めやすい。また、平地以上に水分の失われる割合が大きいので、水分摂取に心がける必要がある。

高地に到着して間もない時期は、特に夜間睡眠中に何度も目を覚ましやすく、睡眠不足に陥りやすい。筆者もかつてメキシコシティでの高地合宿の当初、夜中に夢ばかり見て、度々目を覚まし、睡眠不足の日々が続いたことをよく覚えている。現地到着後の最初の3〜5日間は、トレーニングの質と量を工夫して、いつも以上に蓄積疲労を残さないような配慮が必要であり、また、短時間でもいいので昼寝をうまく取り入れることも有効であろう。

高地トレーニングの主な目的は酸素運搬能力を高めることであるが、その機能の中心となるものが赤血球の中で酸素と結合する役割を持つヘモグロビン（血色素）である。そのヘモグロビンの主要成分が鉄であるため、鉄欠乏性貧血をきたしている（特に女子選手）場合には、高地トレーニングの効果が現れにくいばかりでなく、貧血状態で過酷なトレーニングを課すことになるので体調を崩すリスクがある。

したがって、参加選手は高地トレーニングの前に全員健康診断を受け、心肺機能が正常であること、血液検査で貧血がないこと（赤血球数やヘモグロ

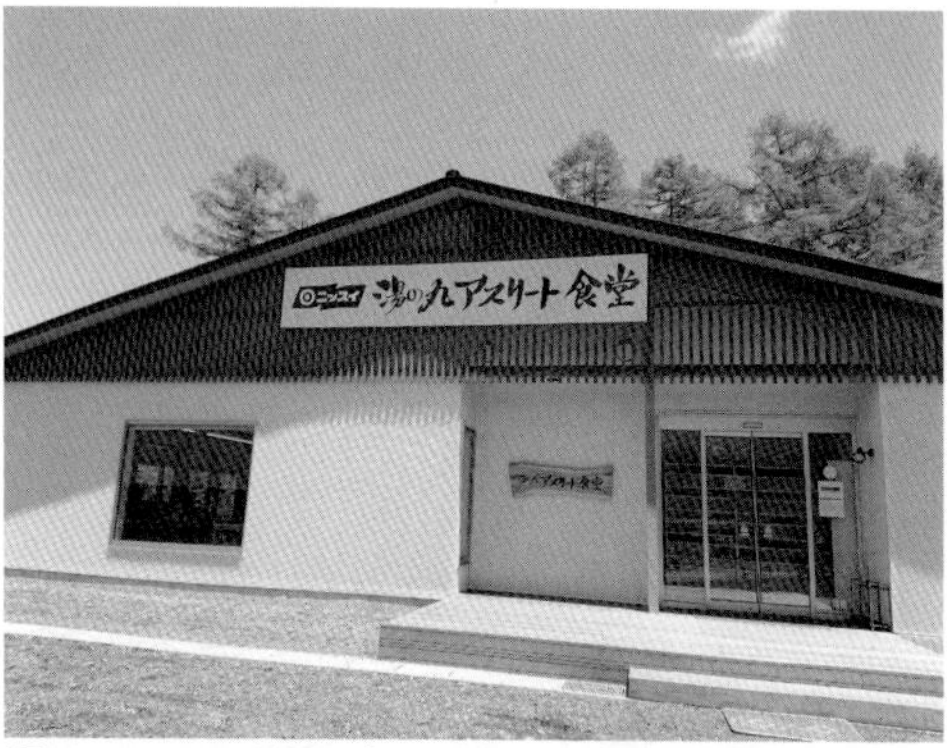

図4　ニッスイ湯の丸アスリート食堂（標高1,740 m，長野県東御市）

高地合宿での栄養バランスの良い安心できる食事は選手の活力の源である．

ビン値が正常である）、貯蔵鉄が十分にあること（血中のフェリチンの値が正常である）等を点検して確認しておく必要がある。

また、トレーニング中は練習に伴う全身疲労、局所の疲労や痛みが生ずることもあるので、それらを蓄積させない、悪化させないためにリラクセーションのための入浴の励行やマッサージの実施は大変有効である。よって、高地合宿にはスポーツトレーナーに同行してもらうことは、選手たちにとっての心身のリラクセーションにつながると共に、トレーニング効果を高めるためにも必要であろう。

バランスの良い食事で十分な栄養を摂取することも重要である（図4）。

繰り返しとなるが、高地トレーニングは通常とは異なる自然環境（気圧が低く、空気中の酸素濃度が低い環境）に滞在してトレーニングを行うため、普段以上の競技力向上の効果が得られる一方、いつも以上に疾患・障害、事故といった負の側面が現れることもある。

実は、過去に高地トレーニング中に死亡事故が発生している。二〇〇六年に中国・雲南省・昆明（標高一九八一m）で実施された高地合宿のトレーニング中に、日本の大学競泳選手が水泳プールで潜水を取り入れた練習をした後に死亡するという事故が起こっている。

二〇一二年には、北京オリンピック（二〇〇八年）で競泳・平泳ぎで銀メダルを獲得したノルウェーのアレクサンドル・ダーレ・オーエン選手がアメリカ・アリゾナ州フラッグスタッフ（標高二一〇〇m）の合宿先のホテル浴室で倒れているところを発見され、死亡した事故があった。心臓の冠動脈の疾患によると公表された。

いずれも高地トレーニングとの因果関係は明確には示されていないが、水泳の高地トレーニングの合宿中に2件の死亡事故が発生したことは厳然たる事実である。高地合宿では、コーチや役員はそうしたリスクを常に意識しながら、各選手の健康管理と日常生活上での顔色、表情、しぐさ、言葉の変化等に敏感でなければならない。

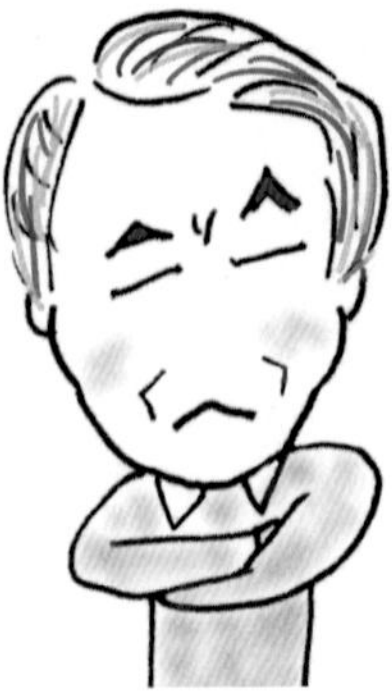

コラム

スポーツドクターは温かい

柴田茂守（晴海台クリニック院長）

スポーツドクターになって約二五年ほどになる。医者はそもそも変わり者が多いが、スポーツドクターはさらにひどい。でも皆、共通して温かい。

代表は言わずと知れた「武藤芳照」先生。先生との出会いは学生時代にさかのぼる。学生の私が人生についてグチグチと悩んでいた夏、ほとんどアポなしで東大教授室に訪ねて行った。そんな無礼者の相手をしてくれた。内容は忘れてしまったが、夜の会合にも参加させてもらった。

そこでも変わり者を見つけた。前出のコラムを書かれている学生時代の「渡部厚一」先生。何が変わっていたかと言うと、アポなし初対面の田舎者を、練馬の実家に泊めてくれた。温かかった。驚いたお母様の顔を鮮明に覚えている。

その夏出会った多くの方々からの刺激で、私は田舎でスポーツドクターをすることに決めた。

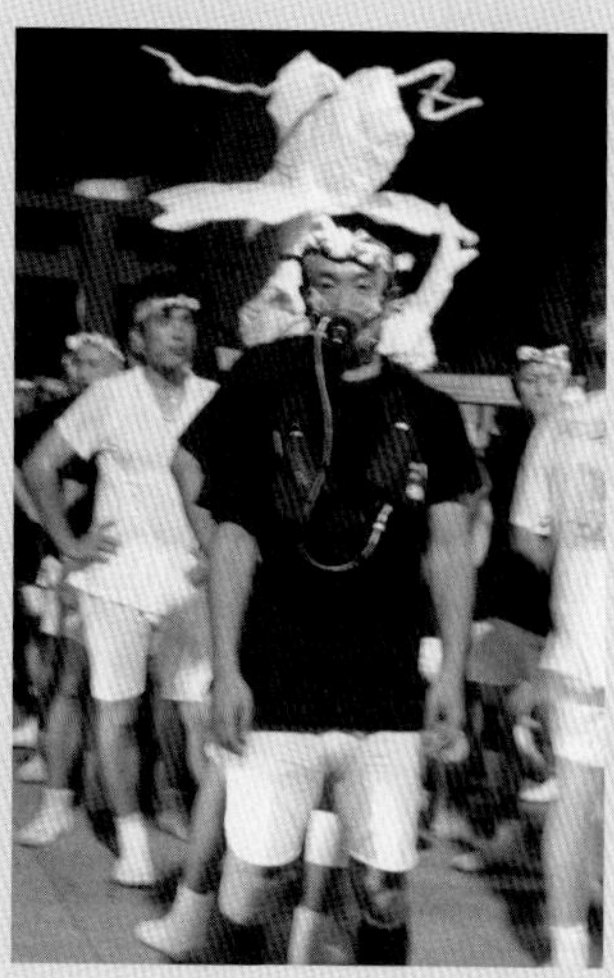

●スポーツドクターには変わり者が多い？
筆者が伝統の祭「長崎くんち」に参加して最大酸素摂取量を測定しているところ（スポーツドクターとしての研究ですよ！）.

最近、当院の場所を説明するのに長崎県にある世界遺産の「軍艦島」を使う。軍艦島と沈むオレンジ色の夕日を眺めることのできる、西の果てに当院はある。

「そんな田舎でスポーツドクターなど不要では?」と思われる方が多いだろう。私も学生のときはそう思っていた。目指すはオリンピック帯同ドクター。トップアスリートのために、日本のために。

でも今は西の果てで、使命を感じている。スポーツは一握りのトップアスリートのためのものではない、上手も下手も関係ない、スポーツを愛するすべての人のためにある。私の役目は、そのスポーツを愛する人を正しい知識で守り、正しい方向へ導くことである。

「整形外科医でなければスポーツドクターは務まらないのか?」そんなことはない。私は循環器内科医である。

「都会でなければスポーツドクターは役に立たないのか?」そんなことはない。私は日本の端にいる。学生時代から現在まで多くの方々と交わり刺激を受けて今がある。

スポーツドクターはおもしろい、そして温かい。これからも日本の端で、悩みながら進み続ける。

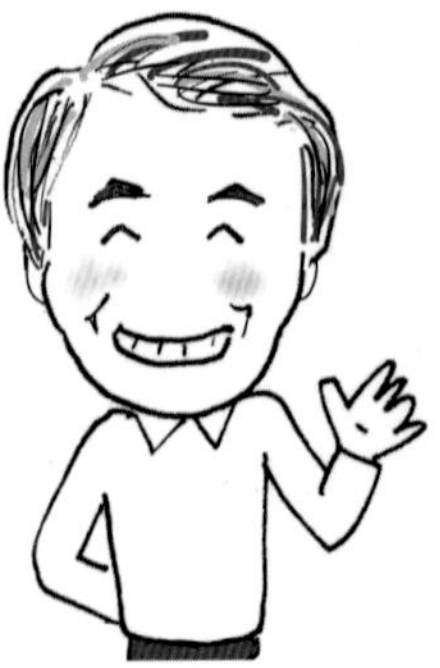

三．スポーツ・コンプライアンス教育

(1) スポーツが健康であるように

一九八六年春、東京大学第65回公開講座「スポーツ」が大講堂（通称：安田講堂）で開催され、筆者は「子どもとスポーツ」の講義を担当した。企画委員長を務めたのは、当時の松尾浩也法学部長[九]であり、開講式の挨拶の中で「ものごとはすべて明暗二相を伴う[15]」と、スポーツの本質を簡潔明瞭に語られたのを印象深く記憶している。

物事には明るく良いところ、光の当たるところがある一方、暗く悪いところ、影の差すところもある。コインにも裏と表がある。明暗、表裏、そして光と影は相反するものではあるが、分かちがたいものなのかもしれない[16]。

スポーツは、心身の健全な成長・発達を促し、かけがえのない師や友、仲間との出会いを生み出し、一人ひとりの人生を豊かにしてくれる素晴らしい文化の一つである。筆者自身、来し方を振り返れば、スポーツを通した様々な経験と出会った人々との交流と活動が人間的成長を促し、人生を豊かにしてくれた。そして、スポーツ医学の道を歩み続けて今に至っていることからも、スポーツから多大な恩

恵を被っていることはまちがいない。

しかし、スポーツにも暗や影はある。それはルールやフェアプレイ精神を守らない理不尽な行為や社会規則・法律に違反する行為等により、他者のからだと心を傷つけ、人格と人権を傷つけ、スポーツそのものを傷つける卑怯・卑劣な行為（コンプライアンス違反事案）であり、近年多発している。こうした事態が放置されれば、同様の事例が蔓延し、スポーツの価値と力が損なわれ、スポーツをする人、見る人、支える人々の信頼と誇りと喜びを失わせてしまうことになる。

「予防に勝る治療はない」という言葉のとおり、スポーツ医学の最も重要な役割は、起こりうる外傷・障害、重大事故を予防することである。様々なコンプライアンス違反事案やカバナンス（組織統治）の欠如に伴う事案についても同様である。スポーツにおける問題発生を事前に防止し、健全なスポーツの普及・振興のためにスポーツ・コンプライアンスの教育に努めることも、スポーツ医学の重要な社会的使命と考えられる。

いわば「スポーツが健康であるように」という基本理念である。

(2)　スポーツ界のひずみ―体罰・暴力・ハラスメントなど

①体罰

体罰とは、厚生労働省指針素案（二〇一九年一二月）では、「子どもの身体に苦痛や不快感を引き起こす行為（罰）」と定義されている。

子どものスポーツの現場、具体的には地域のスポーツ・クラブ、中学・高校および大学の運動部活動の現場等では、指導者・コーチらが「指導の一環」という理由で、食事抜き、炎天下での起立、罰ラン、いわゆる「千本ノック」、「特打ち」、ケツバット等を子どもたちに強要する体罰がいまだに行われている。

これだけ、社会全体でコンプライアンスが大切、暴力をなくそうと伝え続けているにもかかわらず、現在でも「高校生部員全員をグラウンドで約二〇分間正座させる」などの体罰が平然と指導の名のもとに行われている実態がある。

②暴力

「愛のムチ」、「かわいがり」の言葉のもと、指導者・コーチらによる様々な暴力も後を絶たない。ビンタ（平手打ち）、殴る、叩く（竹刀、デッキブラシ、バット、金属の棒、瓶、傘等）蹴る（足蹴り、膝蹴り、跳び蹴り等）、胸ぐらをつかむ、頭部を足で踏みつける、女子選手の髪の毛を引っ張る、壁に頭を打ち付ける等、まるで昔の軍隊か暴力団における私的制裁（リンチ）まがいの暴力が行われている。これらが事件として発覚すると「暴力という意識はなかったが、行き過ぎた指導だった」等と、釈明にもならない理由でごまかす指導者は少なくない。

ごく最近（二〇二〇年九月）でも、中学校の運動部の顧問がわずかな理由で腹を立て、柔道の投げ技・寝技により生徒の胸椎骨折をきたし、傷害容疑で逮捕された事件が発生している。指導、教育の名に値しない「暴行」というべき行為で、結果、「傷害」をきたした。スポーツによる健全な心身育成とは対極的な状況であり、スポーツの名を借りた暴力劇場ともいうべき非人間的な光景を生み出した。

③ハラスメント

厚生労働省の職場でのパワー・ハラスメント（パワハラ）の定義（二〇一八年一一月）をスポーツ界でのパワハラに適用すれば、「指導者／選手や先輩／後輩との間の立場上の優位性を背景に、スポーツ指導の適正な範囲を超えて、精神的、身体的な苦痛を与える行為またはスポーツ活動の環境を悪化させる行為」となる。当然、パワハラを受けた選手、部員等の心は深く傷つけられ、人格は否定され、スポーツへの意欲も損なわれる結果を生む。

セクシュアル・ハラスメント（セクハラ）は、一般的には男性から女性への場合（たとえば、練習中に男性コーチが必要もないのに女子選手の肩、腰、太もも等に接触する等）が多いが、近年は女性から男性へ、男性から男性への事例も報告されている。

アルコール・ハラスメント（アルハラ）は、アルコール飲料に絡む嫌がらせであり、明らかな人権侵害であると共に、時には急性アルコール中毒をきたして命をも奪う悲惨な結果をもたらすことがある。特に大学での運動部やサークルでのコンパ、飲み会で発生することが多く、「□□大学　△△サークル」と称してスポーツ活動を主体としているかのように見せかけているが、実は主たる活動は飲み会や合同コンパであり、飲酒の強要や「イッキ飲み」が常態化し、結果、急性アルコール中毒による死亡事故を発生させてしまう事例が目立つ。

近年、新たなハラスメントとしては、暴力は振るわず、言葉や態度（陰口、無視、仲間外れ、冷笑、SNSでの誹謗中傷等）で、あるいはSNSを利用して嫌がらせをし、いじめるパターンの多様化が注目され、モラル・ハラスメント（モラハラ）と呼ばれる。こうした陰湿、陰険ないじめや嫌がらせの連続により、耐えきれずに自殺を図った運動部高校生の事例（二〇一八年一一月）もある。

(3)　ドーピング

ドーピングは、薬物等を用いて不正に競技力を高める行為であるが、その他にも検査をごまかしたり拒絶・妨害する行為も含まれる。

ドーピング検査は、真面目に練習やトレーニングに励み、懸命に競技に臨んでいる選手たちの権利と立場を守るために行われる。ズルをした選手が勝利・成功し、正直者（クリーンな選手）がバカを見るスポーツであってはならない。

ドーピング検査が、「スポーツの健康診断〔一〇〕」と言われる所以《ゆえん》であり、スポーツの健全さと価値を守るために大切な手続きである。

昨今は、社会全体でサプリメントに依存する傾向が強くなっているが、スポーツ界でもドーピング禁止物質が含まれているサプリメントを知らずに使用したり、治療のために用いたジェネリック（後発）医薬品の中に禁止物質が混入していたり、あるいはある特定地域において食肉の肥育目的で禁止物質が使用されていて、その食肉を摂取してしまうという、これまでとは違ったパターンのドーピング事案が現れている。

また、「パラ・ドーピング」という名の新たな悪質な事例も現実に起きている。つまり、ライバル選手をドーピングで失格に至らせようと、故意にドーピング禁止物質をライバル選手の飲料などに混入して罠にはめるといった行為である。「我が身を利するためなら手段を選ばない」という卑怯きわまりない卑劣な行為である。スポーツマン・シップとは対極的な精神のなせる業《わざ》であるが、勝負・競技の世界では古今東西、誰もが陥りやすいリスクがあることに留意をしなければならない。

コラム

ドーピング検査の現場体験からいただいた宝物

高杉紳一郎（佐賀整肢学園こども発達医療センター副院長）

一九九五年にユニバーシアード大会が福岡市で開催され、世界一六二ヵ国から三九四九名の選手が集まり熱戦を繰り広げました。私の所属していた九州大学整形外科がメディカルサポート担当となり、ドーピング検査の陣頭指揮を命じられた私は途方に暮れました。医療救護なら日常診療の延長上ですが、ドーピングに関して知識も経験もない私には、ゼロからのチャレンジだったのです。

当時私は、整形外科医として一〇年間の臨床勤務を経て、リハビリテーションの世界へ転身し、東京大学の武藤芳照先生の研究室でスポーツ科学を勉強させていただいていました。このときのご縁で武藤先生をお招きして、アンチ・ドーピングの理念から運営実務まで、手取り足取りご指導いただくことができました。

表面的には「成功裡に終わった大会」でしたが、現場は連日連夜の予期せぬトラブル続きで、「ここでミスると国際紛争になるぞ」と冷や汗をかいたり、巨大組織の「ウラの顔」に直面して震えたりと、体内でアドレナリンが沸騰する日々が続きました。その一方、世界的に著名な選手たちと直接歓談できたり、メディアから取材攻勢を受けたりと、日常診療では味わえない、華やかなファーストクラス体験もついてきました。

何と言っても、朝から晩まで現場で苦労をともにした異業種・多職種の仲間たちと熱い絆ができあがり、その後の世界水泳二〇〇一（福岡）をはじめ多くの大会で、医療の枠組みを超えた仲間の輪に支えられ楽しく活動できました。これらはすべて、私の宝物です。

(4) スポーツ・コンプライアンス教育振興機構

二〇一七年四月、筆者が代表理事を務める「一般社団法人　スポーツ・コンプライアンス教育振興機構」が発足した。元々は、筆者が日本体育大学日体大総合研究所の所長を務めていた時期（二〇一三〜二〇一八）にスポーツ界でのコンプライアンス違反事案が頻発し、そうした状況の中で客員研究員会議を開き、防止対策を検討する議論をしたのが始まりである。二〇二〇年の東京オリンピック・パラリンピックを控えたときでもあり、より健全なスポーツの普及・振興を図るための教育組織の設立が必要であるという結論をスポーツ庁とも相談しながら具体化したものが本機構である。

基本理念はスポーツ外傷・障害、重大事故と同様に「予防に勝る治療はない」であり、教育という手段によりスポーツの価値を保ち高め、スポーツを守り育むためにスポーツ界のコンプライアンスを徹底し、スポーツ団体のガバナンス（組織統治）の一層の充実・強化を図ることを目的としている。

活動内容は、その名のとおり、コンプライアンス教育を主体として、各スポーツ団体への教育・研修、学習マンガの制作・発刊、スポーツ・コンプライアンス・オフィサーの養成（人材育成）事業などを継続している。

また、スポーツ庁の委託事業として「スポーツ界のコンプライアンス強化事業におけるコンプライアンスに関する現況評価」（二〇一七年度）、「スポーツ団体のガバナンスの強化」（二〇二〇年度）を受託し、国のスポーツ・インテグリティ推進事業の一端を担っている。

SPORTS
COMPLIANCE

図5　スポーツ・コンプライアンス教育振興機構のロゴマーク®
（PAOS・代表中西元男作）

理事は弁護士、スポーツ社会学の研究者、障害者スポーツ団体役員、アスリート代表、ジャーナリストからなる一二名で（二〇二一年四月現在）、女性が五名（四二%）を占めている。監事二名を含め、計一四名の役員で構成される。

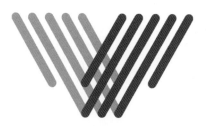

このような新たな組織づくりと運営はなかなか容易ではなく、実際に発足当初から難儀な事態が発生し、皆で苦労したこともある。しかし、より健全なスポーツの普及・振興のためにという大義のもと、身の丈に合った活動を地道に続けていくことこそが、スポーツの健全化につながると信じている。その思いは、当機構のロゴマークにも込められており（**図5**）、「手と手で握手し合う姿」、「ルールとフェアプレイ精神を守ることが真のスポーツの勝利（Victory）に結びつくこと」、「競争し合う一方、共に生き共に栄えること」を表現している。

コンプライアンスと言えば、法律家、とりわけ弁護士が主体となるべき活動や話題としてとらえられがちである。しかし、スポーツ・コンプライアンスについては、「スポーツが健康であるように」という基本理念、基本思想を中核にして、法律家だけに任せるのではなく、スポーツ医学に関する専門家が、もっと広く深く参画すべきである。

スポーツ外傷・障害、事故の予防への活動が重要なのは、スポーツをすることでその人が得られたであろう恩恵が外傷や事故で失われるばかりでなく、一生抱えなければならない重篤な後遺症を負うことになったり、生命が失われるような悲惨な結果が生まれる可能性が大いにあるからである。

スポーツ・コンプライアンス教育は、スポーツ医学の一分野と言ってもよい。この教育を通して、「予防に勝る治療はない」を体現し、スポーツから得られる恩恵をより多くの人々が享受し、より健全な心身の育成が実現できるように働きかけるべきである。

文献

（1）武藤芳照：『水泳の医学』、ブックハウスエイチディ、一九八二
（2）武藤芳照：『水泳の医学Ⅱ』、ブックハウスエイチディ、一九八九
（3）日本水泳連盟：水死事故─そのメカニズムと予防対策、四頁、ブックハウスエイチディ、一九九三
（4）前掲書（2）、一三一〜一四〇頁
（5）上野正彦：溺死。からだの科学 No. 34（7月号）：31-35, 1970
（6）鈴木庸夫、池田典昭、梅津和夫、柏村征一：プールでの溺れ。法医学の実際と研究 **27**：133-138, 1984
（7）Strauss MB, Shane SL：The No Panic Syndromes in Underwater Diving. Phy Sport Med **10**：89-99, 1982
（8）前掲書（3）、七三〜七六頁

(9) 前掲書 (2)、一九三～二〇〇頁
(10) 武藤芳照：水泳プールの重大事故の実態。水泳プールでの重大事故を防ぐ、日本水泳連盟編、八～二一頁、ブックハウスエイチディ、二〇〇七
(11) 日本水泳連盟：ドーピングってなに？ Q＆A、ブックハウスエイチディ、一九八九
(12) 水と健康医学研究会監修、武藤芳照、太田美穂、田澤俊明、永島正紀編：患者指導のための水と健康ハンドブック、日本医事新報社、二〇〇六
(13) 前掲書 (2)、一九～三六頁
(14) 身体教育医学研究所：高地トレーニングってなに?、長野県東御市、二〇二〇
(15) 松尾浩也：開講にあたって。スポーツ、森 亘ほか、iii～v頁、東京大学出版会、一九八六
(16) 武藤芳照：はじめに。まんがでわかる　みんなのスポーツ・コンプライアンス入門（まんが／梅屋敷ミタ、板垣翔子、景山まどか、木原飛鳥、尾野こし）、一般社団法人スポーツ・コンプライアンス教育振興機構、三頁、学研プラス、二〇一九

【注】

〔一〕当時の編集長は二〇一九年に亡くなられた清家輝文氏であった。
〔二〕イラストは桐井聖司氏に担当してもらった。
〔三〕現 ＪＣＨＯ東京新宿医療センター
〔四〕日本マスターズ水泳協会初代会長で、一九三二年ロサンゼルスオリンピックの一五〇〇m自由形金メダリスト。
〔五〕彼女は後に雑誌『日経メディカル』等の編集者として活躍している。
〔六〕現 日本スポーツ協会
〔七〕旧北御牧村と東部町が合併してできた。

〔八〕二〇一六年には地元の戦国大名を主人公にしたNHK大河ドラマ『真田丸』が放映されていた。
〔九〕松尾先生（一九二八〜二〇一七）は刑事法学の大家であった。
〔一〇〕日本水泳連盟の古橋廣之進元会長（一九二八〜二〇〇九）の言葉

第4章　新たなスポーツ医学の提唱

90

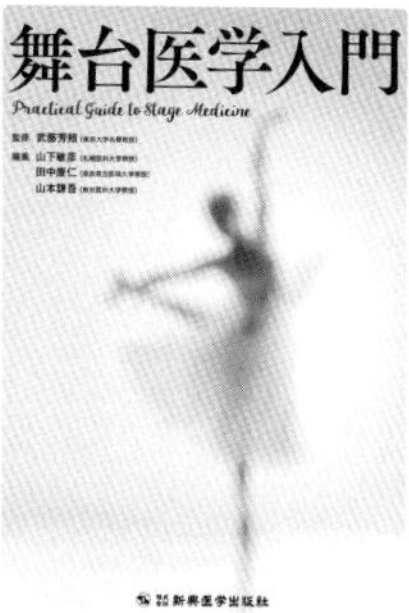

81

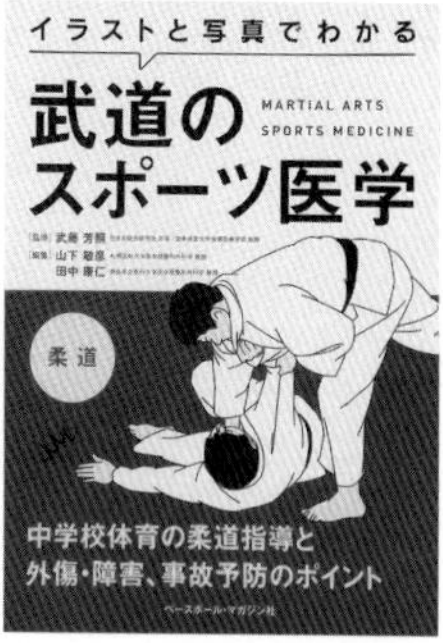

一・舞台医学

(1) 舞台医学の着想（原点）

筆者は子どもの頃から映画が好きで、親に連れられて近くの映画館に毎週通っていたものだ。そして、序章で述べたように、中学3年生のときに観た映画『赤ひげ』に刺激されて、映画監督を夢見た時期があった（三頁参照）。医学部に進み医師の道を歩んできたが、人生の様々な物語を描写する映画を好きだという気持ちはずっと変わることはなかった。

一九九八年一月、整形外科客員部長を務めていた東京厚生年金病院[一]の外来に、スペインから来日した著名な指揮者、ガルシア・ナバッロ氏（一九四一～二〇〇一）が来院した。首の痛みで難儀しており、都内の病院をいろいろ巡ったが一向に改善しないので困っていたところ、オリンピックのチームドクターを務めた医師がこの病院で外来診察を担当していると聞いて来院したとのことだった。

一九九七年秋に新しく完成した東京の新国立劇場の開場記念公演として、一九九八年一月～二月にかけてオペラ『アイーダ』（ジュゼッペ・ヴェルディ作曲）の上演が七回組まれており、ナバッロ氏はそのすべての指揮を務めることになっていた。しかし上演後、次第に首の痛みが強くなってきたので、公演の合間に治療をしたいという希望であった。

客席から見えないように舞台の下に設置されたオーケストラ・ピット（通称オケピ）の中で指揮をするため、頸椎の過伸展姿勢が続くうえに、『アイーダ』の演目時間が長いことがそもそも氏の持っていた変形性頸椎症を悪化させ、痛みや上肢のしびれなどを発症させたと推察された。

そこで、服薬と毎日の理学療法（頸椎牽引、温熱療法）を行うことにする一方で、マネジャーと協議して指揮台の高さを上げてもらい、それによって指揮中の頸椎の伸展度合いを低減させ、首に加わる刺激を減少させることにした。

結果、なんとか無事に全公演を務める見込みが立ち、千秋楽公演には筆者と病院のスタッフ数名がオペラ鑑賞に招待されることとなった。

後日の外来で、患者さんとこの公演について話をする機会があった。

患者「私は大のオペラ好きで新国立歌劇場の『アイーダ』七公演をすべて鑑賞しましたが、ある日を境に指揮者の背が高くなったのか、頭が見えるようになったんです…」

筆者「背を高くしたのは、この私です」

この臨床経験が、筆者の舞台医学の着想の原点となった。

(2) 身体表現者の医学

オリンピック等の国際競技大会の水泳のチームドクターを数多く務めた経験から、「オリンピックはアスリートにとっての舞台である」と、何度も認識を強くした。

シェークスピアの戯曲『お気に召すまま』の中にも、「人生は舞台、男も女も皆役者(All the world's a stage. And all the men and women merely players.)」というセリフがある。スポーツも芸術も表現をする場が「舞台」なのであろう。

そこでスポーツ医学の活動を通して学んだ視点をもとに、改めて舞台表現者を見つめ直してみると、あらゆる表現者にはそれぞれの舞台(施設、設備としての舞台ばかりでなく、オリンピックに出場するアスリートと同じく人生の舞台という意味も含む)があり、その分野・領域に医学・医療が参画する意義・必要性があると考えた。

当然、舞台医学の主な対象はプロ・アマチュアを問わず、舞台上で演ずる、歌う、奏でる、踊る、舞う等の様々な身体表現を行う舞台芸術家であり、音楽、舞踊、演劇等、多岐にわたりそれぞれに発生する数多くの疾患・障害・事故等が含まれる。

よって舞台医学は、ステージ上で行われる芸術・演劇・音楽・ダンス等、様々な舞台芸術の医学的対応を行う学術的・実践的分野・領域と定義される[1](図1)。

そして、その学術・実践領域・分野を筆者は「舞台医学」と命名した。正しい英語表記とするなら

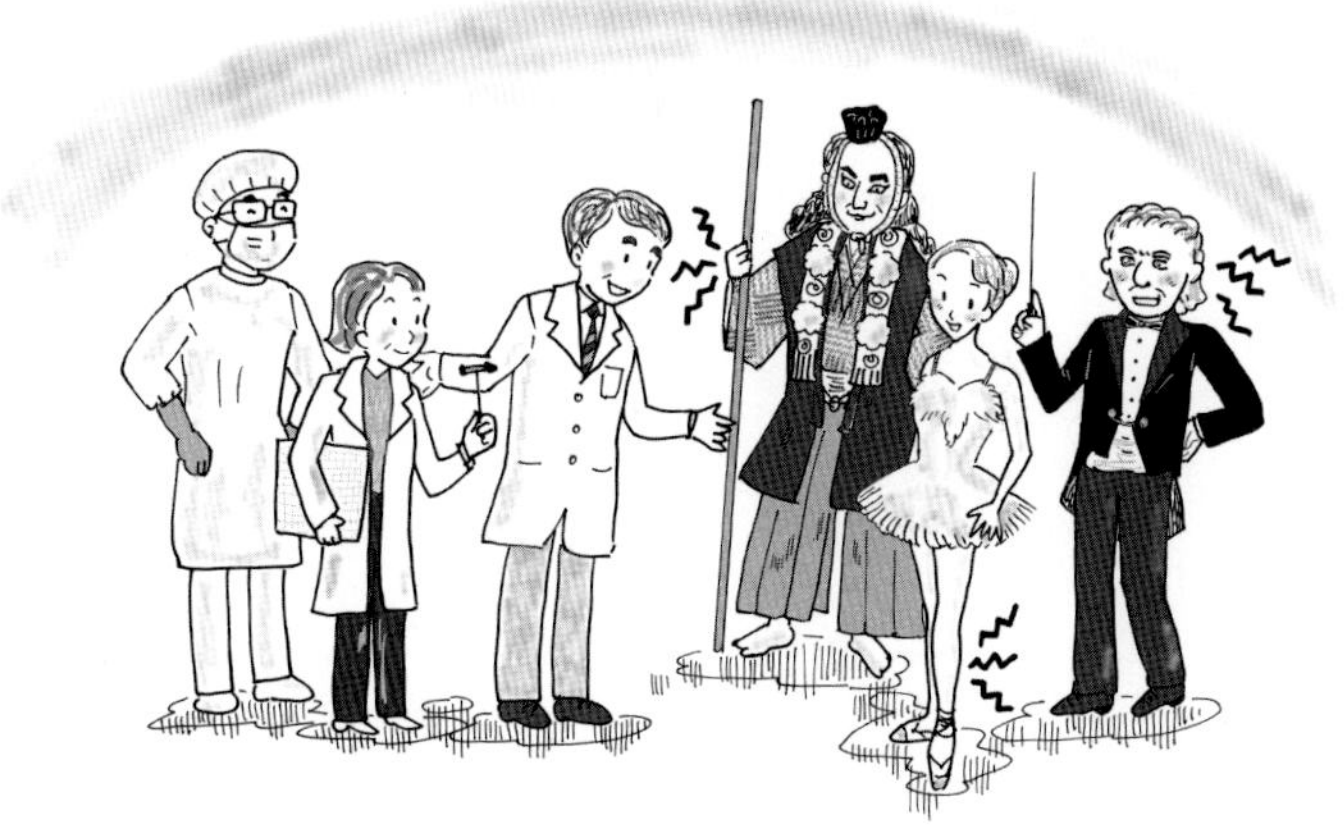

図１　舞台に立つ方々もそれぞれ大変です

ば、「performing arts medicine」とすべきであるが、簡潔明瞭で伝えやすい英語表記にしたいという強い思いから「Stage Medicine」とした（英語の専門家には国際的に通ずる英語であるとの確認を取った）。「パラリンピック」という和製英語[二]と同様に、世界に伝えられ使われる和製英語に育て上げようとの希望も込められている。

(3)　舞台上での重大事故

①タカラジェンヌの死亡事故

一九五八年四月一日、宝塚花組公演『春のおどり花の中の子供たち』、夜の部での出来事だった。本来の娘役が風邪で休演したため、三一日の昼の部から香月弘美（月組娘役、当時二一歳）が代役を務めていた。

香月は相手の男役と二人で、縦約１ｍ、幅約３ｍのセリに乗って降下していたが、男役の演者が早替わりのために、セリが下りきる前に飛び降りて香月が一人残された。

香月の衣装はスカートを広げるために、腰、膝、裾の回りにそれぞれ約60 cm、約70 cm、約１ｍの輪っか状のスチールベルトが取り付けられていたが、裾がセリを上下させるための回転するシャフトにからまってしまったのだ。シャフトはセリの両端にむき出しで取り付けられていたために、狭い空間で裾やベルトを巻き込んでいき、最後はからだが引きずり込まれ腰回りのスチールベルトが胴を締め付け、胴体が真っ二つに切断されたという。

言語に絶する悲惨な舞台上の事故となり、兵庫労働局西宮労働基準監督署は労働災害死と認定した。三一日の昼の部、夜の部、四月一日の昼の部を無事にこなしたその夜、代役二日目の大事故があまりに哀しい。

「めになみだ　こよいは月のなきものを　香ふさくらが　うすあかりせり　白蓮」

と、柳原白蓮の哀悼歌が慰霊碑に刻まれている。

②七代目　市川染五郎の奈落落下事故

二〇一二年八月二七日、当代（十代目）松本幸四郎が染五郎時代（当時三九歳）、東京国立劇場・大劇場において家元を務める日舞松本流「第十回松鸚会宗家松本幸四郎古希記念舞踊公演」の夕刻の舞台で、鼓を持って後ろに下がりながら踊っていたところ、舞台後方にあるセリから後ろ向きに、約

３m下の奈落に落下した。

全身と右側頭部等を強打し、右手首も骨折しており、「奈落の底は血の海」であったという。真っ二つに割れた鼓がクッションのようになり、命に別状はなかったのが不幸中の幸いだった。二〇一三年二月に舞台に無事復帰した。

③四代目　市川猿之助の複雑（開放）骨折事故

二〇一七年一〇月九日、午後三時二〇分頃、『スーパー歌舞伎Ⅱ《セカンド》ワンピース』の公演終了後のカーテンコールのときのこと。花道にある「すっぽん」と呼ばれる昇降機に乗って舞台から姿を消そうとした瞬間に衣装が昇降機のスクリューに引っ掛かり、左腕が巻き込まれた。肩まで行ったときにようやく昇降機が止まり、自力で腕を無理やり引き抜いたところ、前腕の骨が二ヵ所、皮膚を貫いて外に飛び出していたという(2)。

骨折は計一九ヵ所あり、しかも開放性であったことから細菌感染を起こす危険もあり、重篤化すれば、最悪左腕切断の可能性もあったようだ。幸い治療が成功し、半年後には無事に舞台に復帰した。

④舞台上・競技場での事故の原因を考える

舞台上においては、舞台という特別な施設・設備以外にも、演目の特徴、特殊な衣装等の要因が複合的に絡み合って、上記のような重大事故が発生することがある。

スポーツ現場でも様々な要因が揃うと、頭部外傷、眼球損傷、頚椎・頚髄損傷、心臓振盪《しんぞうしんとう》等の重大事故が起こり、ときに死亡に至る場合もある。

いずれの場合もそれぞれの背景、要因を詳細に分析し、解決すべき問題点、不具合、課題を見いだして個別に対処すると共に、俳優をはじめスタッフを含めた舞台関係者がそうした重大事故につながる危険性について認識しておくことが必要である。

(4) 日本舞台医学研究会

スポーツ医学が普及する初期には、スポーツと医学との関わりが面白いと考える医師や理学療法士等の医療従事者は多くいたが、日常に行われる診療行為の one of them であった。それがスポーツ医学に関わる研究会で意見、症例、実践経験、情報等を交換することを通して、スポーツ整形外科、スポーツクリニック等を標榜する医療機関の設置、スポーツドクター（スポーツ医）、スポーツトレーナー（アスレティックトレーナー）の資格制度の構築、ヒューマン・ネットワークの拡大、専門書・雑誌の発刊等の効果と実績を示してきた。

同様に、今の段階では「舞台医学」を専門に診療している医師はほとんどいない。しかし来院する患者の中に、たとえば、楽器演奏者の「ミュージシャンハンド（フォーカル・ジストニア）」、バレエ・ダンサーや舞踏家の足の障害等、身体表現者特有の外傷や障害を負った人たちもおり、それぞれの診断・治療・リハビリテーション等を扱っている医師は全国に多数存在する。

一方、音楽、演劇、バレエ、舞踊等の身体表現者の中には、様々な疾患、外傷・障害、事故を経験し、その治療、ケア、リハビリテーション、再発予防に取り組んできた経験を有している者も多数いる。

そうした医療サイドと舞台表現サイド両者の知恵と経験と技術を交流・融合させるような研究会を立ち上げることで、舞台医学を前進させ、拡充することに結びつくであろうとの思いが次第に強まっていった。

そこで、整形外科スポーツ医学の仲間でもあった札幌医科大学の山下敏彦教授に声を掛け相談をし、次いで山下教授が親しくしている奈良県立医科大学の田中康仁教授に加わっていただいて、二〇一四年二月、雪の降る札幌市で、第1回舞台医学研究会[三]が開催された（図2）。

振り返ってみて、山下教授と札幌医科大学の同門であった福島美穂医師から「山下教授は芸能（人）好き」と聞いていたのが世話人探しの大きなヒントとエネルギーになったように思う。

二〇一五年、第2回の研究会（奈良）を終えた後、東京医科大学の山本謙吾主任教授にも世話人に加わっていただき、二〇一六年に第3回研究会を東京で、二〇一七年には第4回研究会を札幌で開催するなど、順調に回を重ねて行った。そしてこの頃には研究会での講演や発表内容等を基盤に、書籍にまとめようという機運が高まっていった。

また、当初からソプラノ歌手・中丸三千繪さんに研究会に参画していただき、第3回は女優の松金

芸術家を医療面から支えよう

「舞台医学」日本初の研究会

音楽や舞踏、芝居など舞台で演じる人たちを医学面から支えようという、日本初の研究会が発足した。団体名は「運動器サイエンス＆アート研究会」。英語で「stage medicine」、訳すと「舞台医学《ぶたいいがく》」と呼ばれる日本ではまだ新しい分野だ。スポーツ選手を支えるのがスポーツ医学。では舞台医学とは—。　　（編集委員　岩本進）

札　幌

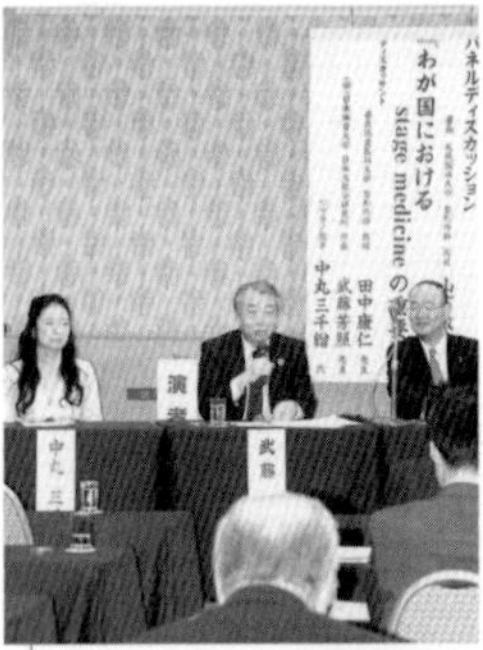

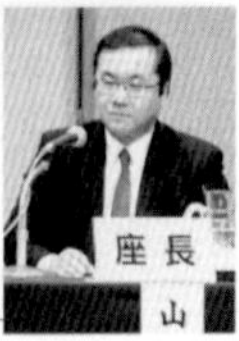

㊤「舞台医学の重要性」をテーマに話し合ったパネル討論。左から中丸三千絵、武藤芳照、田中康仁の3氏
㊦討論の司会を務めた、札医大教授の山下敏彦さん

研究会の共同代表世話人は、札幌医科大教授の山下敏彦さんと奈良県立医科大教授の田中康仁さん（ともに整形外科）。2月7日に札幌で開かれた第1回研究会には全国から整形外科医を中心に約50人が集まり、パネル討論や講演で舞台医学の必要性を話し合った。

□　■

研究会を提唱した日体大総合研究所所長の武藤芳照さん（整形外科医、スポーツ医学）はこんな実例を紹介した。

首の痛み訴えた一流指揮者

＜かつて勤務した病院のスポーツ外来に、東京でオペラ公演中の欧州の有名な指揮者が来た。「指揮をしていたら首が痛くなった」と言う。首の骨の変形性頸椎《へんけいせいけいつい》症《しょう》だった。聞けば、指揮中は首を後ろにそらせた状態で、これを毎日長時間続けたのが原因と思われた。私は舞台の関係者と相談し、指揮台を調節してもらい頸椎の負担を軽くした。毎日リハビリにも来てもらった。こうして彼は公演最終日まで仕事を全うできた＞

武藤さんは「芸術活動による病気やけがの事例はどの病院や診療所にもあるが、これらを体系的に研究する組織などはなかった」「スポーツ医学と同様、歌う、奏でる、踊る、演じる芸術家が舞台で活躍するには、医師や医学のサポートが必要ではないか、と感じていた」と話した。山下さんによると、舞台医学は日本ではまだ聞き慣れない言葉だが、米国など海外には学会や研究会もあるという。

台の調整とリハビリ

具体的に考えられる医師のサポートは、舞台芸術家に特有なけがの治療やリハビリ、心身の健康管理や栄養管理、コンディションの維持や調整、さらには施設や設備の改善要求など多岐にわたる。武藤さんは「医師は、芸術家を支える黒子。舞台医学は、よりよいパフォーマンスを生みだすことになるし、医学の発展にもつながる」とその役割を語った。

□　■

また、ピアノなどの楽器演奏でプロやアマ計7人に生じた腱鞘炎《けんしょうえん》などの治療例や、ギター奏者がより演奏しやすいように親指を手術で数㌢長くした珍しい事例が報告された。

奈良県立医大の田中さんは「足の外科」の第一人者で、バレエによる足のけがについて話した。「男性の3分の1、女性の半分のけがは足首から下に集中。足首をひねるのが最も多い」「トウシューズは足の親指を圧迫。外反母趾《がいはんぼし》の人が多いと思う」「関節が動く範囲（可動域）を制限するような治療は避けねばならない」などと指摘した。

一方、国際的なオペラ歌手、中丸三千絵さんは「歌うと力が入るので、私も足の指が変形しています。声楽家は声よりも、実は体全体の方が大切。1㍉でもヒールが高くなると、声のバランスが悪くなる」と話し、アスリートさながらのトレーニングや体調管理に努めていると明かした。

中丸さんは、声楽家は「太った方がいい」「冷たいものは禁物」など日本で教わった常識が後にヨーロッパへ渡って間違いだと分かったこと、ニューヨークで活動していた時は何人ものトレーナーがついていたこと、舞台上では事故やけがと常に隣り合わせなことなども指摘し、「日本は遅れている。医学的な立場から指導を受けられれば、芸術家のレベルも上がるだろう」と、期待を寄せた。

山下さんは「この研究会をもっと広げ、医学以外の団体やメディアとも連携したい」と抱負を語った。次回の研究会は奈良県で開く予定だ。

図２　第１回舞台医学研究会の模様を伝える新聞記事（北海道新聞 2014 年３月５日掲載）

よね子さん、第6回には女優・歌手の水谷八重子さんにも登場していただいたことが、舞台と医学の交流を具現化し、まちがいなく大きな力となった。

(5) 『舞台医学入門』の書籍発刊

筆者が医学生の頃、スポーツ医学の道を志す契機となったのが『スポーツ医学入門』[3]という書籍との出会いであった。タイトルにある「入門」という言葉が大切であり、当時はまだ「スポーツ医学」は確固とした形や内容は形成されていなかったが、社会から求められている分野・領域であり、今から共に手を携えて前に進もうという熱いメッセージがその書には込められているように感じた。そして実に面白く、興味深く、何度も目を通したことを覚えている。

それと同様に、舞台医学は学術研究分野として、医療医学分野として、まだまだ未成熟ではあるが、『舞台医学入門』というタイトルで書籍化するべき時期に来ていると感じた。書名の「入門」の言葉には、かつてのスポーツ医学と同様、編集者や執筆者の熱い思いを世に届けようとの開拓の志が表現されている。

4回にわたる舞台医学研究会の実績と、関連する研究論文、対談記録等で構成することになり、比較的円滑に企画は固まっていった。

しかし、いざ出版となると、厳しい出版界の事情も背景にあり、古参の医学書出版社から出版・発刊の同意を取ることが難しかった。こうした状況の中ではあったが、転倒予防関連（詳細は第6章で解説）の書籍で共に苦労してきた新興医学出版社の林峰子社長にこの企画を説明すると、「面白いですね！」とその場で快諾、出版を決断していただいた。「新興」の名にふさわしい進取の精神と柔軟な発想、女性らしい鋭い感性のなせる思考と判断であったと、改めて記して感謝する次第である。

そして、二〇一八年三月、第5回舞台医学研究会（世話人：田中康仁教授）が奈良にて開催されたが、そこで『舞台医学入門』がお披露目され、先行販売されることになった。

B5判九二頁の本書の表紙には、美しさとやわらかい感じを出すためにバレリーナのぼかした写真を使用し、従前の医学書とは一線を画する斬新さを表現した。英語のタイトルは、編集者3名の教授らの合意のもと、『Practical Guide to Stage Medicine』とし、「Stage Medicine」という言葉が初めて世に出ることとなった。

書籍発刊の意義と重みは、内容はもとより、その形、大きさ、分量（文字・写真など）、装丁にも現れるが、本書は何よりも「舞台医学」という学術研究分野と臨床医学領域の新たなる旗揚げを実現し、まさに旗幟《きし》を鮮明にしたことにその意義と重みがある。幸い、書名に面白さを感じ、内容にも興味を抱いてくれた報道機関が大きく取り上げてくれたことで[5][6]、社会が理解を示してくれるという確信を抱くことができた。

(6)　舞台医学の展望

今後の舞台医学の長期的な展望としては、以下のようなことを一つひとつ取り組み実現していくことであろう。

①多職種連携を図る

スポーツ医学の発展・充実の歴史がそうであったように、舞台医学においても整形外科医のみに留まらず、多くの分野・領域の医師、研究者、医療従事者、表現者、実践家、教育者、ジャーナリスト等が参画し、それぞれの視点、見解、経験・知見、研究成果を集合させて、学問領域としての充実と実践領域としての増強を図ることが求められる。

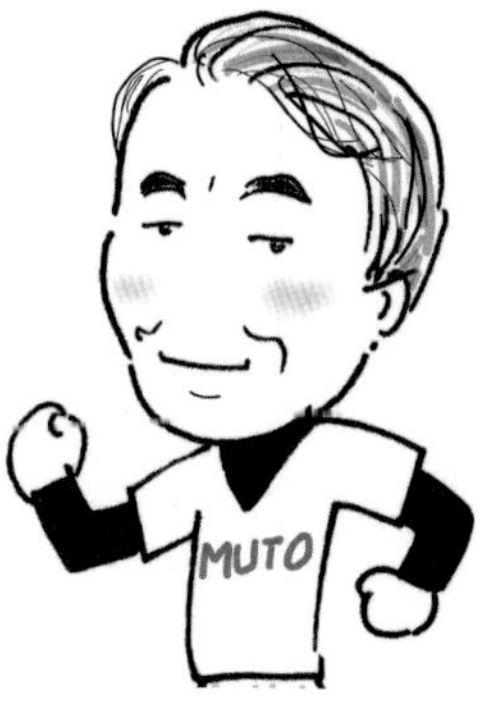

②舞台表現者と医療従事者双方の意識を変える

舞台表現者には、ヒトのからだの形と仕組み（解剖生理）、外傷・障害、疾患、事故等に関する健康情報、医学知識を理解してもらう必要がある。そのうえで、「役者はアスリートだ」という言葉に象徴されるように、美しく正しく表現するためにはからだの適切な維持とケアが重要であるという意識を持って、その認識を広めていく。

一方、医療従事者には、身体表現者の現場の感覚と思いに寄り添い、人生を賭けた彼ら彼女らの才能と努力が結実するように、丁寧に耳を傾け（傾聴）、舞台上の姿と活動を見て（注視）、その熱い思いに心を寄せて（共感）、しかも専門的な立場で情理を尽くした医学的対応を図ることが求められる。

両者がこのような意識を持てるように、様々な教育・啓発の企画・活動を全国に広げることが重要である。

③研究会から日本舞台医学会の設立への期待

二〇一四年以来、舞台医学研究会を継続してきたことで、研究成果と臨床経験を積み重ねると共に、全国の舞台表現者と医療従事者の交流を着実に広げてきた。今後も活動を維持・発展させ、少なくとも一〇年以上の研究会の実績をもとに、いずれは「日本舞台医学会」を設立できるよう、研究会の世話人の方々と共に前進したいと考えている。

④舞台医学クリニック／ステージクリニックの開設

スポーツ医学においてスポーツドクター、スポーツクリニックがあるように、全国の病院・診療所の中に、たとえ週1回でも完全予約制の「舞台医学クリニック」を開設していくことが望ましい。これにより、様々な疾患・障害等で困っている身体表現者の悩みを聞き、専門的診断・治療、リハビリテーション・ケア（マッサージを含む）等への適正な道筋をつける役割を果たすと共に、舞台医学に関わる症例、医学的知見、情報を収集することが可能になる。

たとえば、東京の大学病院や総合病院に、専門クリニックを継続的に開設（週3日程度でも良い）し、全国の舞台医学を専門とする医師（ピアニストの手の障害、バレエ・ダンサーの足の障害、表現者の腰の障害等）にも月1回程度、専門クリニックに来診してもらう。そうすることで、クリニックが全国の舞台医学の拠点となり、海外から来日する世界のアーティストたちも安心して利用できるような体制を整備できれば、と希望している。体制が確立されれば、日本の芸術・文化の水準は格段に上がるはずである。

⑤ステージトレーナーの資格・養成制度の構築

スポーツ医学において、スポーツ（アスレティック）トレーナーが活躍しているように、身体表現者の外傷・障害等に対しても、アイシング、マッサージ、テーピング、コンディショニング等を担う、ステージトレーナーが必要である[7]（図3）。すでに個々の表現者の中には、それぞれトレーナーを付

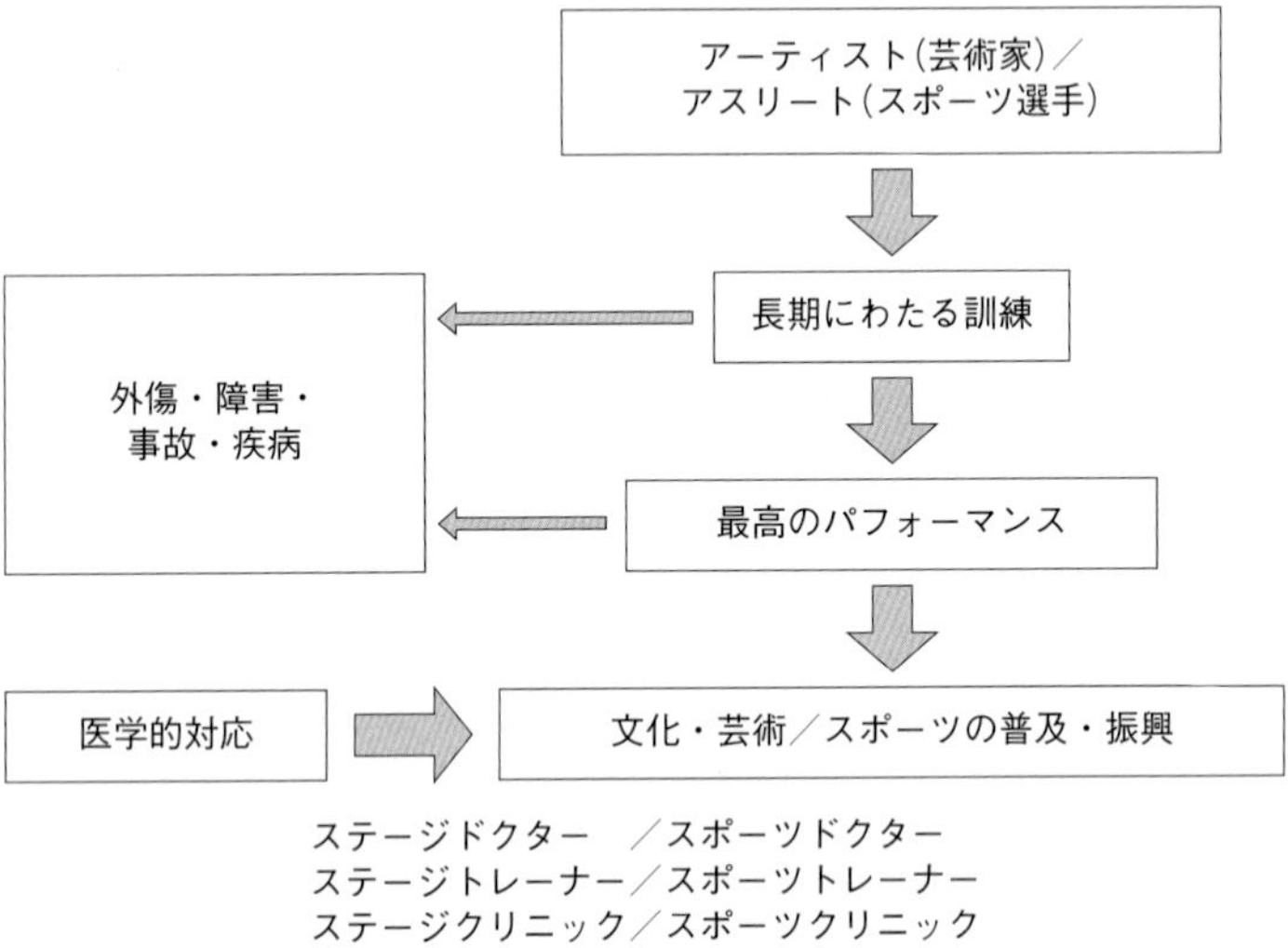

図3　舞台医学とこれまでのスポーツ医学との比較
(武藤芳照監修：舞台医学入門, p12-17, 新興医学出版社, 2018より引用)

けて継続的にケアを受けている例も少なくない。

そうした実績を尊重しつつ、さらに多くの表現者が気軽に利用できるようなネットワークを広げ、いつでもどこでもトレーナーとの連携が可能となるように人材養成を図ることが必要である。資格制度を整え、ステージトレーナーを継続的に養成する体制を構築することで、舞台医学の最前線の活動の質と量を高めることにつながると期待される。

スポーツ医学の充実・発展がスポーツ界に貢献してきたように、舞台医学の充実・発展は日本の芸術文化に必ずや大きく貢献すると確信している。

二．武道の医学

筆者は、かつて武道に親しんだ経験はないが、いろいろなご縁により東京大学少林寺拳法部の部長を二〇年ほど務めた経緯から、少林寺拳法連盟の宗由貴・元第二代総裁をはじめ、役員・幹部や日本武道館関係者、その他様々な武道系の人たちとの交流が広がっていった[三]。

元々、筆者の名前である「武」藤の字を、武士、武道、時には武闘の「武」と語っていたが、結果的には「武道界」と良い連携・協力関係が形成されたのは幸いであったと思う。

水泳を通してスポーツ医学の多様さと幅広さを理解していたが、武道においても日本における位置づけを理解し、その人脈の多様さ等を知ることができたのは、大きな収穫であった。

(1)　中学校における武道の必修化

二〇一二年から実施された新学習指導要綱により、中学校第一学年および第二学年では、それまで「武道又はダンス」として選択領域であったものが、「武道」は「ダンス」と共に必修化された[(8)〜(10)]。

武道は基本となる動作や技を身につけ、相手の動きに応じて攻撃したり、相手の技を防御したりすることによって勝敗を競い合う運動である。武道の動きを通してその楽しさや喜びを味わうだけでなく、日本が永く培ってきた伝統と文化を尊重する心を育むと共に、自身を律し、相手を尊重する態度を養うことに教育的意義と目的が求められての必修化である。

一方、生徒同士が組み合って、身体を接触して攻防する形態の武道では、他の領域の競技・種目（器械体操、陸上競技、水泳、球技等）以上に外傷・障害、事故の可能性は高くなり、とりわけ頭・頚部外傷、頚椎・頚髄損傷等の重篤な事故が発生するのではないかと教育現場や保護者の間では懸念されている。

中学校で必修化された武道の具体的な内容として、学習指導要領では、「ア．柔道、イ．剣道、ウ．相撲」が示されると共に、「アからウまでの中から一を選択して履修できるようにすること。なお、地域や学校の実態に応じて、なぎなたなどのその他の武道についても履修させることができること」と明記されている。

実際には、柔道を選択して授業をしている学校が最も多い。その理由としては、広く親しまれている武道であること、体育教諭に経験者が多く指導・教育しやすいこと、道場の施設・設備がすでに整備されている学校が多いこと、用具等の経費が比較的安いこと、等が挙げられる。地域により差はあるが、およそ柔道が六〜八割、次いで剣道、相撲、その他の武道の順に実施されていると推測される。

中学校での武道必修化の実現には、日本武道館と武道議員連盟との連携が背景にあったが、特に大きく寄与した公益財団法人日本武道協議会には，柔道，剣道，弓道，相撲，空手道，合気道，少林寺拳法，なぎなた，銃剣道と九つの武道の競技団体が加盟している。義務教育課程の中学校の授業の一環として武道の教育を継続的に行うために，教師および協力外部講師の資質・教育指導，施設（体育館，武道場等），設備・用具，その武道の中学校体育に向けた指導教本・資料，安全管理体系等の要素を総合的に勘案して，それぞれの地域の中学校の実情に合わせて種目が選択されている。

(2)　安全管理のポイント

①多くの生徒が初心者であること

中学校の体育授業で行われるスポーツ・競技種目の中で，生徒にとって初めての経験である競技種目は少なくない。どの教科でもそうであるが，すべての生徒が積極的にその教科に取り組み，教材を使いこなそうと思っているわけではない。とりわけ，武道は「初めて」経験する授業という傾向が強いであろう。

生徒の中には小学生時代から柔道や剣道に親しんでいる者もいるかもしれないが，ほとんどの生徒にとっては中学校で初めて学習する競技種目である。したがって，初めて体験する柔道に対して大いに期待し楽しみにしている生徒もあれば，「できればやりたくない！」と尻込みをする生徒もまちが

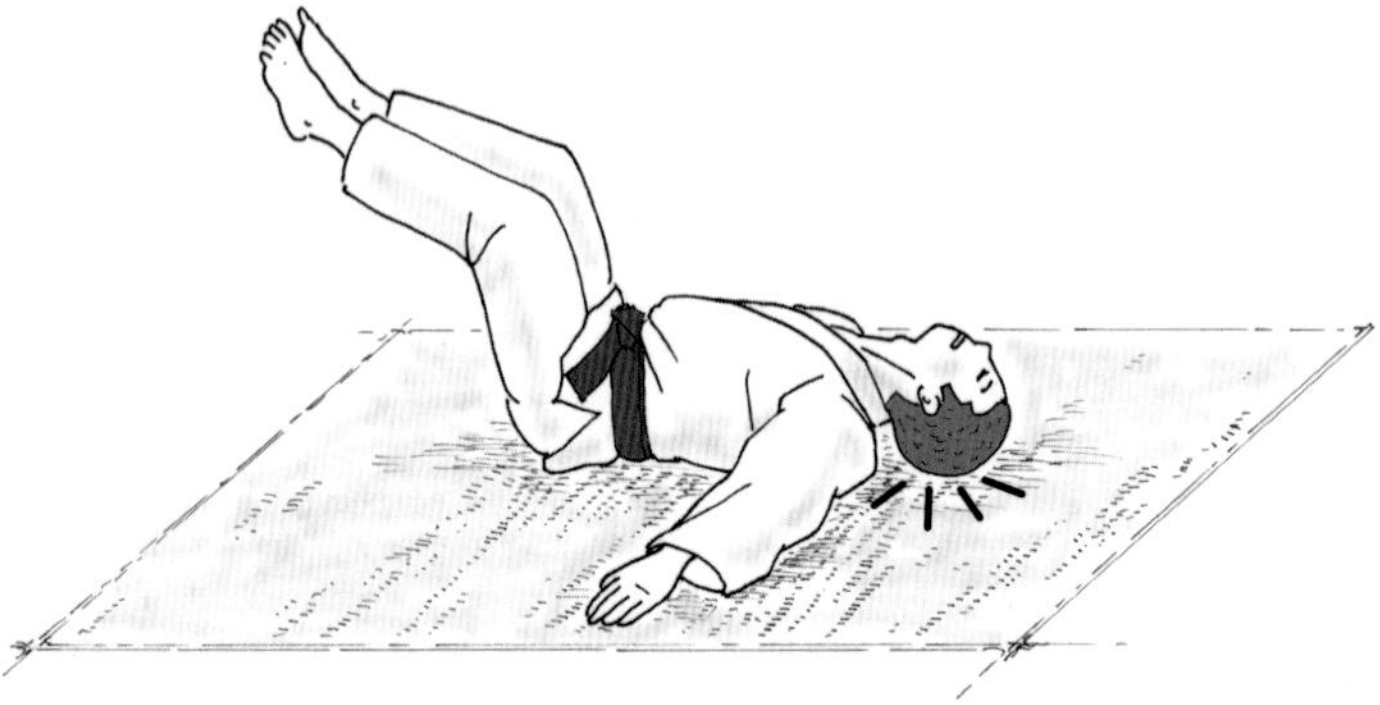

図４　柔道における危険な受け身
大外刈り等の技をかけられたときに，後頭部を打ち，頭部外傷をきたす危険性がある未熟で無理な後ろ受け身の例．顎を引き，帯を見るような正しい姿勢が取れていない．
（武藤芳照監修：イラストと写真でわかる武道のスポーツ医学　柔道，p10-15，ベースボール・マガジン社，2016より引用）

いなくいるであろう。

　つまり、体育授業の他の教材や種目と異なり、学習意欲が大きく異なる生徒が一緒になって武道の授業を受けることに最大限の留意をしなければならない。

②禁じ技や危険な技を知ること

　各武道で実践されている技の中には、中学校の体育の授業に取り込むには危険性が高く、外傷・障害、事故をきたすリスクが大きいために禁止されている禁じ技や、禁止されてはいないが大きな危険性を有する技が示されている。

　たとえば、柔道の「固め技」には、抑え技、絞め技、関節技があるが、生徒の心身の発達段階を考慮すると共に、安全管理の観点から「抑え技」のみを扱うこととされている。同様の理由から、中学校段階では用いない「禁じ技」として、蟹挟《かにばさみ》、河津掛《かわづがけ》、足緘《あしがらみ》、胴絞《どうじめ》が示されている。

「技能の例」の一つとして挙げられている「大外刈り」については、状況によっては後頭部を打って急性硬膜下血種を起こす（死に至ることもある）事故を招くリスクもあるため（図４）、指導・教育体制が整っていない学校では、生徒の安全管理面を考慮し、授業での取り扱いを控えることも必要である。

剣道では「突き」、相撲では「反り技」、「河津掛け」、「さば折り」、「極め出し」等が禁じ技であることを理解し、取り扱わないことを徹底しなくてはならない。

さらに、少林寺拳法は元々護身術の技術であることから、「すべてが危険な技法である」という認識が求められる。用い方を誤れば相手に大きな損傷を与えるケースがあることに十分留意する必要がある。特に、剛法（突く、蹴る、受ける等の打撃系の技の総称）における防具の着用、寸止め、間合いの確保等の工夫・注意、手法（手の技、抜く、倒す等）における投げ技あるいは倒し技の抑制、宙で回転する受け身技（身体のすべての部位が地面から離れる受け身）の禁止等の鉄則を守り、具体的な安全管理の内容を知ることが大切である。

(3) 種目ごとの外傷・障害・事故の予防

柔道、剣道、相撲、弓道、空手道、合気道、少林寺拳法、なぎなた、銃剣道の各武道においての外傷・障害・事故の予防を図るためには、共通の課題と個別的な課題があることを理解して、具体的で継続的な対応が必要である。

①過去の重篤事例から学ぶ―無理と無知は事故を招く

過去に、武道のどの種目においても、頭部外傷や脊椎・脊髄損傷、四肢の骨折、その他の身体部位（眼・耳・鼻・歯等）の重篤な外傷事例は数多く報告されている。とりわけ深刻な後遺症をきたしたり、死亡する等の重篤な事故については、様々な医学的な調査研究や指導・教育上の分析・検討がなされるのは当然であるが、訴訟の対象となった事例も少なくない。

一般的には、不幸にして発生した重大事故が一件あれば、その背景には二九件の「軽傷」を伴う中程度の事故が起こり、事故に至らなかったが危うく重大事故になる可能性のあった微小な「ヒヤリ・ハット」が三〇〇件も発生しているとされている。これらは、法則を導いた人物の名前から「ハインリッヒの法則」（図5）と呼ばれている。

このヒヤリ・ハットの事例は、将来どのような事故が起こりうるか知り、また未然に重大事故を防止するための具体的な方策を検討する手がかりとなる。それゆえ、ヒヤリ・ハット一つひとつの「事

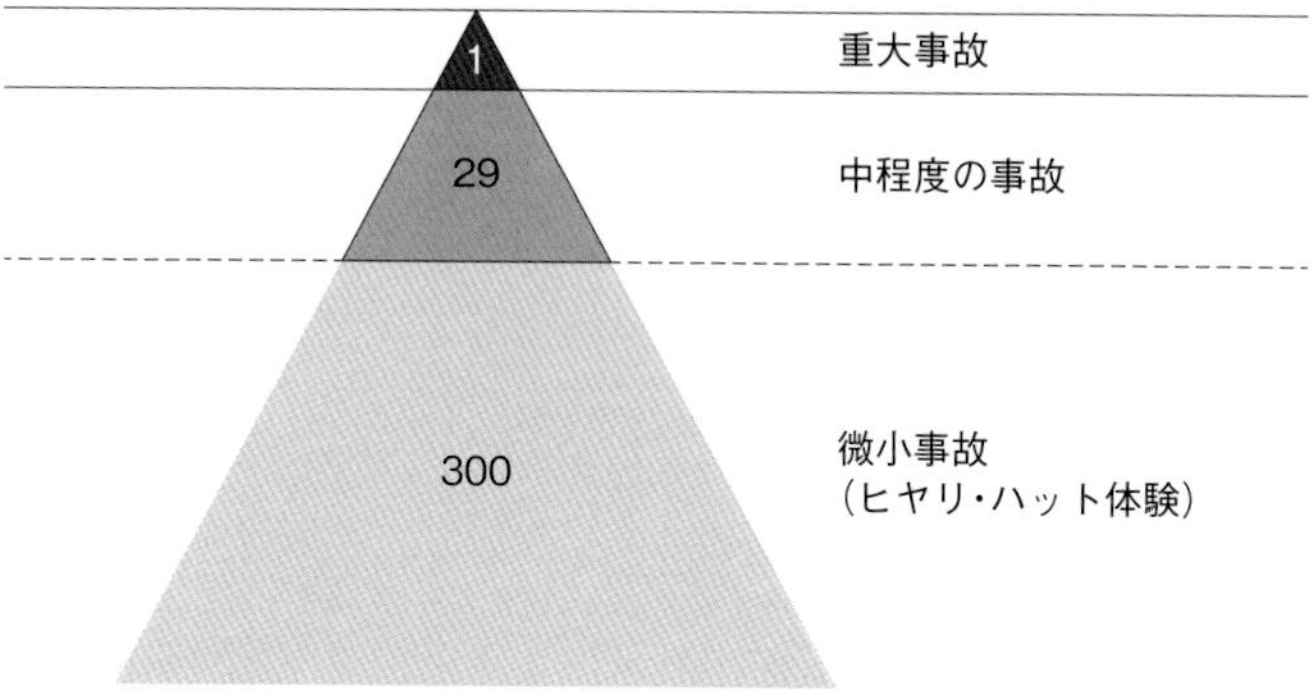

図５　ハインリッヒの法則

例から学ぶ」ことが大切である。

また、一つひとつの重大事故の事例の発生状況と原因を丹念に分析することは、具体的課題を見いだし、その課題を解決する、あるいは低減する努力を継続することにつながり、それ以後の同様の重大事故の再発防止に結びつけられる。これも「事例から学ぶ」一連の予防対策の一つである。

いつ何時においても武道の実践に当たっては、個々の心身の条件に見合わない無理な指導方法・内容は事故を招く。また、正しい知識がないまま指導・教育が行われれば、これも事故をきたす結果となる。「無理と無知は事故を招く」のである。

とりわけ義務教育課程での生徒を対象とした体育授業における授業方法・内容においては、「無理と無知」は許されないと言ってよい。

②発生要因を分析し、予防を図る

スポーツ外傷・障害、事故の予防には、それらの事例を収集・整理し、その発生要因を分析して共通的課題と個別的課題を見いだし、その課題を解決するための具体的対策を着実に立て、それらを継続することが大切である（分析の方法は四七頁、五七頁も参照）。

継続してこそ、初めて予防の成果が現れる。「継続は力なり」である。

コラム

医剣一如

菅 義行（菅整形外科医院院長）

小学校から大学まで剣道に親しみ、指導者に恵まれ、多くの剣友との親交を深めたが、大学卒業後は仕事に追われ剣道をする機会がなくなった。十数年たった四一歳の開業時に、子どもたちと一緒に剣道をしたい思いからリバイバル剣士として再開した。

全日本医師剣道大会に思い切って出場してみると、日常の医療・地域活動に加え剣道修養を通じて心身を錬磨され、まさに、「医剣一如」を実践している先生方（一〇〇名以上）がおられた。その後、剣道最高八段位や九〇歳代の医師の方とも交流を深めて

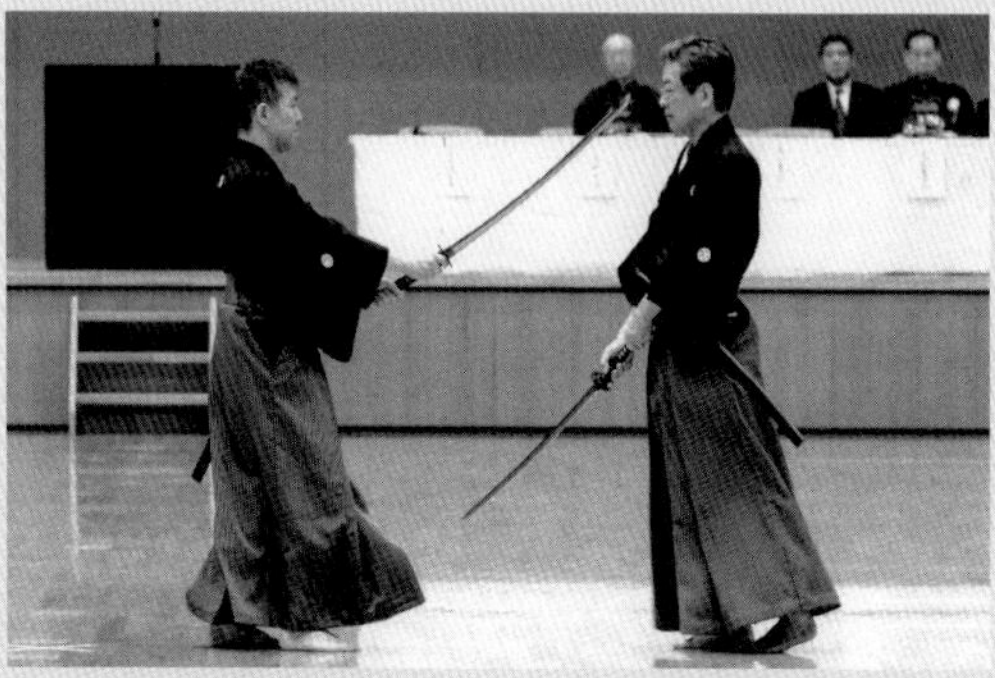

●全日本医師剣道大会いざいわて北上大会（2018）にて（右が筆者）

「医剣一如」と出会った全日本医師剣道大会では二人の医師が日本剣道形を披露できる（相手は剣道六段）．八段審査受審までの過程（剣道教士七段）の大会で，剣道は残心までが大切で，医療も（どの道でも）同じであると感じている．

いる。この大会で「見ている方が感動し、お相手が感動し、自分も感動する一本」の教えと出会い、今までの剣道観が変わった。

そこで、三二年ぶりに恩師（範士八段）に指導を仰ぐと、勝負剣道で身についた悪い癖を直し、正しい剣道を目指す稽古であった。診療でも先生方の教えと恩師の指導を心がけてみると、剣道と医療に相乗効果をもたらした。

現在、剣道六段から一六年間の最短修行期間で夢の剣道八段受審ができる扉まで至った。また、整形外科医、スポーツドクターとして、多くの方々とご縁も広がり、転倒予防活動、児童・生徒の運動器検診、いわてスーパーキッズ発掘・育成事業の事業に関わり、希望郷いわて国体・いわて大会、ラグビーワールドカップ二〇一九釜石大会の医療救護と危機管理にも携わった。

読者の皆さんも一歩踏み出して「医剣一如」と同様な向き合い方をしてみると、夢が叶えられ、挑戦しがいのある事業に、きっと巡りあえることでしょう。

(4) 武道における事故の発生要因の具体例

①個の要因

筆者もそうであったが、昔の子どもたちは紙芝居や映画の時代劇に触発されて、遊びの一つとして、新聞紙を丸めただけの「剣」を使ってチャンバラごっこや忍者ごっこ、さらには相撲、馬跳び等の運動遊び、外遊びを日常的に行っていた。その中で相手にぶつかる、相手の動きに応じて身をかわす・守る等の動作を知らず知らずのうちに習得していったものである。

しかし、科学技術が進歩することにより日常生活はますます便利になり、現代の子どもたちは日々の生活でも遊びでも、自身のからだを使う機会が極端に減っている。そればかりか、心を動かすことも減っている。そして幼い頃からの運動不足が積み重なった結果、「体の硬い」あるいは「ひ弱な」状態の子どもも増えてきた（一五七頁参照）。

中学校での武道の授業にあたっては、何よりも個々の生徒の性別、体格・体力・運動能力レベル、運動・スポーツ経験、武道の各種目の経験、その武道に対する学習意欲や期待・不安・恐怖心、健康度、病気・障害の有無、その日の体調等を把握し見極めることが重要であり、その武道の種目における対人的技能の指導・教育を進めることが求められる。

②方法の要因

武道の各種目の基本動作や基本となる技の方法が、不適切であったり、誤っているために外傷・障害・事故を招くことがある。

たとえば柔道において、大外刈り等の技を掛けられた場合の正しい受け身は、後ろに倒れるときに顎を引き、帯を見るような姿勢を取って後頭部を打たないようにする姿勢である。さらには背中を丸めることで強打しないようにし、両手掌を下に向けて両腕全体で畳を打つ姿勢が取れれば大きな事故にはつながりにくい。こうした正しい受け身が取れるように担当教諭は生徒の動作を観察し、適切な指導・助言を行うことが必要である。

剣道においては、「禁じ技」の突きを不用意に用いて相手のノドを突き、気管を損傷して呼吸困難をきたすような重篤な事故が起こることがある。特に中学校の武道の授業では、「突き」は危険な技であるために禁止であることを生徒たちに徹底しておくことが重要である。竹刀の振りかぶり方においても、正しくは剣先を頭上にまで振りかぶるのに対して、後方下まで必要以上に大きく振りかぶる方法はまちがいであり、その場が密集していれば近くの他の人に竹刀が当たり、事故を招くことがある（図6）。

少林寺拳法においては、たとえば攻める側の人の手関節を払わず、拳の指の部分を払うというまちがった技をかけたために、環指（薬指）を骨折させた事例もある。

このように、柔道、剣道、少林寺拳法に限らずどの武道においても、基本的な方法や一つひとつの

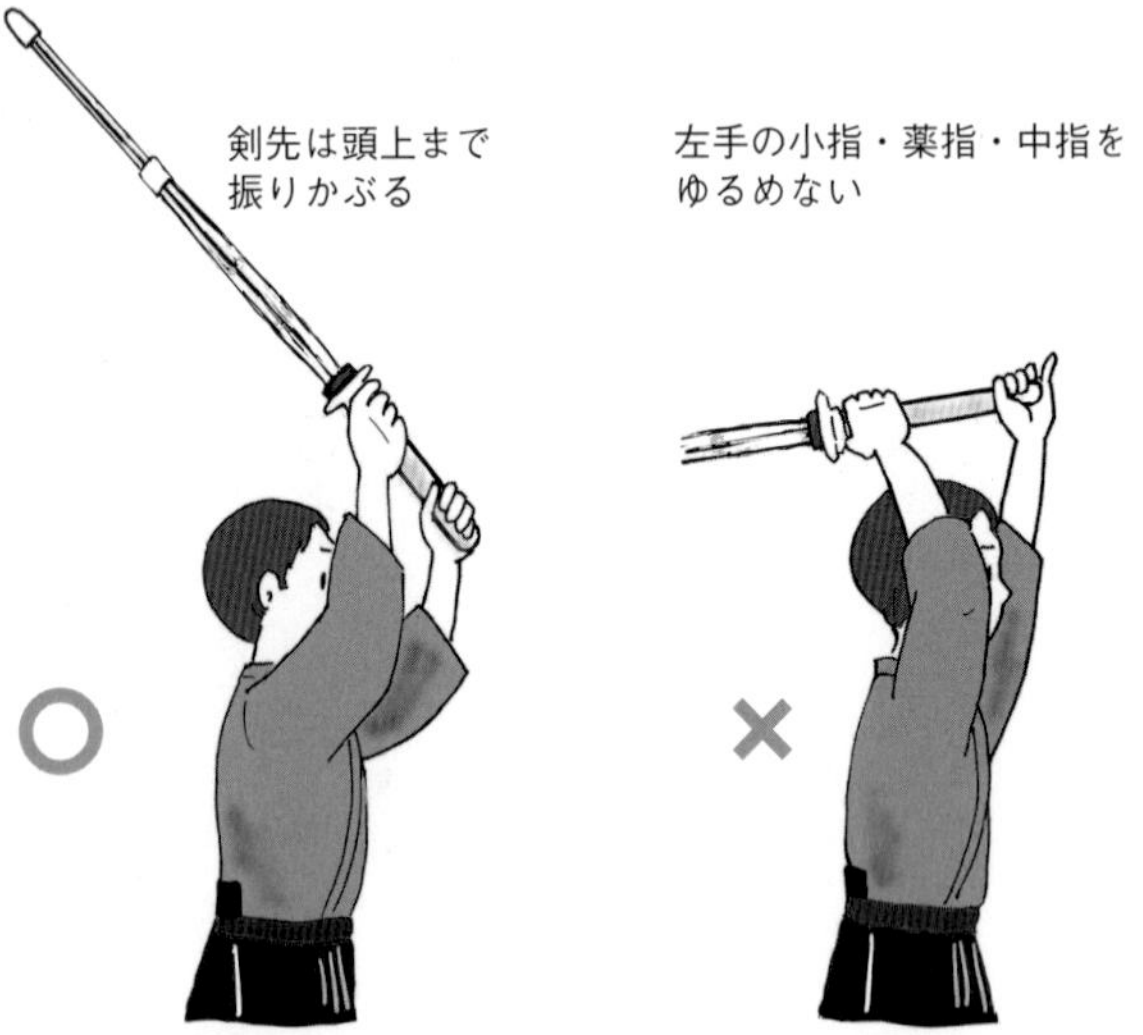
剣先は頭上まで
振りかぶる
左手の小指・薬指・中指を
ゆるめない
○
×

図6　剣道における竹刀の振りかぶり方（左：正しい方法，右：まちがった方法）
（武藤芳照監修：イラストと写真でわかる武道のスポーツ医学　剣道，p8-14，ベースボール・マガジン社，2017より引用）

対人的技能方法がまちがっていたり不適切であったりすると、外傷・障害・事故を招く危険が大きくなることに留意する必要がある。

③環境の要因

武道に伴う外傷・障害・事故の予防の観点から忘れてはならない注意点は、武道場や体育館の床面、壁面の安全管理である。

柔道場では、畳が破れていたり穴があいていたりして足の指を取られ、事故に至る事例がある。畳と畳の間に隙間や段差がある場合も同様である。また、畳表面のささくれや釘・鋲等が刺さっていて足底を負傷する事例もある。

柔道場がないために体育館等で柔道

を行う場合、畳がしっかり固定されていないとズレが生じて負傷することもある。

体育館では、木製の床板が割れていたり反り上がっていたりすれば、足の外傷をきたすばかりでなく、つまずいて転倒する事故を招く。また体育館には球技等、他の競技用の器具を設置するための基礎金具や穴があり、それらの蓋などにつまずいたり、穴に足指が入り込んで外傷をきたす例もある。幅広のガムテープ等を使って一時的に覆ったり、穴をふさぐ等の応急処置が必要である。

少林寺拳法では柔法マットの継ぎ目が劣化していて、そこにつまずいたために足の母趾の骨折をきたした事例もある。

体育館や武道場の側壁に窓ガラスがある場合、ぶつかってガラスが割れて外傷をきたすこともある。特に武道場では額が掲げられていることも少なくなく、万一の際に落下してガラスが破損するなどして危険につながらないか、点検しておく。

剣道具の中では、竹刀が整備されていないと事故になる。特に竹刀の弦が緩いと先革が抜け外れ、場合によっては相手の面金の間に竹刀の先端が入り込み、眼に外傷を負わせる等のリスクがある。

柔道や剣道、少林寺拳法等の道着のサイズや剣道具（垂、胴、小手）のサイズの不適合、身につけ方、特に「ひもを結ぶ」方法によっては道衣や防具の機能が低下するばかりか、逆に事故を招くリスクを高めることがあると十分に理解しておく。

④指導・管理の要因

指導者や教諭の担当する武道の経験度や指導方法・内容についての学習・教育レベルは、外傷・障害・事故を発生させるきわめて大きな要因の一つである。その武道を熟知した経験豊かな指導者と連携して協力を得るなどの準備をして適切な指導・教育体制を確立することがなければ、当然学習効果も小さく、他方外傷・障害・事故のリスクを大きくすることにもなる。

特に少林寺拳法は、ほとんどの中学生にとって初めての教材であり、指導計画・授業展開にあたっては、段階的指導、漸進的指導が重要である。他のスポーツ競技種目における指導と同様に、基礎から応用へ、容易で簡単な対人的技能から複雑な技能への系統的な指導、弱い力発揮から強い力発揮へ、ゆっくりした技能から速い技能へ等、段階的かつ漸進的な指導・教育が、生徒たちの向上心・意欲を着実に高め、上達を促すと共に事故のリスクを小さくする。

以上の外傷・障害・事故における四つの発生要因の内容は、あくまでも代表的な例示である。これらに加えて、それぞれの体育教諭・指導者たちが実際に見聞したり、学習や調査研究して知り得た事例から発生要因を抽出して、事例を一つひとつ加えていく日常的な不断の努力が、安全で合理的な指導・教育と、武道に伴う外傷・障害・事故の予防にとってきわめて重要である。

文献

（1）田中康仁、武藤芳照、山本謙吾他：舞台医学のこれまでとこれから。日本整形外科学会雑誌 **94**（2）：S82, 2020
（2）市川猿之助：「私と運動器」。Moving vol 35：1-3, 運動器の健康・日本協会、二〇二〇
（3）児玉俊夫、石河利寛、猪飼道夫、黒田善雄：スポーツ医学入門、南山堂、一九六五
（4）武藤芳照監修、山下敏彦、田中康仁、山本謙吾編：舞台医学入門、新興医学出版社、二〇一八
（5）毎日新聞：ひと欄、「舞台医学」の普及を目指す武藤芳照さん、二〇一八年六月八日朝刊
（6）メディカル・トリビューン：新しい医療分野〝舞台医学〟とは、初の総合解説書を刊行した武藤芳照氏に聞く、二〇一八年七月一八日
（7）前掲書（4）武藤芳照、金子えり子、福島（太田）美穂：わが国における「舞台医学」の現状と課題、一二～一七頁
（8）武藤芳照監修、山下敏彦、田中康仁編：イラストと写真でわかる武道のスポーツ医学　柔道、一〇～一五頁、ベースボール・マガジン社、二〇一六
（9）武藤芳照監修、山下敏彦、田中康仁編：イラストと写真でわかる武道のスポーツ医学　剣道、八～一四頁、ベースボール・マガジン社、二〇一七
（10）武藤芳照監修、山下敏彦、田中康仁編：イラストと写真でわかる武道のスポーツ医学　少林寺拳法、八～一四頁、ベースボール・マガジン社、二〇一七

【注】

〔一〕現 JCHO東京新宿メディカルセンター
〔二〕パラプレジア＋オリンピック（一九六四年／一九八八年よりパラレル＋オリンピック）の日本発の略称が後に正式名称になった。
〔三〕第7回（二〇二一年）より日本舞台医学研究会として開催

〔四〕少林寺拳法連盟本部は香川県多度津町にあり宗由貴氏は現在顧問。日本武道館関係では元理事・事務局長の三藤芳生氏との交流の機会を得た。

〔五〕ハーバート・ウイリアム・ハインリッヒ。米国の損害保険会社の副部長で、一九二九年の論文が初出である。

第5章　学校のスポーツ医学

48
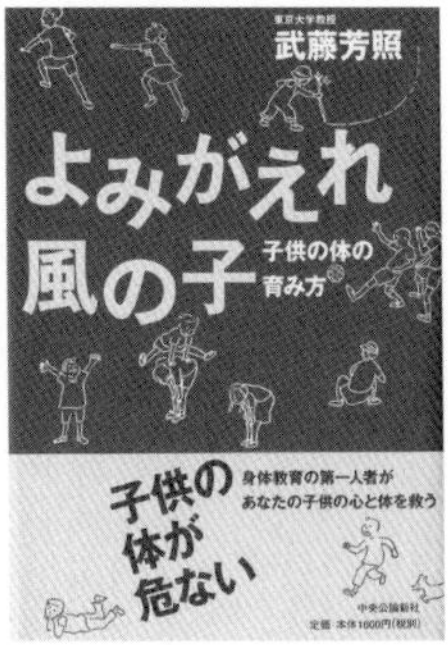

91
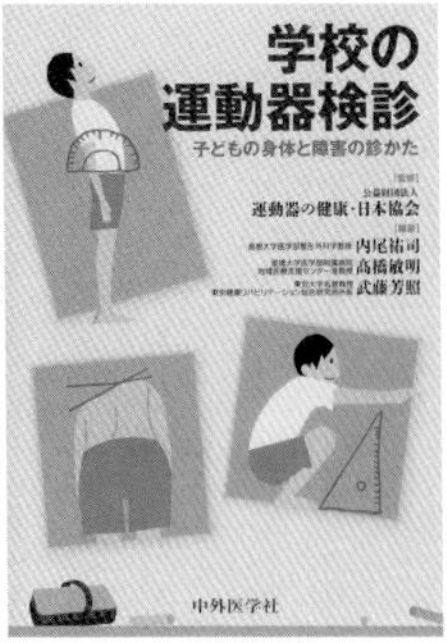

一・「運動器の10年」世界運動と運動器の健康・日本協会

(1)二〇年にわたった世界運動

「運動器の10年Bone and Joint Decade（BJD）：二〇〇〇～二〇一〇年」世界運動は、スウェーデンのルンド大学のラルス・リドグレン教授（整形外科学）が、「運動器の疾患・障害から多くの人たちを守るために医療・保健関係者、教育・研究者、患者、医療行政者が互いに連携して行動しよう」と提唱したことに始まった（一九九八年）。一九九九年に国連の承認を得て、二〇〇〇年にはWHO（世界保健機関、本部はジュネーブ）で運動の開始が宣言され、当時のコフィー・アナン第七代国際連合事務総長（ガーナ出身、一九三八～二〇一八）もこれを強く支持し、「Keep people moving」のスローガンのもと、世界九六ヵ国がBJDの傘下で活動に参加することになった。

わが国においても、二〇〇〇年に黒川高秀初代委員長、河合伸也運営委員長のもとに「骨と関節の10年」日本委員会が組織され、日本整形外科学会、日本リウマチ学会、日本リハビリテーション医学会等、三一の運動器に関わる学術団体が参加して活動が開始された。

当初は「Bone and Joint Decade」の直訳である「骨と関節の10年」とされていたが、二〇〇二年には「運動器の10年」と呼称することと変更された。これは、からだの部位の名称である骨と関節よりも、機能に視点を置いた器官の名称である運動器、つまりからだを動かし、支える器官という呼称のほうが、より広く深い意味として国民に理解、支持されやすいと考えられたからである。

その後、杉岡洋一第二代委員長、山本博司第三代委員長、河合伸也第四代委員長に引き継がれ、一般財団法人化（二〇一一年）、公益財団法人化（二〇一六年、岩本幸英委員長）を経て、現在の公益財団法人運動器の健康・日本協会（二〇二一年四月現在、丸毛啓史理事長）へと組織を成長・発展させて活動している。

この間、一〇年で区切られることになっていた世界運動は二〇一〇年で節目を迎えたが、BJD世界会議において、この世界キャンペーンは二〇二〇年までさらに一〇年間継続することで合意され、「The Global Alliance for Musculoskeletal Health（「運動器の健康」世界運動）」と名称を改めて、二〇一〇年以降も続けられることとなった（**図1**）。事務局も、それまでのスウェーデン・ルンドから英国・ロンドンに移され、アンソニー・D・ウルフ教授が運営委員長に任命された[1]。

運動器の健康・日本協会は、前身の「運動器の10年」日本委員会より活動が継承されたが、その基本目標の三項目および目標の実現に向けた事業の三本柱を**表1**に示す。運動器の健康・日本協会は、全国公募で決定した標語「動く喜び　動ける幸せ」のもと、七五の団体の協力を得て、国民の運動器健康増進のために様々な事業・活動を展開している。

GLOBAL ALLIANCE FOR MUSCULOSKELETAL HEALTH

「運動器の健康」世界運動

動く喜び 動ける幸せ

図1 「運動器の健康」世界運動のロゴマーク

表1 運動器の健康・日本協会の基本目標と事業の柱

【基本目標】
1. 「運動器」の言葉の定着
2. 運動器が健全であることの重要性の周知
3. 運動器疾患・障害の早期発見と予防体制の確立

【事業の柱】
1. 運動器の健康・日本賞顕彰
2. 季刊誌『Moving』発刊等の広報
3. 運動器健康推進

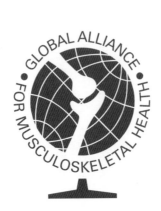

(2)『マンガ運動器のおはなし　大人も知らないからだの本』

二〇〇〇年代に話が戻るが、「運動器の10年」日本委員会の基本目標である、運動器の言葉の定着と運動器が健全であることの重要性の周知を図る方法・手段として、マンガ形態での教育・啓発資材を編集・制作することにした。これは、当時の東京大学教育学部の七名の学生たちの感性とアイデアから生まれたものである。

二〇〇三年八月の日本委員会の運営委員会で、「啓発冊子を作ったほうがいいのでは」との筆者の発言に、同席していた(株)エーザイの田芳郎氏が即座に反応して動き始めてくれた。一方、東京大学教育学部で筆者の担当する身体教育の授業に参加していた七名(男子六名、女子一名)の大学三年の学生たちが自ら手を挙げて、この制作事業に参画した。

彼らが提案してきたのが、「マンガ形態」であった。約一年の準備・制作作業を経て『マンガ運動器のおはなし　大人も知らないからだの本』が完成したのが二〇〇五年三月、七名が学部を卒業する直前であった(図2左)。

運動器のしくみ、発育・発達、栄養、スポーツ指導法、ケガへの対処、生活習慣等について、作家・井上ひさしの言葉を借りて表現するなら「むずかしいことをやさしく　やさしいことをふかく　ふかいことをおもしろく」工夫した文章とマンガ、コラム・グラフ・表等を組み込んだ構成にして制作し、全国の小・中学校、教育・スポーツ関係者に無償で一五万部以上が配られた。

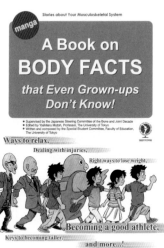

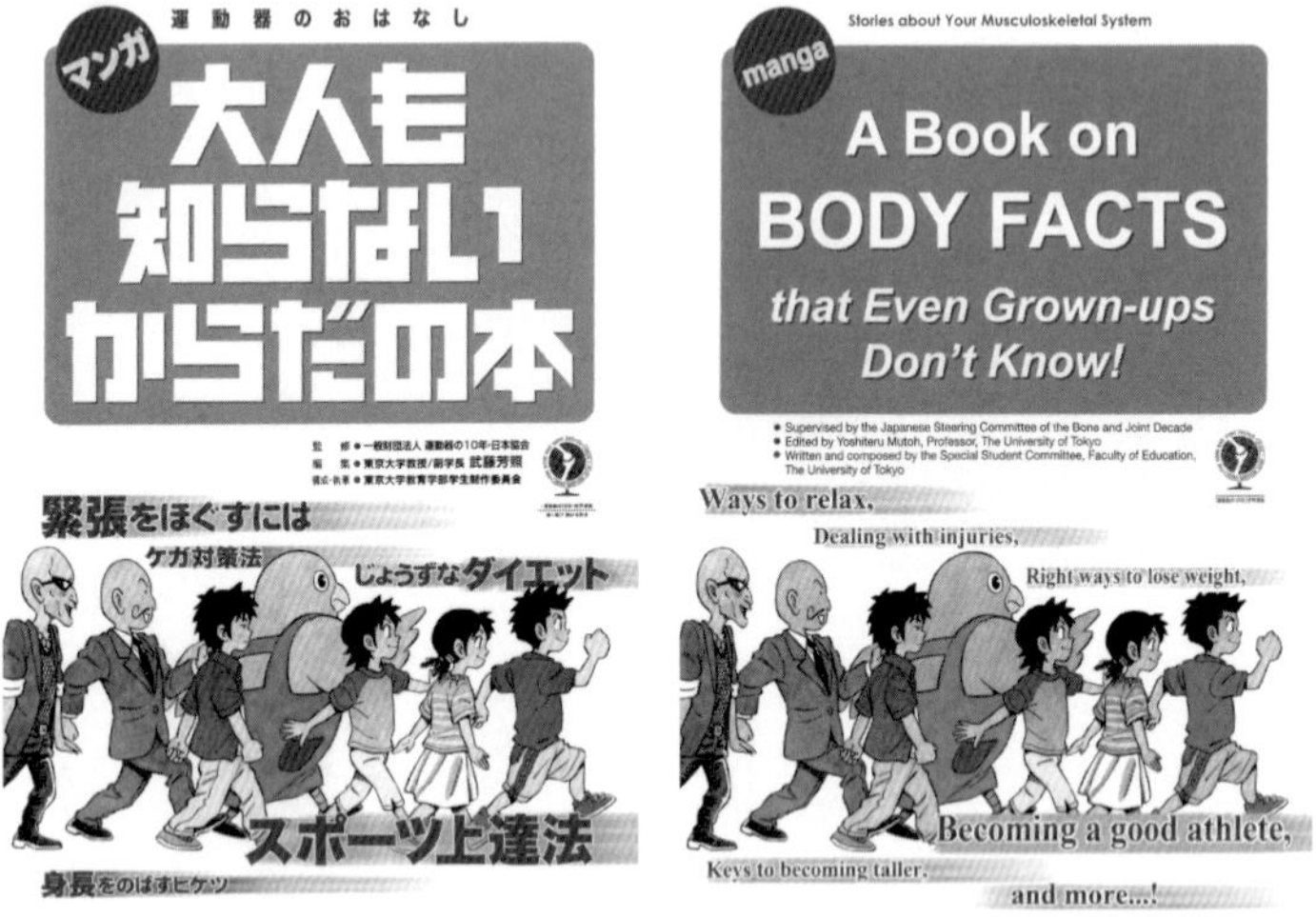

図２　学生が活躍した『マンガ運動器のおはなし　大人も知らないからだの本』（日本語版と英語版）

幸い本書は大変好評を博し、ＢＪＤ世界会議でも高い評価を受け、次いで英語版も制作された（図2右）。そして七名の学生諸君には、国際的な教育・啓発活動を行ったとして東京大学総長賞が授与された。加えて、二〇〇六年五月に国連のアナン事務総長が来日して東京大学より名誉博士号が授与された折、制作委員会の学生代表である鎌田真光君（現東京大学医学系研究科助教）がアナン氏に面会してマンガ本（日本語版・英語版）を手渡し、国連が支持して始まった世界キャンペーンの一つの成果を共有するという画期的な機会が実現した。アナン事務総長夫人が、このキャンペーンが提唱されたスウェーデンの出身であったことも誠に良いご縁であった。

この両書の企画・制作に至る一連の経過は、運動器という身体の器官の健康を介して、スポーツ医学の教育と予防という分野・領域の中で実に多彩な人々がそれぞれの役割・使命を果たし、国際的にもきわめて重要な教育資材を創作するという実に有意義な機会であったと感じている。

二．運動器検診をよりよいものに（学校保健安全法施行規則の一部改正）

(1)子どもの身体の二極化

現代社会における子どもの運動器の健康に関する課題は、「二極化」と考えている。つまり、身体活動、運動、スポーツの過多あるいは過少により、それぞれスポーツ外傷・障害の増大と体力の低下、生活習慣の乱れ、生活習慣病の発生を招くという二極化現象である[2][3]（図３）。その課題解決のためには、社会全体での予防と教育のための取り組みが重要であるが、とりわけ、その有効策の一つに、学校保健の中での予防・教育の体制整備が挙げられる。

日本スポーツ振興センター（ＪＳＣ）が毎年公表している統計データの中の、一九八三〜二〇一八年の三五年間の児童生徒数と体育事故件数の推移を見ると、児童生徒数は３分の２ほどに減少してい

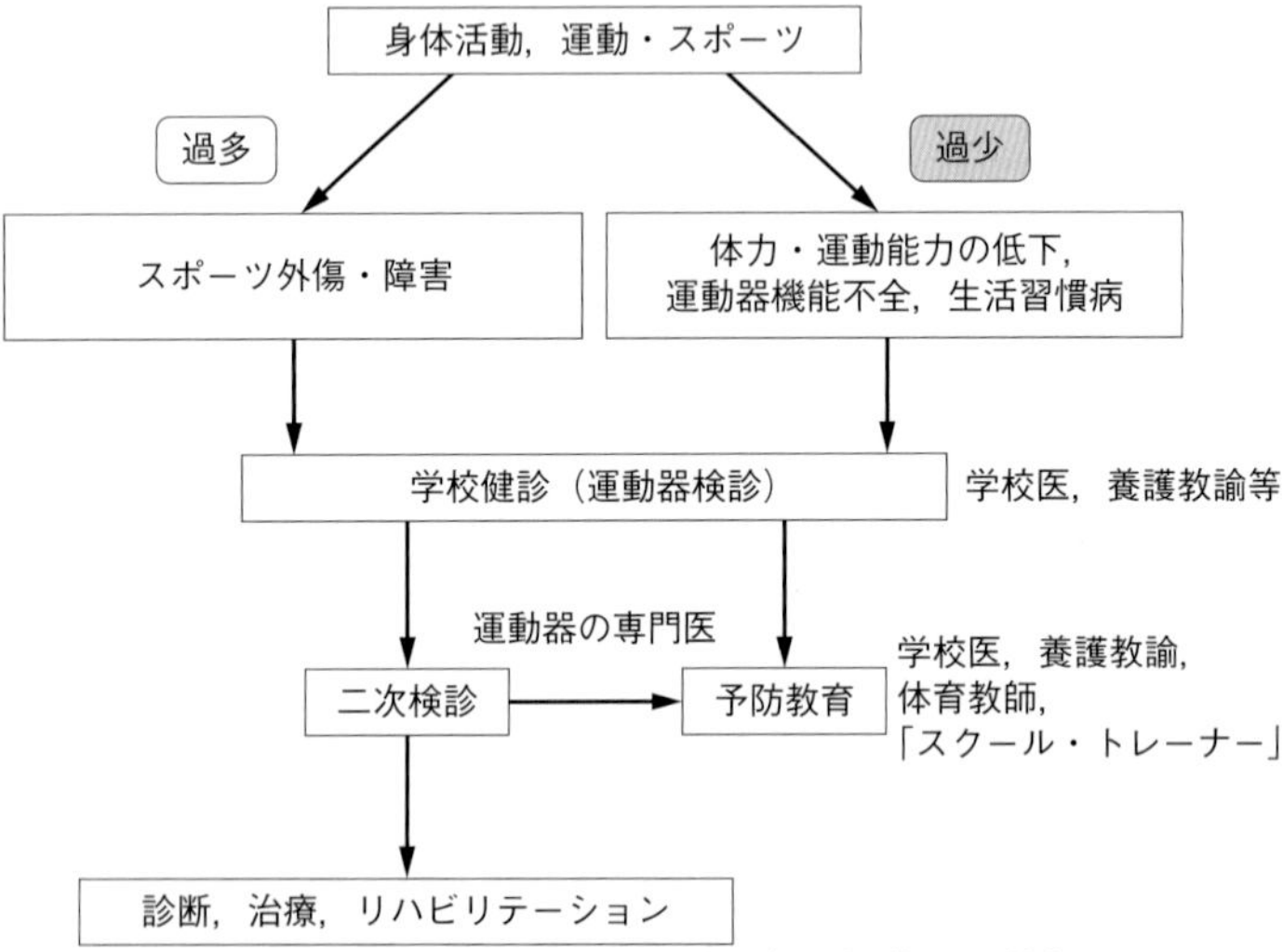

図3　子どもの運動・スポーツと身体の二極（二分）化への対応
（武藤芳照ほか編：学校における運動器検診ハンドブック—発育期のスポーツ障害の予防—，p1-8，南江堂，2007より引用）

るのに対して、体育事故件数は約1.3倍に増加している[4]（図4）。このクロス現象における事故の増加要因を推測すると、①幼い頃からある特定のスポーツを続けた結果、運動過多によりスポーツ外傷としての事故が増えており、また一方で、②日常生活における運動不足（車での移動、起居の減少等）によってバランスの良い身体機能の発達が不十分となるという、極端に異なる両面が混在した結果と考えられる。

つまり、子どもたちの健全な心身の成長発達に必要である適切な質（種類）と量（強度・時間・頻度）の身体活動・運動・スポーツがなされていないことが原因であろう。そして、このような現象を招いた責任は子どもたち自身にあるのではなく、生活環境・社会環境を大きく変貌させ、子ども

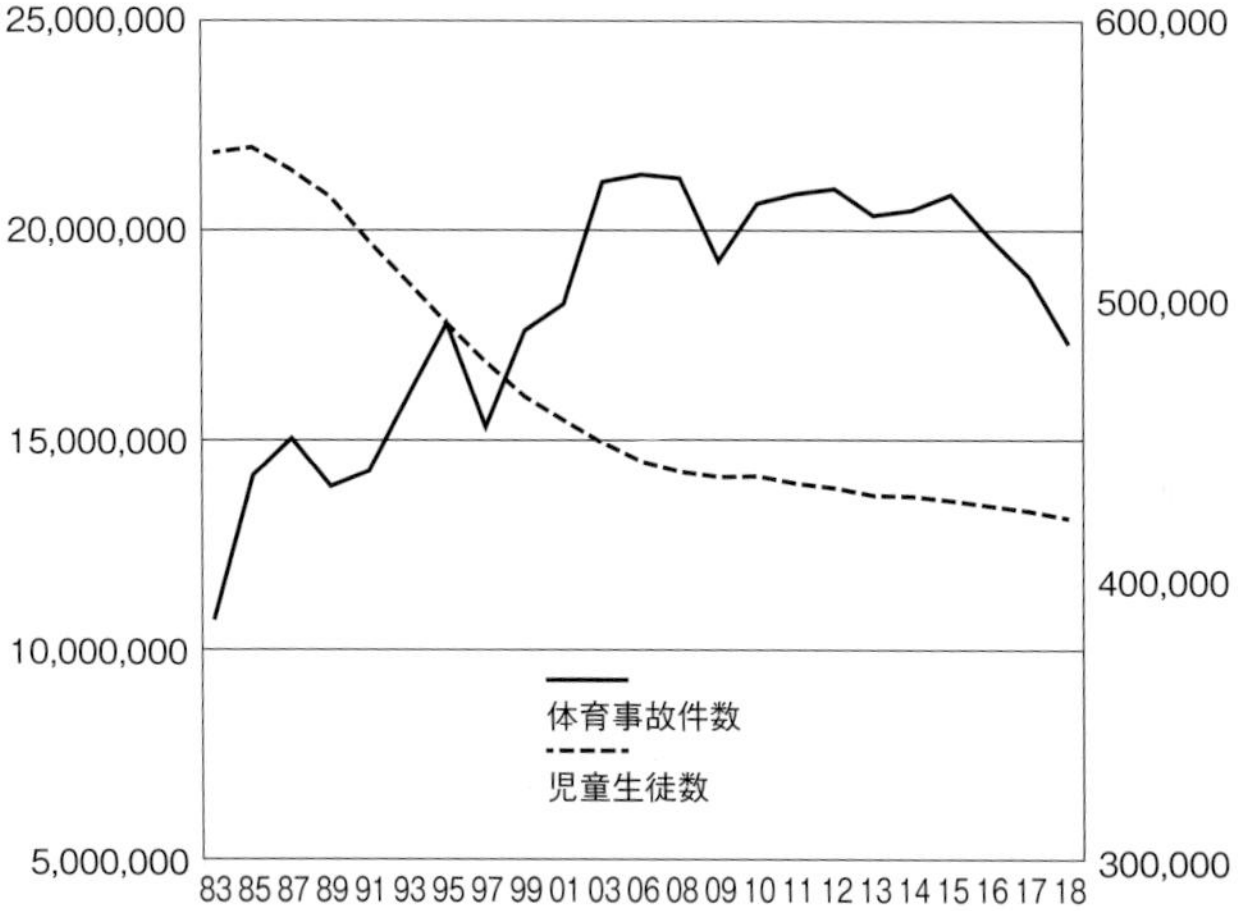

図4　体育事故件数および児童生徒数の推移（1983〜2018）
（武藤芳照：日本整形外科学会雑誌 **91**：370-374，2017にデータを追加）

たちのための時間・空間・仲間を奪い続けてきた社会全体、大人たちにあることは言うまでもない。

(2)国の規則の一行を変えよう！

スポーツ医学の社会的役割で最も重要なのは、スポーツに伴う外傷・障害・事故・疾病を予防することにある。その営みを介して、健全なスポーツを普及・振興し、あらゆる年代の人々がスポーツを通して心身の健康を増進すると共に、スポーツによって人間形成を図り、より豊かな人生を送ることができるようにすることである。

スポーツ外傷・障害の一例一例を診断・治療して現場に無事に復帰させることが重要であることはもちろんであるが、それ以降、同じような事例が発生しないような具体的な予防への取り組みを行うことがきわめて重要である。
「運動器の10年」日本委員会の三つの基本目標（表1参照）の一つ、「運動器疾患・障害の早期発見と予防体制の確立」に関して、子ども、特に児童生徒を中心とした学校保健現場における予防への取り組みのスローガンが「国の規則の一行を変えよう！」であった。これは、世界運動の中で重点を置く疾患の一つに含まれている「小児の運動機能障害、スポーツ障害」への具体的対応にも合致するものであった。

具体的には、毎年学校で行われる健康診断における検査項目[二]に一一個あるうちの一つ、「三．脊柱及び胸郭の疾病及び異常の有無」を変更して、四肢や運動器全体を検査する項目に改めることを目標とした。

杉岡洋一委員長のもと、このプロジェクトが開始されたのが二〇〇五年であり、実際に「学校保健安全法施行規則の一部改正等について（通知）[三]」が全国の知事等に発出され、文部科学省令第二一号[四]に基づいて学校の健康診断[5][五]の方法が変更されたのは、二〇一六年四月一日からであった。これで当初の目標であった、『四肢の状態』を必須項目として加えると共に、四肢の状態を検査する際は、四肢の形態、及び発育並びに、運動器の機能の状態に注意することを規定すること」という改正点が実現した。実に一一年間に及ぶ取り組みであった[6]。

(3)一一年間の取り組みと目標達成に至る経緯

①「運動器の10年」日本委員会の「学校における運動器検診[六]体制の整備・充実モデル事業」

期間は、二〇〇五〜二〇一〇年度にわたる六ヵ年で、当初北海道、京都府、島根県、徳島県の4グループから、新潟県、宮崎県の2グループが加わり、次いで愛媛県、埼玉県の2グループ、さらに熊本県、大分県の2グループが参画し、最終的には10グループによる事業となった。全国的な事業の実施による調査研究の推進と新たなデータ、知見の提示を行った。

②日本医師会、学校保健委員会への参画

日本医師会の役員・委員長、各地域代表の学校保健担当役員、文部科学省学校保健対策専門官等との連携・協力関係の構築を行った。

③中央教育審議会への意見の反映（二〇〇八）

中央教育審議会答申「子どもの心身の健康を守り、安全・安心を確保するために学校全体としての取り組みを進めるための方策について[七]」のⅡに「学校保健の充実を図るための方策について」という項目がある。そこの「1．子どもの健康を取り巻く状況とその対応（子どもの健康を取り巻く状況）」の中に、「過度な運動・スポーツによる運動器[八]疾患、障害を抱える子どもも見られる状況にある」と、子どもの現代的な健康課題の一つとして記載された。

④『学校の運動器の疾患・障害に対する取り組みの手引き[7]』の発行（二〇〇九）

「運動器の10年」日本委員会より日本学校保健会に制作を委託し、予算を付けて日本学校保健会の中に「学校における運動器疾患・障害に対する取り組み推進検討委員会」を形成した。メンバーは、筆者が委員長を務め、順天堂大学の鈴木大地准教授（当時、前スポーツ庁長官）をはじめ、整形外科、小児科、学校医、保健行政官、体育・スポーツ研究者、文部行政官等、計一二名の構成であった。このメンバーが中心となり、同手引き書の編集・校正等の実務作業を行い、二四名の執筆者と、さらには五名の協力者を得て完成に至った[九]。

また、委員会には文部科学省スポーツ・青少年局学校健康教育課学校保健対策専門官も毎回参画した。「運動器の10年」日本委員会―日本学校保健会―文部科学省の三者連携による事業が、「教育資材」という形で実現した。本書は二〇一四年、次いで二〇一九年に改訂版を発刊し、現在も学校保健現場、スポーツ関係者に活用されている。

⑤文部科学省による健康診断の現状と課題の調査（二〇一一～二〇一二）

文部科学省スポーツ・青少年局学校健康教育課による「今後の健康診断の在り方に関する調査[一〇]」が日本学校保健会に対して事業委託され、全国の幼稚園（二一五〇園）、小学校（三二六二校）、中学校

（一二三〇二校）、高等学校（一七五一校）、特別支援学校（八六六校）および教育委員会（四都道府県）、市町村（一三四八ヵ所）を対象に、健康診断の現状と課題について調査を実施し、報告書が提出された。

⑥健康診断に関する有識者会議（二〇一二～二〇一三）

文部科学省「今後の健康診断の在り方等に関する検討会」（有識者会議）の設置と審議が行われた[一二]。スポーツ・青少年局長のもとに、学校医、日本学校歯科医師会役員、養護教諭代表、日本医師会、学校保健担当常任理事、日本学校保健会役員、保健主事（学校長）代表等の一六名のメンバーに、文部科学省、厚生労働省の関係行政官が加わって議論・検討が行われた。そして、二〇一二年一一月一九日に、筆者と島根大学医学部整形外科学・内尾祐司教授が正式に参考人として招かれ、学校健康診断における運動器検診の必要性とその期待される効果等について説明すると共に参加者から数多くの質問を受け、回答をした。

振り返ってみると、それまでの様々な活動・働きかけの集大成であり、最大の山場がこの国からの参考人招致であったと思う。その日の帰り、内尾教授らと共に虎ノ門から銀座・並木通りに出て、ささやかな慰労会をし、緊張から解き放たれた快い時間を過ごしたことを、今でもよく覚えている。

⑦日本医師会（日医）による要望書提出（二〇一三）

要望書「学校保健の更なる充実に向けて」の提出に[一二]、日本医師会の今村聡副会長（学校保健担当）と道永麻里常任理事が文部科学省を訪れ、久保公人スポーツ・青少年局長（当時）に要望書を手渡した。その中には、日医の学校保健委員会（衞藤隆委員長）での検討を踏まえ、「従来からの（健診項目）を再検討し、「運動器」…（中略）…等の現代的な健康課題にも対応可能な調査の方策と項目の検討」の要望項目が組み入れられていた。

⑧その後の流れ：施行規則が改正されるまで（二〇一三〜二〇一六）

官報速報（二〇一三年七月三〇日）に、「運動器機能の検査拡充を検討＝健康診断の見直しで—文部科学省」と掲載された。二〇一四年に学校保健安全法施行規則の一部を改正する省令[一三]が公布された。二〇一五年に『児童生徒等の健康診断マニュアル　平成二七年度版改訂[8]』が発刊・頒布された。そして二〇一六年四月に「児童生徒等の健康診断に係る改正規定等」が施行されたのである。

(4)目標を達成して

経緯を振り返り、一つの大きな事業目標が達成できるためには、「天地人」、すなわち天の時、地の利、人の和が重なって初めて成功に至ることを改めて知らされる。

「運動器の10年」という世界キャンペーンを行っていたとき、文部科学省や日本医師会、日本学校保健会との組織間の距離を接近させ、卓越したリーダーシップで牽引していただいた故杉岡洋一委員長、共に連携し活動し続けてくれた内尾祐司教授、久保公人スポーツ・青少年局長（元東京大学理事）、中央教育審議会・日本医師会の学校保健の統括であった衞藤隆東京大学名誉教授ほか、数多くの方々の協力・支援があって、初めてこの「国の規則の一行を変えよう！」が成就したのだと思う。改めて関係者に感謝申し上げたい。

余談であるが、かつて、『プロジェクトX　挑戦者たち[一四]』という、ある特定分野において難問や難題を克服し成功に至った人たちを紹介する人気テレビ番組があったが、子どもたちの心身の健全な成長発達のために汗を流した、筆者たちの一一年にも及ぶ取り組みの末「国の規則の一行を変えよう！」を実現させた活動を取り上げてもらいたいと思ったものだ。

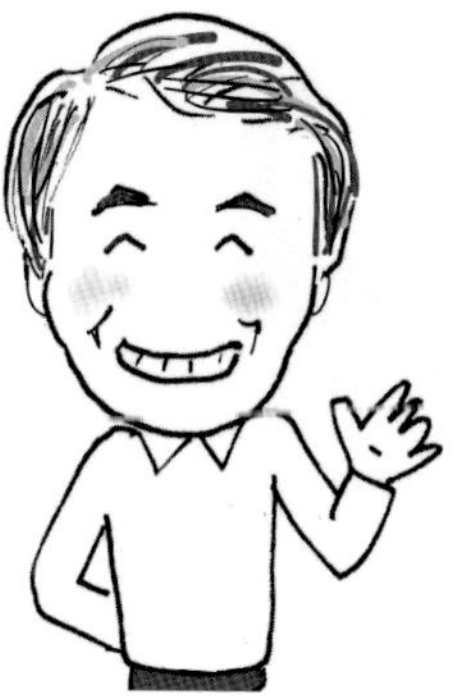

コラム

四五年間のスポーツ医としての歩み

立川厚太郎（新潟県身体障がい者団体連合会理事長）

一九七五（昭和五〇）年から四五年間、病院での整形外科診療のかたわら、スポーツドクターとして、各種競技の選手やコーチと一緒に活動し、特に、新潟県、国体水泳チームドクターとして約三〇年間、積極的に関わってきました。本格的にスポーツ医学を目指すきっかけになったのは、一九九二（平成四）年、新潟県水泳連盟主管の全国中学生水泳新潟大会の準備のため、当時、東京大学教育学部におられた武藤芳照先生に長岡市に来ていただき、県のコーチに選手強化の教育講演をしていただいてからです。ちなみに、バルセロナオリンピック（一九九二）平泳ぎの金メダリスト岩﨑恭子さんが参加し、非常に盛り上がった大会でした。

　当初「スポーツ医学」は、選手・コーチから受け入れられなかったので、水泳大会や合宿等に積極的に参加して、水泳連盟の役員に就任し、次第に信頼されてから少しずつ医学的な知識を浸透させてきま

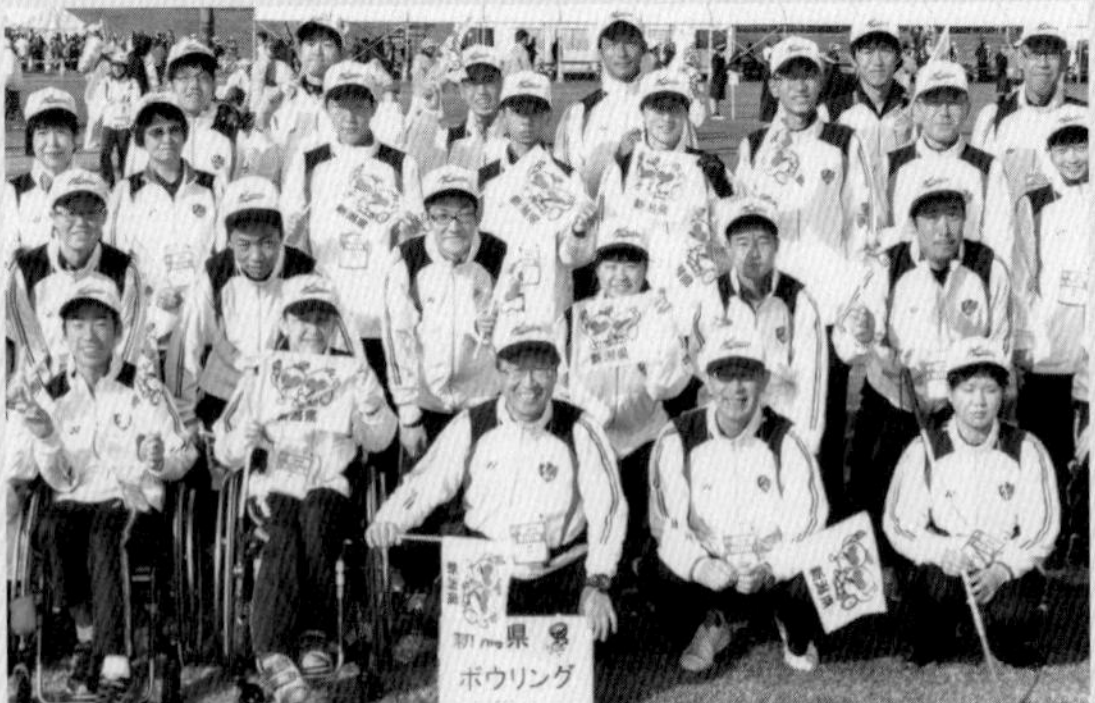

●全国障がい者スポーツ大会（2016）にて

毎年，全国障がい者スポーツ大会が国体の後に開催されます．写真は 2016 年 10 月に岩手県で開催された第 16 回大会の入場式前のものです．筆者は新潟県選手団の団長として参加し，最前列真ん中でプラカードと「朱鷺」の小旗を持っています．

した。日本スポーツ協会の「公認スポーツドクター」、日本医師会の「健康スポーツ医」の資格も取り、医学的指導をしながらも、選手からも本音を聞けるようになりました。以降は「スポーツ医学」にコーチや選手も耳を傾けてくれ、徐々にスポーツ障害も少なくなり、選手やコーチからの相談が増えてきました。中でも、シドニーオリンピック（二〇〇〇）背泳ぎ銀メダリストの中村真衣選手から得られた知識はスポーツドクターとしての診療・治療に大変参考になりました。

野球に関しても、全国大会で優勝のなかった高校球児および保護者に対して食事指導、外傷対策、障害予防などを指導し、選手の疲労骨折などの手術等も行いました。新潟市の学校法人日本文理学園日本文理高等学校は、甲子園で準優勝を果たし、今では県の甲子園出場常連校になっています。甲子園のアルプススタンドで野球部員、ブラスバンド部員、保護者の皆さんとともに応援に行くことができ、得がたい体験をさせてもらいました。

現在は以前から関心があった障がい者スポーツに携わっています。新潟県立小児療育センターに勤務していた経験から、健常者とは違う環境下での障がい者スポーツにも関心を持っていました。一二年前から毎年五日間、全国障がい者スポーツ大会に帯同し、「障がい者スポーツ医」の資格も取り、小児から成人までの選手やコーチたちとふれあいプラザ（新潟県の障がい者スポーツ施設の中心施設）を通じて参加したり、新潟県障がい者スポーツ協会の役員として活動を続けています。

スポーツ医学を志す方々にはいろいろな活動を通して、柔軟性を持った幅の広い人材となってほしいと思っています。

三　スクール・トレーナー制度の整備

前述の文部科学省の有識者会議「今後の健康診断の在り方等に関する検討会」の意見(9)には、「運動器に関する検診の実施に当たっては、担任、保健体育の教諭、養護教諭、学校医等に対して、整形外科医等の専門的な立場から、研修等によって助言を得る機会を持続的に設けることが重要である」と記されている。それぞれの地域の整形外科医が、運動器の専門医として研修教育や相談に応じたり指導・助言を行うことが求められており、そのような体制が整うことが望ましい。しかし、現実には整形外科医の日常の臨床業務の多忙さや国の財務上の視点からも、人員配置・観点からも困難である。

そこで、全国レベルでそのような予防教育の体制を組み、持続的な活動がなされることを想定して生まれたのが、運動器の健康・日本協会が検討している「スクール・トレーナー〔一五〕」制度である。本制度は、「運動器医療の高度な学術的知識と臨床技法を有する専門家が、学校医との緊密な連携の下に、学校保健の現場に参画・支援・協力することにより、児童生徒の運動器の健康増進と健全な成長・発達に寄与することを目的」としている。

ここで言う「専門家」は、具体的には理学療法士を想定している。主な業務内容は学校での児童生徒への保健指導的な役割であり、あくまで運動器疾患・障害の「予防教育」に包括される活動・業務である。保健指導は、（医療の一部ではあるが）医療行為ではないとされ、保健師の名を詐称しない限り、何人でも業として行っても良いとされている[10][11]。

たとえば、両腕をしっかりあげられない、きちんとしゃがむことができない等の、いわゆる「からだの硬い」児童生徒にストレッチングの指導をしたり、運動部活動で運動器の痛みがある児童生徒に対して適正なトレーニング方法やアイシング・テーピングの指導を行ったり、学校保健委員会の場や特別指導の形でクラス全体に運動器の構造と機能についての教育を行う等の活動が想定される。

スクール・トレーナー制度の構築とその運用は、今後の学校健診での運動器検診をより効果的に進化させる重要な方策と期待される。理学療法士が学校教育現場に参画して活躍し、効果を上げている事例も徐々に広がりつつある。

一方で、理学療法士が学校で健診や診断を行うことに結びつくことを懸念する意見を聞くことがあるが、あくまで子どもの心身の健全育成のための「予防教育」の活動を主眼としている。

文献

（1）「運動器の10年」日本委員会：「運動器の10年」世界運動10年達成記念誌、二〇一一
（2）武藤芳照：児童・生徒の体力・運動能力およびスポーツ障害の実態。学校における運動器検診ハンドブック、武藤芳照、柏口新二、内尾祐司編、一～八頁、南江堂、二〇〇七
（3）武藤芳照：スクリーニングから予防へ―スクール・トレーナー制度の整備に向けて―。学校の運動器健診

子どもの身体と障害の診かた、内尾祐司、高橋敏明、武藤芳照編著、一六三〜一六八頁、中外医学社、二〇一八
（4）武藤芳照：学校健診の動向。日本整形外科学会雑誌 **91**：370-374, 2017
（5）前掲書（2）、三四頁
（6）運動器の10年・日本協会：学校における運動器検診体制の整備・充実事業に関わる資料集成（平成一七／二〇〇五年度〜平成二六／二〇一四年度）、二〇一五年一〇月
（7）運動器の10年・日本協会：学校の運動器疾患・障害に対する取り組みの手引き（初版：二〇〇九、第二版：二〇一六、第三版：二〇一九）
（8）文部科学省スポーツ・青少年局学校健康教育課監修：児童生徒等の健康診断マニュアル、公益財団法人日本学校保健会、二〇一五
（9）文部科学省、今後の健康診断の在り方等に関する検討会、二〇一三年三月
（10）尾崎孝良：診療補助行為に関する法的整理。日医総研ワーキングペーパーNo.358、二〇一六（二月二九日）
（11）内尾祐司、「理学療法士がスクールトレーナーとなる上での法的な論点と業務設定の必要性」、「運動器の10年」日本協会、学校保健委員会資料、二〇一七年四月二〇日

【注】

〔一〕発刊日は五月。制作：学習研究社（B5判、九六頁、オールカラー）、協力：エーザイ（株）。
〔二〕学校保健安全法施行規則第六条
〔三〕二〇一四年四月三〇日に「文部科学省スポーツ・青少年局長　久保公人」として通知された。
〔四〕「文部科学大臣臨時代理　国務大臣　田村憲久」の名で出されている。
〔五〕健診は、「健康診断」または「健康診査」の略。学校の定期健康診断である「学校健診」は、学校保健安全法に基づいて行われる児童生徒たちの健康状態の評価・把握・診断を行うものである。

〔六〕検診は、ある特定の疾患の早期発見、早期治療を目指したスクリーニングである。児童生徒たちの運動器疾患・障害の早期発見、早期治療を目指して行われる活動は「運動器検診」である。
〔七〕二〇〇八年一月一七日付で出されたもの。
〔八〕「運動器」とは、骨の関節、筋肉、靱帯、腱、神経等、身体を支えたり、動かしたりする器官の名称（「運動器の10年」日本委員会）であるが、この名称が答申の中に組み入れられたことは大きな成果である。これは、中央教育審議会委員であり、スポーツ・青少年分科会学校健康・安全部会長で東京大学教育学部の同僚であった衞藤隆教授のご尽力による。
〔九〕二〇〇九年三月発行。「運動器の10年」日本委員会監修で、A5判、九六頁、二色。
〔一〇〕二〇一一年一二月〜二〇一二年三月に実施され、予算額一九一七万六千円であった。
〔一一〕二〇一二年五月〜二〇一三年三月に行われた。
〔一二〕横倉義武日本医師会長名によるもので、二〇一三年六月六日に提出された。
〔一三〕平成二六年文部科学省令第二一号、久保公人スポーツ・青少年局長名
〔一四〕ＮＨＫで二〇〇〇〜二〇〇五年に放映された。
〔一五〕商標登録第5569187号

第6章　超高齢社会にもスポーツ医学を

㊳

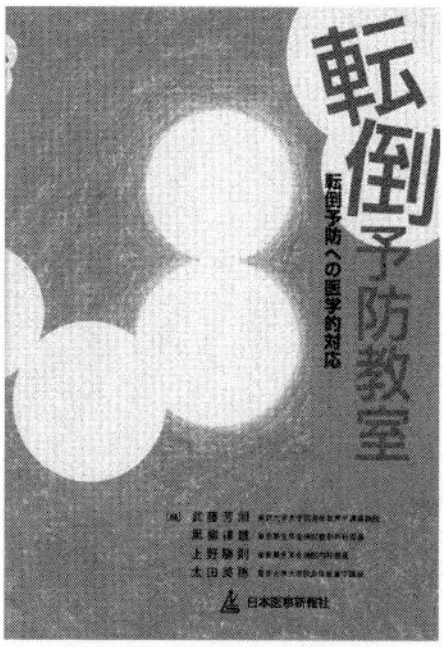

51

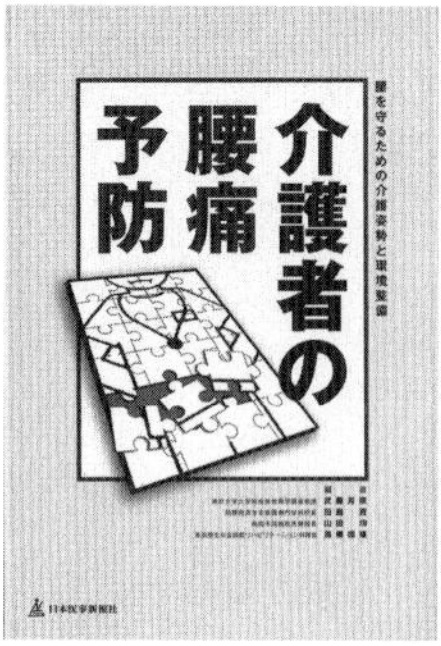

一・高齢者の転倒予防

(1) 骨代謝研究と転倒予防

筆者が名古屋大学の大学院学生の頃、東京に出向いて日本水泳連盟の事業における諸活動を手伝いながら、スポーツ医学に関わる臨床・研究や疲労骨折症例の収集を行うと共に、骨軟化症、骨粗鬆症《こつそしょうしょう》、副甲状腺機能亢進症等の骨代謝疾患についての臨床研究も継続して行っていた。日本骨代謝研究会には、教室の先輩医師らに同行して参加し、臨床症例の発表をしたり、骨の基礎科学についての学術的論議が大変面白く夢中で聴いていていたりしたものだ。

そうした流れにより、大学院学生としての博士・学位申請論文は、スポーツ医学の分野ではなく、「ビタミンK依存性カルシウム結合タンパクに関わる基礎研究」の課題であった。ラットを用いた動物実験を連日深夜まで行い、一つの学術論文に取りまとめる知的作業は容易ではなかったが、それ以後の様々な調査・研究の進め方を学習する経験となった。また、研究を通して、骨代謝に関わる全国の大学・病院の医師らと出会うという貴重な機会を得ることもできた。

そして、その出会いの延長線として、後年、厚生省長寿科学総合研究事業の研究班（班長：杉岡洋一・九州大学整形外科学教授）の一員として、スポーツ医学の立場から参画することとなった。その一環として行った島根県吉田村（現雲南市《うんなん》）および長野県北御牧村（現東御市《とうみ》）での変形性膝関節症、骨粗鬆症に関わる疫学調査の結果、たまたま転倒しやすさと動脈硬化との関連を見いだすこととなった[(1)]。

「これは大発見だ！」と、研究仲間と大いに興奮したものだが、追跡調査を積み重ねてみると、動脈硬化そのものというよりも、動脈硬化に象徴される肥満・運動不足等が結果的に転倒しやすさを生み出す基盤となること、転倒は生活習慣病の一種ととらえることができるという結論に至った。

残念ながら「世紀の大発見」とはならなかったが、高齢者の骨粗鬆症に伴う骨折と転倒に関する新たな視点を得ることができた。

というのは、当時、ＮＨＫの特集をはじめ各種報道機関で年を取ると骨がもろくなって骨粗鬆症となり、大腿骨骨折をきたし、ついには寝たきりになるという話題が取り上げられた。それにより「骨粗鬆症、骨折、寝たきりは怖い！」という言説が社会に広がりつつあった。

確かにそうした一連の結果が生まれることもあるが、骨粗鬆症に伴う骨折の大半は転倒を原因とする。そして、転倒を生活習慣病の一種とみなすことができるのであれば、運動・生活指導により予防が可能であろう。転倒を予防できれば骨折を予防し、寝たきり、要介護を予防できるという論理が構築されるに至った。

振り返ってみれば、転倒予防研究の元々の契機は、大学院時代の骨代謝研究であり、そのときその環境で眼前に与えられた課題に真摯に取り組むことが、いずれは様々な形で新たな実りを生み出すものであると学んだのである。

(2) 日本初の「転倒予防教室」

一九九七年一二月一日、東京厚生年金病院[一]健康管理センターに、日本初の「転倒予防教室」が誕生した。多職種連携で自由診療（当初五六八七一《コロバナイ》円の料金設定）で健康診断、体力測定、運動・生活指導、総合評価のプログラムを8週間（全6回）実施する形で行われた（図1[2]）。

これは、スポーツ医学の分野で行うメディカル・チェック、体力・運動能力測定、運動・トレーニング実践、総合評価の一連の流れを踏まえて組み立てられたシステムであり、いわば「介護予防へのスポーツ医学の応用例」と言うことができる。

この教室を運営する中での成果は数多くあるが、特に印象深く残っているのは、「運動」に対するスタッフ間の大きな認識の違いである。全体のシステム・プログラムを構築する作業の中で、同じ「運動」という言葉を用いても、理学療法士がイメージするものと健康運動指導士やスポーツ指導者がイメージしているものとが大きく異なり、ときに白熱した議論になったこともある。

つまり、「運動処方をすすめる」にあたって、それぞれの人が考えている、あるいは経験してきた

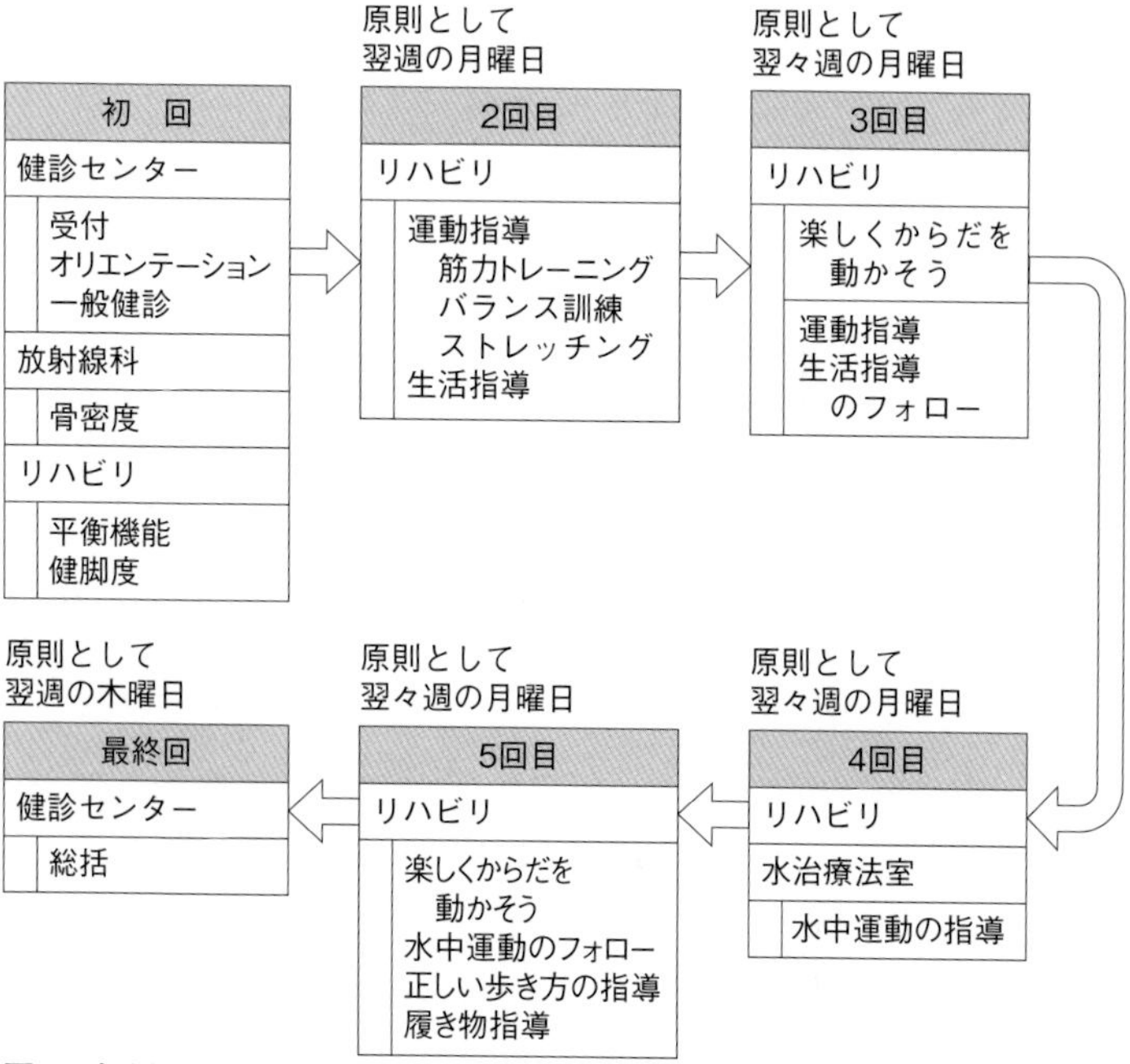

図1　転倒予防教室のスケジュール
（武藤芳照ほか：転倒予防教室─転倒予防への医学的対応─，日本医事新報社，1999 より引用）

「運動」がどのような形・内容であるかをあらかじめ知っておかないと、無理な質・量の運動実践を課したり、逆にレベルの低い不満足な運動プログラムを提供してしまう場合があることを、十分に認識しなければならない。

つまり、お互いに「言葉がわからない」状態を避け、「共通言語」で自然に語り合うことができるような機会と場を意識して設けることが、特に多職種の専門家が集まるときは大切である。

「教室」の成り立ちと学

術的基盤、実際の運営形態と方法、参画する医師、看護師、理学療法士、作業療法士、薬剤師、健康運動指導士、スポーツ指導者等の役割、健康診断・体力測定の方法、運動プログラムの内容、教室の効果と課題、参加者の評価・感想等を整理して、教室開始より2年後の一九九九年一二月一日には、書籍『転倒予防教室―転倒予防への医学的対応―』[2]として上梓した。

「転倒予防教室」自体は、諸般の事情により一二年間の運営でいったん区切りとなったが、予防医療を病院の新たな事業として展開し、全国に転倒予防の必要性と重要性を啓発し、様々な形で種をまくことができたのは大きな成果であった。

(3) 日本転倒予防学会の設立

「転倒予防教室」の運営と教室への視察団の来訪、「一日転倒予防教室」や研修会を介して、全国の多くの病院や施設に招かれて医療・介護関係者、一般市民への社会啓発活動を継続する中で、様々な立場と専門性を有する人々と出会い、ヒューマンネットワークが着実に形成されていった。

その連携・協力の輪を基盤として研究会を形成し、さらに学術研究と社会啓発活動を進化・発展させようと、二〇〇四年四月、「転倒予防医学研究会」（事務局：芦田由可里）を発足し、筆者が世話人代表となった。年1回の研究集会の開催と共に、「転倒予防指導者講習会」により、転倒予防の実践的指導者を全国に育成する資格制度を構築した。予防を図るためには教育の担い手となる良き人材を育成することが重要、という理念から生まれた教育事業である。

また、転倒予防に資する一般商品（履物、衣服、床・マット、運動機能評価機器等）を研究会推奨品として認定する事業も立ち上げた。

転倒予防医学研究会の運営の基本方針は、「アカデミック（学術的）」かつ「アットホーム（和やかに）」であり、研究集会においてもお互いに「さん」付けで呼び合い、多職種連携、特定の職種・専門性・グループに偏らない、「（筆者の姓の通り）ムトウ（無党）派」の集団の良さと幅広さと楽しさを大切にして運営をしてきた。

「テン・トウ」にちなんで一〇月一〇日を「転倒予防の日」として制定し、「転倒予防川柳」の全国公募と顕彰、各種教育、啓発資材（小冊子、動画等）、報道機関と連携した広報、書籍の発刊等の社会啓発事業を数多く展開することで、転倒予防の社会認知を広め、高めるよう尽力した。

そして、この研究会一〇年の実績とヒューマンネットワークを基盤にして、二〇一四年四月、日本転倒予防学会（事務局長：甲斐美和子）を設立し、筆者が初代理事長を務めることとなった。

転倒予防医学研究会時代からの理念と基本方針、諸事業をそのまま継承しつつ、年一回の学術集会の開催、学会誌の発刊（年3回）、「転倒予防指導士」認定制度、学会認定推奨品制度等の事業を実施する体制（理事会、各種委員会）を整えた。

研究会から学会に移行するにあたり、学会名からは「医学」の二文字を除いた。転倒予防という学術研究の推進と社会課題の解決のためには、「医学」という一分野・領域に留まらず、工学系や法律等の専門家、交通系、商業、宿泊施設に携わる人等、一層多様な分野・領域の人々にも幅広く参加してもらい、この学会を発展させたいという希望が込められている。

そして、学会のシンボルマーク（ロゴマーク）は、起き上がりこぼしをモチーフとして、しなやかな安定感と活力を表現すると共に、白地にピンクで描かれた図柄から「転倒予防で人生の花開く」というイメージが伝わることを意図して、筆者の親しいデザイナーである中西元男氏（ＰＡＯＳグループ代表）に作っていただいた（**図2**）。

図2　日本転倒予防学会のロゴマーク（白地にピンク）

『日本転倒予防学会誌』第1巻第1号の巻頭言[3]には、「希望への道を拓く最初の一里塚」と題した文を寄せ、「『融合と創発』という言葉に象徴されるように、分野・領域を超えた専門職同士の交流は、新たな視点と知見を生み出し、目前の学術的、社会的課題を解決する手立てを見いだす道を拓く」と記した。

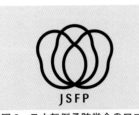

二．超高齢社会の日本の課題

(1)　寿命の延びと子どもの減少

①日本人の平均寿命

織田信長が好んで舞ったとされる幸若舞《こうわかまい》『敦盛』に「人間《じんかん》五十年、下天《げてん》の内をくらぶれば、夢幻の如くなり…」という一節がある。源平合戦、一ノ谷の戦いで、熊谷直実は若き平敦盛を討ち取るが、直実には同じ年齢（数え年で一六歳）の息子がいたこともあり、直実は若武者を討ったことで苦しみ、その後出家する。「人間〜」は、世の無常を感じた直実の心情を表現した詩節である。

しばしば誤解されているのは、「人間五十年」のくだりが、当時の人々の寿命が五〇年であるかのような意味でとらえられていることである。たとえば、俳人・松尾芭蕉が病死したのが五〇歳であるが、当時（江戸時代前期）としては長生きの部類であろう。一説によると、江戸時代の平均寿命は四〇歳前後と言われている。

信長は明智光秀の謀反により自刃しているが、およそ五〇歳（一五八二年、数え年四九歳で没）までは元気に生きていた。しかし、『敦盛』の一説にある「五十年」というのは、「人の世の五〇年は、下天（天上界の最下位の世）に比べれば一日にしか当たらない。夢幻のようなものだ」という意味で、人の一生が五〇年であると言っているわけではない。

実は、日本人の平均寿命が五〇年を超えたのは、昭和期の戦後である。明治・大正期を通じて低い水準だったが、昭和期に入ると次第に平均寿命が伸び始め、一九四七年に男女とも五〇年を超える水準に達している。その後も、男女とも平均寿命は大幅な伸びを見せ、女性は一九五〇年、男性は一九五一年にそれぞれ六〇年を超えた。以来、その伸びは多少ゆるやかになったものの着実に改善し続け、二〇一九（令和元）年の厚生労働省のデータによると、男性の平均寿命は 81.41 歳で世界3位（第1位は香港、第2位はスイス）、女性は 87.45 歳で同2位（第1位は香港、第3位はスペイン）であり、日本は男女共に世界トップクラスの長寿国である。

香港については、二〇一九年あたりから国の体制が急変し、社会生活や環境も大きく変わる可能性があり、世界一の最長寿国を保つことができるか予測が難しくなっているため、今後の長寿国の順位も変化があるかもしれない。

一般に、人口の中で高齢者の占める割合が七％を超えると「高齢化社会」、一四％を超えると「高齢社会」、二一％を超えると「超高齢社会」と呼ぶ。現在、日本の高齢者人口は三六一七万人、高齢化率は 28.7 ％と、いずれの数字も過去最高である（二〇二〇年九月一五日現在）。

つまり、今や日本はまちがいなく「超高齢社会」であり、今の状況のまま推移すると高齢化率が二〇二五年には三〇％、二〇四〇年には三五％強になると見込まれており、いずれ「超々高齢社会」

（高齢化率二八%を超える）という新たな呼び名が生まれるかもしれない。

②子どもの減少

一方、子ども（一四歳以下）は減少し続けており、一五一二万人、総人口に占める割合は一二%と、こちらも低下の一途である（二〇二〇年四月現在、総務省）。「少子高齢化」の傾向は止まるどころか、益々拍車がかかる状況となっている。

さらには、総人口そのものも一億二六二二万人（二〇一九年二月現在）と、二〇一一年以降減少が続いており、「人口減少社会」がさらに鮮明になってきた。

四五年ほど前になるが、筆者が医学生の頃、公衆衛生学や産婦人科学、小児科学の講義・実習で、担当の教員から「日本の赤ちゃんが一年に生まれる数（出生数）は？」としばしば質問されることがあった。その頃は、「二〇〇万人」が正しい数値であったが、現在、出生数は八六万人あまりであり、一人の女性が一生に産む子どもの数（合計特殊出生率）は、1.36人である。[二] 人口の「自然減（＝死亡数－出生数）」は、初めて五〇万人台となった。[二]

少子高齢化への変化は一九六五年と二〇一五年の人口ピラミッドを比較してみれば一目瞭然である（図3）。

1965

男性　女性

後期老年人口
前期老年人口

生産年齢人口

年少人口

130 120 110 100 90 80 70 60 50 40 30 20 10　0　0 10 20 30 40 50 60 70 80 90 100 110 120 130

2015

男性　女性

後期老年人口
前期老年人口

生産年齢人口

年少人口

130 120 110 100 90 80 70 60 50 40 30 20 10　0　0 10 20 30 40 50 60 70 80 90 100 110 120 130

人口（万人）

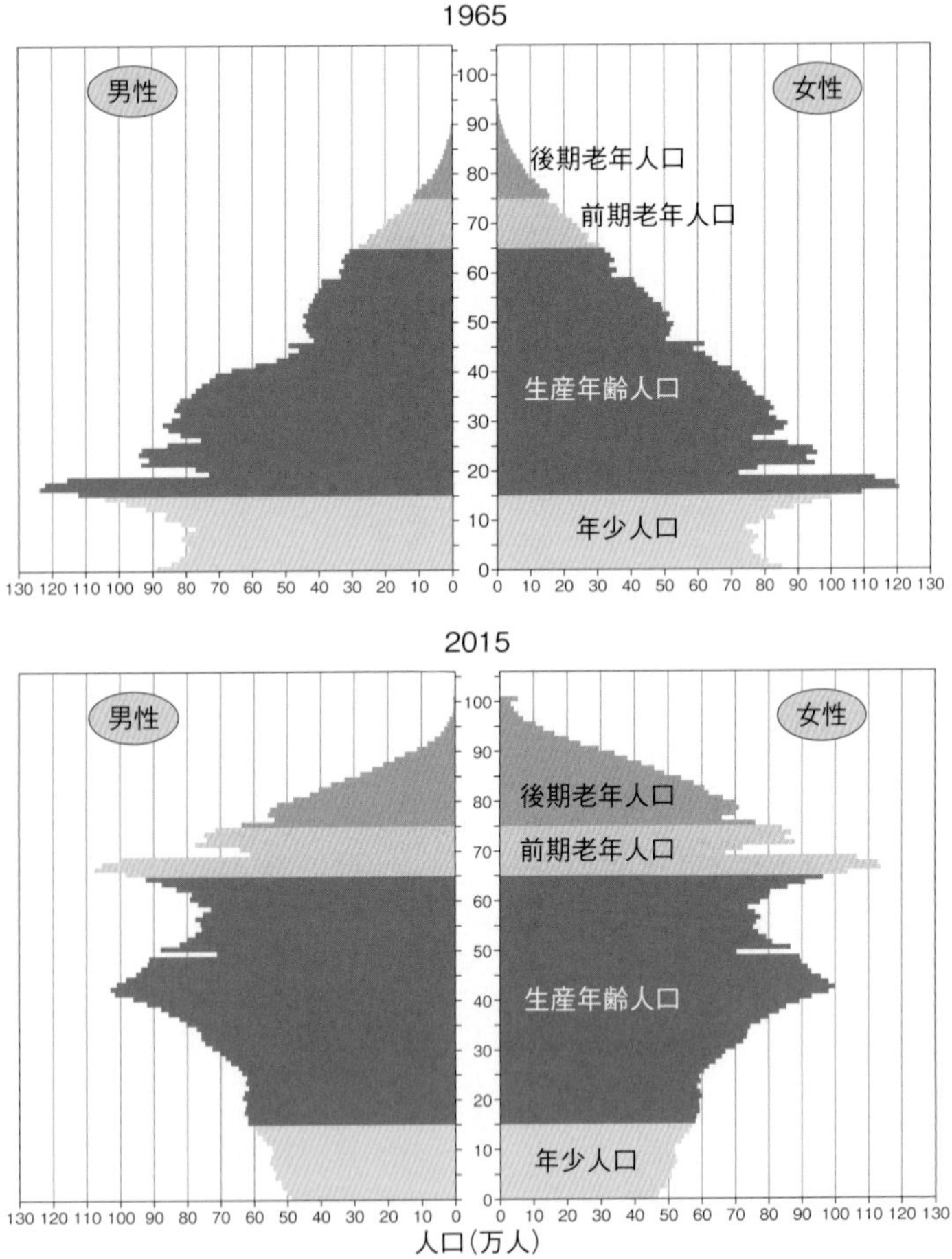

図 3　人口ピラミッドの比較（1965 年と 2015 年）
（国立社会保障・人口問題研究所資料より）

③長寿の祝い

以前は長寿の祝いと言えば、還暦（六〇歳）、古希（七〇歳）が一般的であった。筆者も東京大学助教授時代、水野忠文名誉教授（二五頁参照）の古希の祝いの準備・段取りを担う役目をした経験があるが、当時は還暦や古希を迎えることは、皆でお祝いするほどめでたいことだったのだ。しかし今や、喜寿（七七歳）、傘寿《さんじゅ》（八〇歳）の祝いも珍しくない。

ちなみに、漢数字の八と十と一を組み合わせると漢字の「半」となることから、八十一歳のお祝いを半寿という。また、将棋盤のマス目が9×9＝81となることから、数え年の八一歳のことを盤寿ともいう。日本将棋連盟では盤寿の棋士を表彰している。

さらに、米寿（八八歳）、卒寿（九〇歳）を迎える方もずいぶんと増えてきた。さらに、白寿（九九歳）〔三〕、百寿（一〇〇歳）、茶寿《ちゃじゅ》〔三〕（一〇八歳）、皇寿〔三〕（一一一歳）を迎える高齢者も着実に増え、日本人の平均寿命はまだまだ延びそうである。

④健やかで実りある日々を目指そう（令和の時代）

「高齢者」が六五歳以上と定義されて久しいが、今や六〇代後半で高齢者と自覚・認識する人は少ないだろう。一方、日本老年医学会が二〇一七年に「七五歳以上を高齢者に」と社会に提言したが、これはほとんど受け入れられなかったようである。医学会の気持ちはよくわかるが、世界的に合意されて長く広く使われている年齢規定を、日本の一つの学会が提案するだけでは容易に事は動かない。

しかも、現実には高齢者の「幅」は広がってきており、各々の健康状態や体力レベルに合わせて元気に活動をしている高齢者を見かけることが日常化し、一概に六〇代、七〇代、八〇代、九〇代といった年齢だけで高齢者を区分することができなくなっている。東京厚生年金病院[二]の「転倒予防教室」を一二年間運営していたときには、次の「高齢者の三段階」を適用していた。

ヤング・オールド＝六五歳以上七四歳まで

オールド・オールド＝七五歳以上八四歳まで

スーパー・オールド＝八五歳以上

同じ高齢者でも、年代や個人差によって身体特性や精神・心理状態、生活環境が異なるのは当然であり、ある程度の幅を持たせた区分を行うことにより、安全配慮がなされるようにとの工夫であった。日本は二〇一九年に元号が「令和」となった[四]。「令」には「美しい、良い」という意味が、「和」には「穏やか、和やか」という意味があり、そういう願いが込められた品格ある元号が「令和」である。令和の日本社会は、ますます全体人口が減り（人口減少社会）子どもは少なくなり、高齢者が多くなる時代（少子高齢化社会）を迎えているが、世代・年代を超えて、皆が健やかで穏やかな時代になることを心から願っている。

「転倒予防教室」では一人ひとりに修了証を手渡していたが、その中の最後の文章は「健やかで実りある日々を過ごされることを希望します」と記していた。

(2) 介護負担を減らすために考えておくべきこと

①おばすて山伝承

「今は昔…」で始まる昔話を集めた『今昔物語集』や『大和物語』に伝えられた「おばすて(姥捨)伝説は、年老いた親を山中に捨てなければならなくなることに端を発する厳しくも残酷な話である。その中で、ある息子がついに親を捨てられなくて連れて帰り、周囲を気にしつつも家の中で隠し養い、穏やかに暮らしていたという話がある。ところが、その話には続きがある。隣国から「灰で縄を編め、さもないと攻め込むぞ」等の様々な難題が吹っ掛けられ、困った殿様が「良い知恵はないか」と国内に触れを出したのだ。その難題を隠れていた老婆の知恵によって次々と解決して助かったため、それ以後、殿様は棄老の掟を取り止めた、等の後段が味わい深い。

「姥捨山」は信州の冠着山《かむりきやま》の別名とされているが、かつて貧しかった全国のどこの山間《やまあい》の村にも、実際にこうした因習、習わし、掟、伝承が存在していたのであろう。

深沢七郎[五]が「姥捨山」をテーマに一九五七年に発表した短編小説『楢山節考《ならやまぶしこう》』は、当時絶賛された。その小説と同タイトルで、日本を代表する二人の映画監督、まずは木下恵介監督(一九五八年上映)が、そして後に今村昌平監督(一九八三年上映)がメガホンを取った[六]。いずれも日本映画史上に残る傑作と言って良いであろう。

どちらの作品にも根底にあるのは、貧しい山村に残る、七〇歳になると口減らしのためにお山に捨

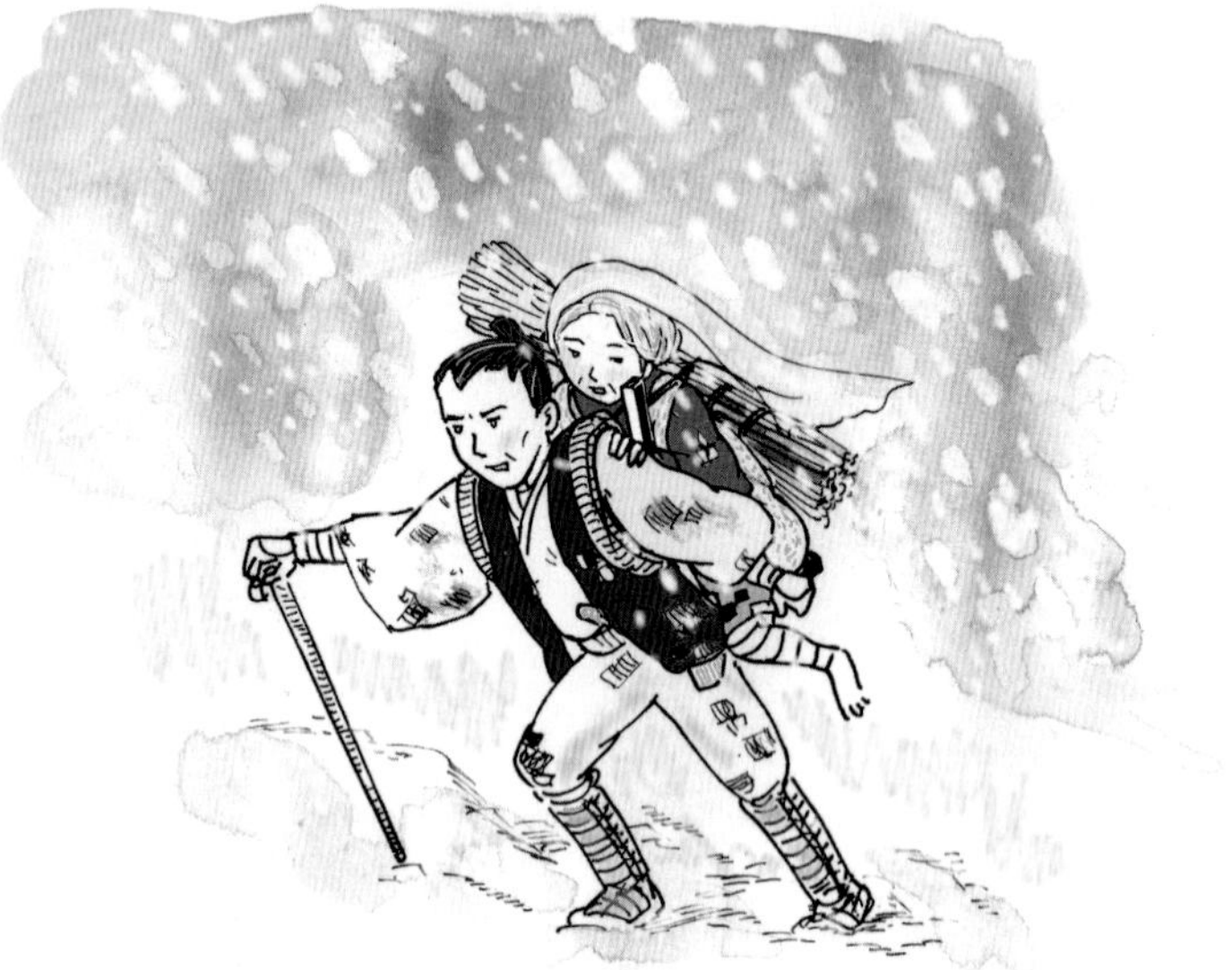

図4　『楢山節考』の一場面，70歳の老いた母親を雪が降る中で捨てに行く…

てられる「楢山参り」という風習である。非情な主題にもかかわらず、親子の情愛や美しく深みのある自然を描きつつ、巧みな演出によって感動的に描写されている。特に今村作品は、一九八三年のカンヌ国際映画祭でパルム・ドール賞（最高賞）を受賞したが、この姥捨山伝承の昔話の主題が、世界中の国々・地域において現実的な課題としてとらえられている証のように思われる。

雪降る中、背負子《しょいこ》に母親を乗せて歩く孝行息子の姿のシーンは哀しい（図4）。「親を捨てるか、子を捨てられるか」という映画のキャッチコピーは強烈であった。

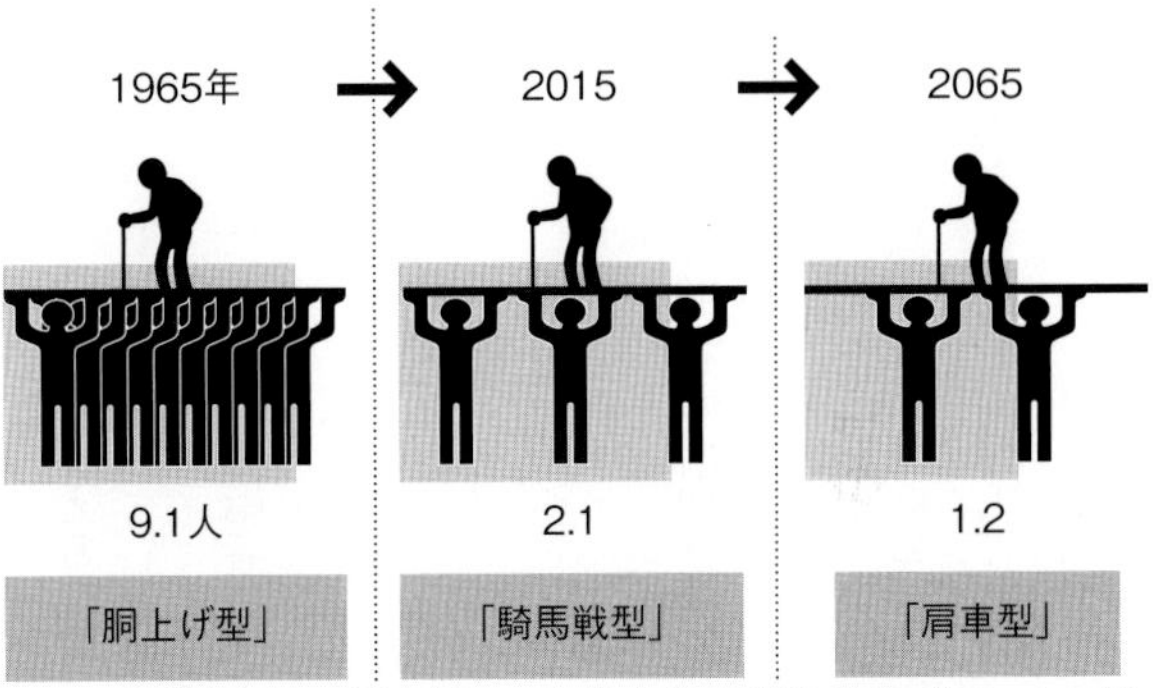

図５　高齢者（65歳以上）一人を支える現役世代（20〜64歳）の人数

②究極の介護予防―未来志向のスポーツ医学を

親に限らず、高齢者を若い世代が支える構図は、古今東西、同じである。一九六五年、日本の社会構造は高齢者（六五歳以上）一人を現役世代（二〇〜六四歳）9.1人で支える「胴上げ型」であったが、二〇一五年には2.1人で支える「騎馬戦型」となった（一八四頁も参照）。しかし、二〇六五年には1.2人で一人を支える「肩車型」、「おんぶ型」という厳しい状況になることが予測されている（将来推計人口より、**図５**）。

わが国の国民医療費は二〇一八年度で、四二兆六千億円となり、過去最高を更新し、一人あたりの医療費（三三万七千円）も増加し続けている[七]。

一方、介護費（介護給付費に自己負担を加えたもの）は、二〇一八年度には一〇兆一五三六億円となり、一〇兆円の大台に乗った[七]。政府の試算では、介護給付費は二〇四〇年度には約二五兆円にまで膨らむと見込んでいる。

こうした厳しい財政状況と少子高齢化の社会構造、要介護、寝たきり高齢者の増大等の現況と予測等を見ると、前述の

『楢山節考』で描かれた「口減らしのために高齢者は山に捨てられる」というような現実が間近に迫っているのかもしれない。そうならないためには、一人ひとりの高齢者が自立した生活ができることを目指し、それを支える現役世代が健康を保ち、将来現役世代となる子どもたちも元気に育つことが重要である。

いずれは、誰しも高齢者になる。元気な高齢者になるためにも「究極の介護予防は元気な子どもたちを育てること」である。だからこそ、スポーツ医学は未来志向に立って、予防に重点を置きつつ、「社会の健康づくり」のために日々の活動を推進していくことが重要な社会的使命であると考えている。

(3) 高齢労働者の増加に伴う問題

①定年制の変化（いつまで働く?）

筆者の亡父は、愛知県の公立中学校の教師で地方公務員であった。当時の地方公務員の定年は五六歳であったように記憶している。

マンガ『サザエさん』に登場する一家の大黒柱、磯野波平さんは「会社勤めのサラリーマンで五四歳」の設定であり、サザエさんのマンガが初めて登場した一九五〇年頃は五五歳定年が主流であったと思われるので、間もなく波平さんは定年を迎えるはずである。[八]

今から三五年前、一九八六年に「中高年齢者等の雇用の促進に関する特別措置法」が全面的に改正され、「高齢者等の雇用の安定等に関する法律」（「高年齢者雇用安定法」）が成立した。これにより、六〇歳定年が努力義務となり、一九九四年の同法の改正で六〇歳未満定年制が廃止（一九九八年施行）となった。「六〇歳定年」のしくみが整ったのは意外と最近なのである。

そして二〇一二年の同法の改正で「原則希望者全員の六五歳までの雇用が義務化」され、働きたい人は六五歳まで働くことができるようになった。二〇二〇年三月、「高年齢者雇用安定法」の改正案が成立し（二〇二一年四月に施行）、七〇歳まで働く機会を確保することが企業の努力義務となった。これらの法改正により、働く意欲や希望のある人は七〇歳まで働き続けることができる環境が整ってきつつある。こうした社会の流れにより、継続雇用、再雇用、嘱託、再就職、起業等、高齢者の働き方に幅が出てきたうえに、元々定年制を有していない職種の高齢者も含めて六〇代後半、中には七〇代でも働き続ける高齢者（「生涯現役」）が増加してきた。

高齢者が仕事を続けることで自己実現を図り、健康で生きがいを持って日々活動できるのは、本人にとっても、家族にとっても、社会にとっても望ましいことである。ただ、「老害」と呼ばれるような、若い人の迷惑になったり活動を抑制するような弊害をきたさないことが大切である。

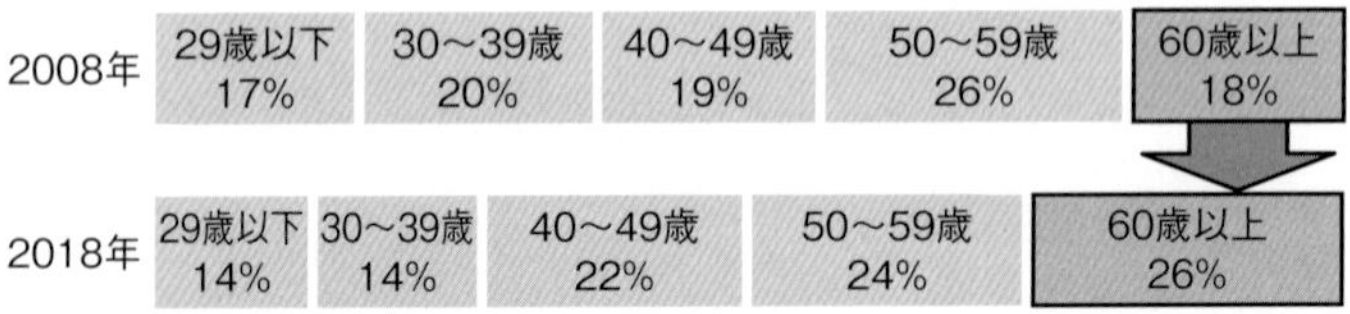

図6　年齢別死傷災害発生状況（休業4日以上）
（労働者死傷病報告より）

②高齢者の労災事故の増加

一方で、働く高齢者の増加に伴った新たな労働災害（労災）の問題が顕在化してきた。労災による死傷数では、六〇歳以上の占める割合が二六％（二〇一八年）となり、その一〇年前（二〇〇八年）の一八％に比べて大きく増加している（図6）。そして、労災の中でも転倒の割合が最も多く二五％、次いで墜落・転落が一七％となっている（図7）。特に、転倒の割合は増加の一途であり、転倒被災者の約六割が五〇歳以上（五〇代二七％、六〇代二七％、七〇代以上一〇％）である。しかも、高齢になるほど仕事中に転倒することで外傷を負い、四日以上休業する事例が増えているのが現況である。これらの数字は、高齢者における労災事故の防止がきわめて重要であることを示している。

転倒災害の業種別発生状況を見ると、ビルメンテナンス四六％、小売業三一％、社会福祉施設二九％、飲食店二六％と第三次産業での災害が多く、平均でも三二％の発生率となっている。これらの数字が表しているのは、高齢者がその知識と技術と経験をもとに生きがいを持って若い頃と同じように働き続けることは実は容易ではなく、慣れない建物の保守・管理、警備等の体を使う職種の現場で働く人々の割合が多いということだろう。

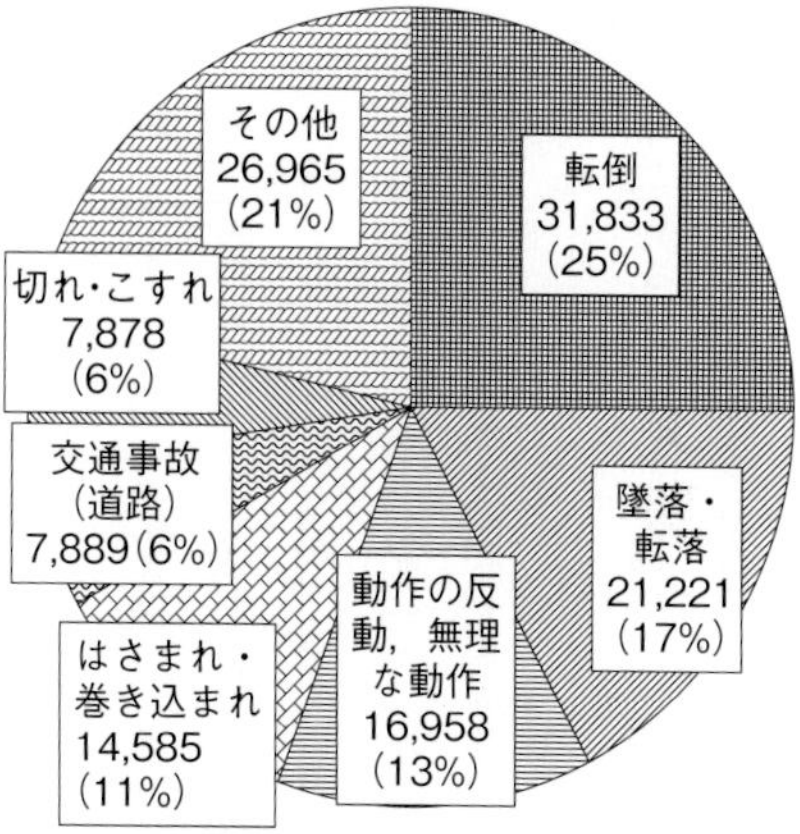

図７　労働災害の型別発生状況（2018年）
（労働者死傷病報告より）

このような社会背景もあり、厚生労働省や中央労働災害防止協会（中災防）は、二〇一五年から「ＳＴＯＰ！　転倒災害プロジェクト」を実施し、各職場での転倒災害防止のための啓発活動を展開している。

筆者も日本転倒予防学会理事長の立場で招かれて、転倒災害防止のための教育啓発の講演をすることが増えてきた。同学会の標語の一つ、「ぬ・か・づけ」（ぬれた所／かいだん・段差／片付けていない所）の場所が、いかに転倒の危険があるかを強調するようにしている。また、四七都道府県の各労働局と労働基準監督署が主催する「産業安全衛生大会」やシルバー人材センターの研修会等においても、その主宰組織団体の関係者と意見交換をする機会がよくあるが、労災防止、産業安全衛生の立場での事故防止の観点から、働く高齢者の健康管理、健康増進、疾病・障害・事故防止のために、スポーツ医学はこれまで以上に貢献するべきだとの思いを強くする。

労働者の日常の健康保持のための健康運動プログラムの構築、高年齢労働者のための体力・運動能力の評価・計測、転倒予防のための体操・運動の普及等、労災事故防止の視点においても、超高齢社会における社会的対応としてスポーツ医学の果たす役割は大切である。

③高齢ドライバーの交通事故

昨今、高齢ドライバーが引き起こす交通事故で歩行者が死亡するという悲惨な事例が目立ってきた。原因は種々あるとは思うが、多くはそのドライバーが頭で考えて「必要な行動を自分でできると予測していること（自己効力感）」と、実際にできること（身体能力）とのギャップが大きいことにある。たとえば、高齢者が道路の横断歩道以外の所を無理に渡ろうとする。右を確認して、自動車が近づいてくることがわかってはいたが、「まだ大丈夫」と予測して進んだところ、間に合わずに衝突され重篤事故に至るという事例が、実際によくある。筆者の二人の大先輩も、このような形の事故で亡くなった。お二人とも優れた業績を残された方で、事故までは誠に元気でおられただけに残念である。

若い頃にスポーツに親しみ、「学生時代、鍛えたから」と、六〇代、七〇代でもまだまだ元気と豪語する高齢者ほど、「昔取った杵柄《きねづか》」を過信し、現実には衰えていると認識できないことが少なくない。労働災害防止の取り組みも、今後はそうした観点からの対応も必要だろう。

三．介護予防と健康推進事業の意義

(1) オールド・パーと天海僧正

筆者が若い頃、バーでウイスキーを所望した際、好みの銘柄を尋ねられたときに、必ずといってよいほどスコッチ・ウイスキーの「オールド・パー」と答えていた。独特の形と色をした瓶、そして老人の肖像画が描かれたラベルが何となく気に入っていた。

ある夏休み、家族で英国・ロンドンにある、英国国王の戴冠式が行われることで有名なウェストミンスター寺院（ゴシック建築の英国国教会の教会）を訪れたときのことである。廊の床に刻まれている墓碑銘を順に眺めていくと、「トーマス・パー」という名に目が留まった。「一四八三年に生まれ、一〇代の英主の御代に生きて、一五二歳で一六三五年に死去した」と記されていた。つまり、パー氏は、エドワード四世（在位一四六一〜一四八三）からチャールズ一世（在位一六二五〜一六四九）まで、一〇人の王が統治した時代を生きた、と書いてあったのだ（図8）。そのときに初めて、この人が「オールド・パー」であることを知った〔九〕。

トーマス・パーが生きていたとされる同時代、日本には天海僧正（一五三六？〜一六四三年、数え

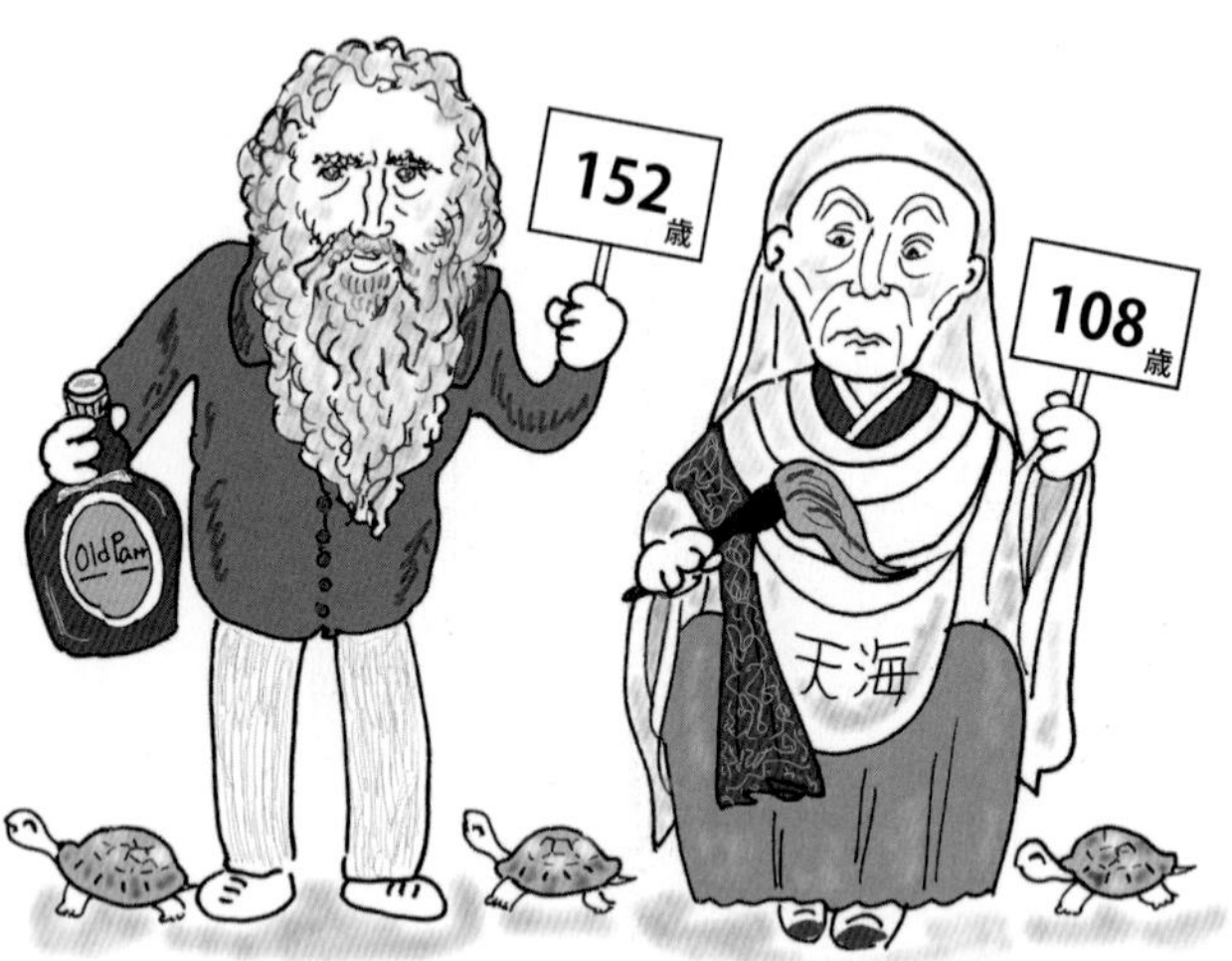

図8　私たち，ずいぶん長生きしましたよ

年一〇八歳まで生きたと言われる）がおり[一〇]、徳川家康、秀忠、家光の三代にわたる将軍に政治顧問的な立場で仕えた（図8）。会津生まれの天台宗の僧であり、家康の帰依を受けて以来、「黒衣の宰相」として徳川幕府で絶大な権威をふるった人物であると言われている。

長寿であったことでもよく知られ、「気は長く　勤めは堅く　色うすく　食細くして　こころ広かれ」（短気を起こさず、気を長く持ち、しっかり働いて、あまり色欲におぼれず、食べ過ぎず腹八分目にして、心を広くして生きよ）という天海の言葉は、現在に伝わる長寿の養生訓として有名である。

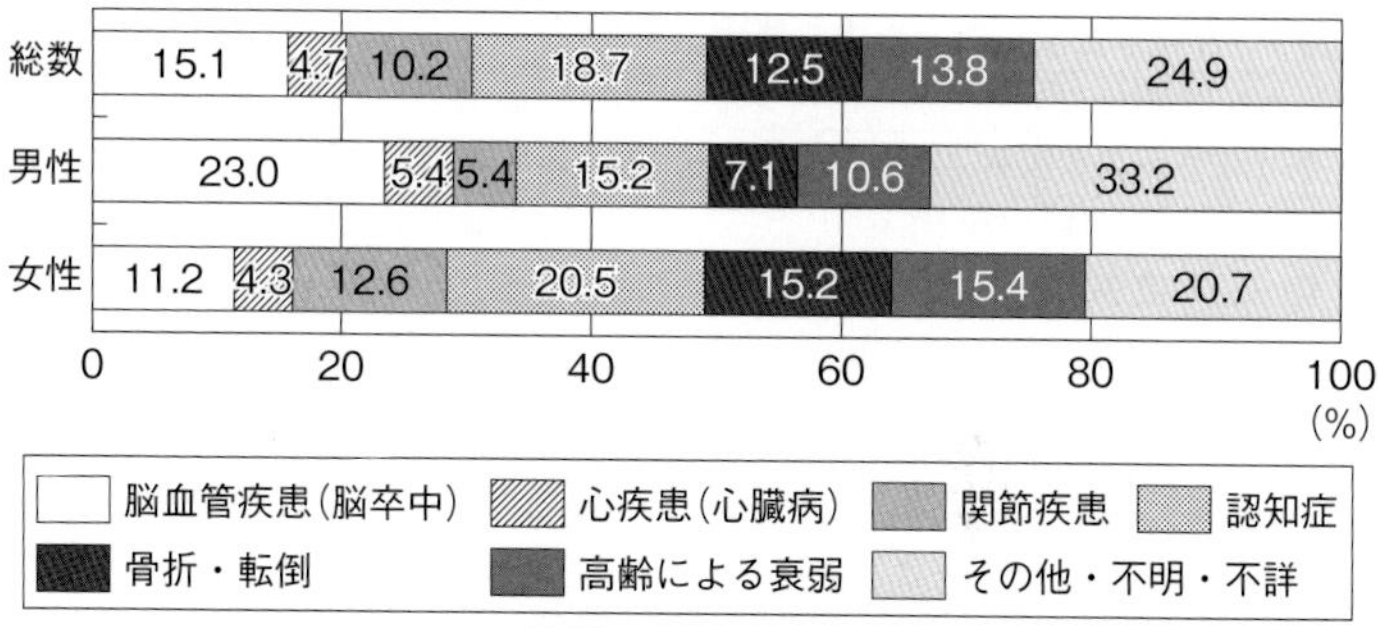

資料：厚生労働省「国民生活基礎調査」(平成28年)
(注) 熊本県を除いたものである

図9　性別に見た65歳以上の要介護者等に介護が必要となった主な原因
(平成30年版高齢社会白書より)

(2)　ＰＰＫとＮＮＫ

トーマス・パーや天海僧正ほどの長寿でなくとも、八〇代、九〇代までは元気で長生きをしたい。そしていつかは人生の幕を閉じるときが訪れる。せめてそのときまでは、家族に迷惑をかけずに自分のことは自分でして、元気に過ごし、「元気で長生き」という願いは誰もが抱いている。

「ＰＰＫ（ピンピンコロリ）」という言葉は長野県で生まれた言葉だが、生きているときはピンピンとして、死ぬときはコロリと死にたいという高齢者の思いを真にうまく表現している。これに対して「ＮＮＫ（ネンネンコロリ）」とは、寝たきり・要介護の状態で、家族や医療・介護スタッフに様々な世話をかけ（お金もかけ）ながら亡くなることを表現している。超高齢社会、長寿社会の今、誰もがＮＮＫよりもＰＰＫを願うのはごく自然な思いであろう。

介護が必要になった主な原因を図9に総数・男女別に示す。総数でみた原因を順位別に列記すると以下になる。

表１　介護が必要になった主な原因（男女別）

	男性（%）	女性（%）
第１位	脳血管疾患（23.0%）	認知症（20.5%）
第２位	認知症（15.2%）	高齢による衰弱（15.4%）
第３位	高齢による衰弱（10.6%）	骨折・転倒（15.2%）
第４位	骨折・転倒（7.1%）	関節疾患（12.6%）
第５位	関節疾患，心疾患（ともに5.4%）	脳血管疾患（11.2%）

（平成30年版高齢者白書より）

第1位：認知症（18.7%）
第2位：脳血管疾患（15.1%）
第3位：高齢による衰弱（13.8%）
第4位：骨折・転倒（12.5%）
第5位：関節疾患（10.2%）

脳血管疾患は、要介護度が上がるにつれて、その割合が大きくなる。一方、性別にみた場合は男女でやや異なる様相を示す（**表1**）。

日常生活自立度（寝たきり度）は、重度になればなるほど実際の医療・介護ケアに関わる社会的負担は大きくなり、個人・家族の肉体的・精神的・経済的負担も増大する。あらゆる疾病・障害において「予防に勝る治療はない」と古くから強調されているが、極力要介護・寝たきり状態にならないためには、介護予防、特に生活習慣病予防、認知症予防および転倒予防への対応が重要と考えられる。この観点からも、スポーツ医学はもっと高齢者の医療・介護に介入し、社会へ情報を発信しなければならない。

コラム

スポーツ医学の魅力─初心に帰って

浦邉幸夫（広島大学大学院医系科学研究科総合健康科学専攻教授）

一九八〇年代，わが国はスポーツ医学の黎明期と隆盛期が同時におとずれました。その頃からスポーツ理学療法士，トレーナーとして四〇年近く活動を続けられたことは，幸運というしかありません。たくさんの人と一緒に働きましたが，違う方向に向かった人もいました。

二〇〇〇年代，超高齢社会に入り，疾病構造が変化し，介護保険が開始されました。理学療法士の関わる対象も変わりました。「あなたがいなければ私がいない」という感謝の言葉が以前はあったのですが，今は少なくなりました。その中で，スポーツ医学は目標が明確な分，それが達成できれば感謝が多くなり，これが一番の魅力ではないでしょうか。

若い学生さんや後進に，スポーツ医学にどのような魅力づくりができるのか悩みます。スポーツやスポーツ医学を軽く考えている人がほとんどに見受けられます。もちろん最初はそれでよいのですが。

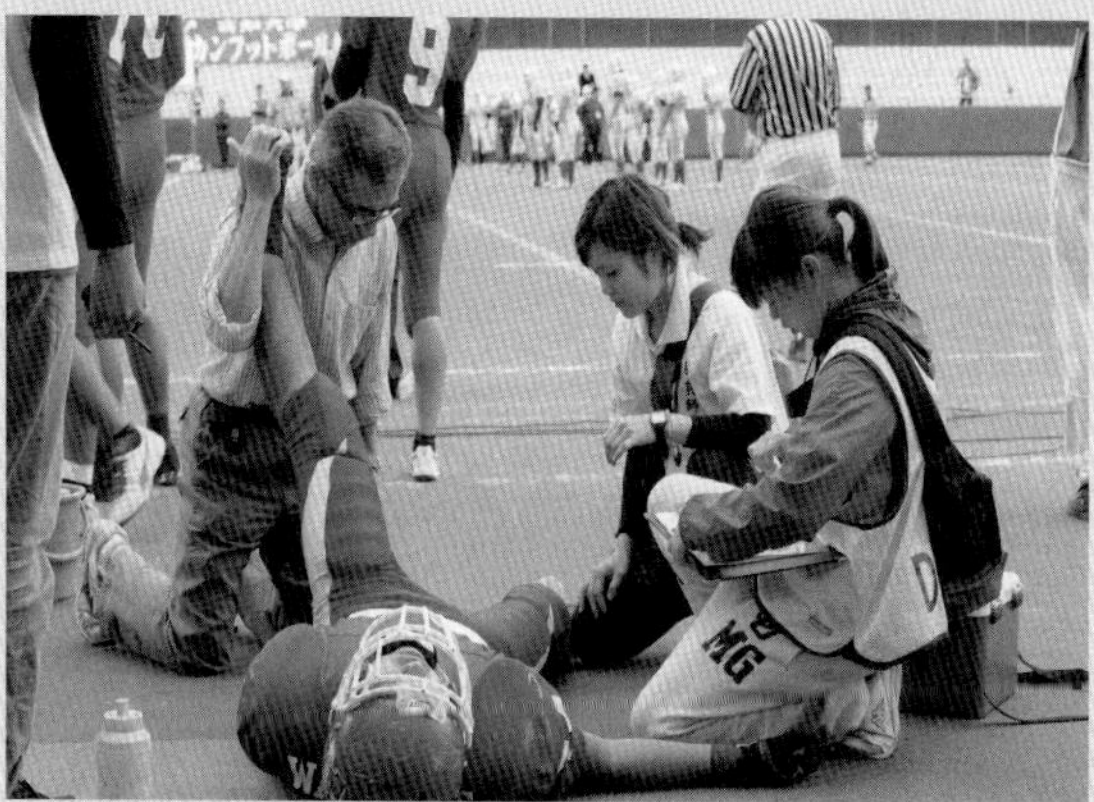

●**中四国学生アメリカンフットボールリーグ戦での一コマ**
安全な試合運営には，スポーツ医学の知識や，私たちの活動が欠かせません．

皆さんには、下地をしっかり作り、生涯のライフワークとしてスポーツ医学に尽くす態度を盛り込んでいただきたいと望んでいます。

スポーツ現場で選手たちと触れ合うとき、「助けてもらっているのは私のほうなのだ」といつも感じます。若い頃からこれまでに、皆様に感謝すること、しきりです。

私の存在（自己欲求や自己効力感）を承認してもらえる場所がここにあることが、生きる私にとっては最も重要なことだと思います。スポーツ医学には、まちがいなくそんな魅力があります。

(3) 介護予防へのスポーツ医学の応用

二〇〇五年の介護保険制度見直しの大きな柱の一つが、予防重視システムへの転換であった。新たな予防給付の対象者には、状態の維持改善可能性の観点を踏まえて審査を行い、新たに設定された「要支援1」、「要支援2」の2区分に該当する高齢者を対象とした介護予防事業の中に、具体的な生活習慣病・認知症・転倒予防事業が組み込まれたことから、これらの事業が継続される体制づくりとその方法・内容の充実が求められている。

さらに、地域包括ケアシステム（医療、介護、予防、住まい、生活支援の五つの視点の取り組み）が、包括的に継続して行われるしくみづくりも必要とされている。

二〇二〇（令和二）年度には、国は介護予防や自立支援に成果を上げた35自治体への交付金を倍増することとし、今後も介護予防、要介護度の維持・改善が全国で取り組むべき喫緊の課題となっている。

スポーツ医学は、スポーツを実践する人の健康管理や疾病・障害の診療を行うと共に、健全なスポーツを普及・振興し、人々がスポーツ・運動・身体活動を通して、心身共に健やかで実りある日々を過ごすことができるように働きかけるという重要な社会的使命を有している。しかし、従来どおりの「スポーツを通した健康増進」という視点ばかりではなく、今や国、社会、世界、そして一人ひとりの高齢者が求めている「介護予防」の言葉に象徴される「元気で長生き」という希望を具現化するために、広い視野を持って、様々な活動を企画し、実行することが大切である。

一人ひとりの高齢者が健やかで実りある（「令和」にふさわしく、うるわしく、平穏な）日々を過ごすことができるように、そして、いずれ高齢者となる現役世代が健康を保ち、将来、現役世代となる子どもたちが元気で健康に過ごせるよう、医学は一層の社会的取り組みに知恵を出し、力を注がなければならない。

四．高齢者総合福祉施設（ケアポート）と身体教育医学研究所

(1) 新しい高齢者総合福祉施設（ケアポート）の構想

古くから「子ども叱るな来た道だもの　年寄り笑うな行く道だもの」という言葉がある。これは、つい目の前の子どもを叱ってしまうが、自分自身の子ども時代のやんちゃぶりやわがままぶりを忘れていることと、一方で高齢者の姿や行動を見てつい笑ったりしてもいつかは高齢者に仲間入りして似たようなことをする自分を忘れていることを戒めた言葉だ。

どんなに若く、美しく、元気な人も、いつかは必ず年齢を重ねて高齢者となり、誰かのお世話になりつつ日々を過ごさざるをえない日がやってくる。そのときのために、どうするか。

一九八〇年代、「高齢化社会の到来」がようやく話題になり始め、「寝たきり老人」という言葉が一般にも浸透し始めていた。高齢者施設は、街の中心から離れた所に「ポツン」と建てられ、まだまだ雰囲気の暗い施設としてとらえられ、特別な場合を除いて一人部屋などはなく「四人部屋」が中心であった。

一九八九年、日本船舶振興会[一二]は、高齢者の尊厳を守るケアのあり方を模索するため、有識者による

研究会[二二]を設立し、「新しい時代における特別養護老人ホーム」を検討した。その研究会になぜか、スポーツ医学（特に水泳プール）の立場で筆者に参画してほしいと、日本船舶振興会の担当部長から依頼があった。

ちょうど、バルセロナオリンピック（一九九二年）を前にして、水泳のナショナルチームドクターを務めることが決まっており、当初はお断りしようかと考えていた。しかし、その部長が東京大学の研究室にわざわざ来られ、熱意を持って「新しい高齢者総合福祉施設に水泳プールを作る」という思いを吐露されたので、お役に立てるならばと委員を引き受けることにした。

研究会では、福祉、医療、保健、リハビリテーション、建築、文芸等、様々な方面の専門家たちが議論を重ね、報告書を完成させた。その報告書の骨子が、「新しい時代の高齢者総合福祉施設・ケアポート」であった。

ケア（care）は「世話をすること」等の介護の意味しており、ポート（port）は「港・停泊」の意味である。「ケアポート」には、船が港に入って一休みするように、その施設に入って心身共に安らかに過ごして一休みし、回復したらまた自分の家庭での生活に戻ることができるように、との願いが込められている。

ケアポートの理念は、「高齢者のＱＯＬ（生活の質）を高めることを第一として、高齢者が住み慣れた土地で安心して生きがいと尊厳を持って暮らすまちづくり」（パンフレット「ケアポートのご案内」の記載）である。つまり、在宅生活の継続を支援する拠点として、世代交流の場として、地域の医療、保健、福祉のニーズを満たす様々な機能を併せ持つ地域福祉の核―それがケアポートのあるべき姿とされた(4)。

この理念のもと、三ヵ所の高齢者ケアモデル施設・ケアポートが誕生した。第1号は「ケアポート庄川／介護老人保健施設」（富山県砺波市、一九九二年）であった。高齢者施設として、国内で初めて全室個室を実現した。第2号の「ケアポートよしだ」（島根県雲南《うんなん》市、一九九四年）、第3号の「ケアポートみまき」（長野県東御《とうみ》市、一九九五年）と続き、この新しい二つの高齢者総合福祉施設には、温水プールが併設された。

(2)「ケアポートよしだ」と「ケアポートみまき」における温水プール作り

①プールを作りたいだけ？

二つのケアポートの建設運営委員会では、開設地の県行政、地元自治体、福祉、医療、建築等の専門家たちが揃う中にあって、筆者はスポーツ医学を長く歩んできた者として、そして「高齢者総合福祉施設の中に温水プールを設置する」方向へと導く役割を担ってはいたものの、他の委員からは誠に異分子と思われていたことだろう。

ある委員からは、「虚弱な高齢者がプールで泳ぐなど、通常難しいでしょう。高齢者、医療、福祉のことがおわかりでない…」等と反論されたことを覚えている。当初は委員会の席にひとまず座って聞いていれば良いかと考えていたが、その発言でメラメラと意欲と闘志が湧いてきた。まずは自身の専門性と経歴、立場を明確にしたうえで、その日以来、頻繁に挙手・発言をするようになった。温水プールでの水中運動が年齢や疾病・障害にかかわらず安全に実践できること、心身の健康増進やリハビリテーションに有効であること、プールを通して性・年代を超えた新たな交流が生まれることなどを力説した。

当時の筆者の肩書が「東京大学教育学部体育学健康教育学科助教授」であったので、普段は「体育の先生」で、きっと高齢者福祉や医学・医療のことはわからないのに、単に水泳プールを作りたいだけであろうと、くだんの委員は思われていた節がある。今となっては懐かしい思い出である。

②ケアポートよしだ

ケアポートよしだは、市町村合併前であった当時、中山間地域の約二五〇〇人が暮らす村の中に、斬新なデザインの地域連携・地域開放型の高齢者総合福祉施設として誕生した。

施設の周囲には保育所や小学校、公民館、診療所、駐在所等が集まるコミュニティが形成され、小さな戸建てを連ねたような生活感あふれる居住棟が、過疎の雪深いその地に温かな雰囲気を醸し出していた。施設の中には、当時の吉田村では初めての温水プールが設置された（図10）。そのプールの存在が地元の人々の健康づくりへの意欲をかきたて、また子どもたちがプールを利用することもあっ

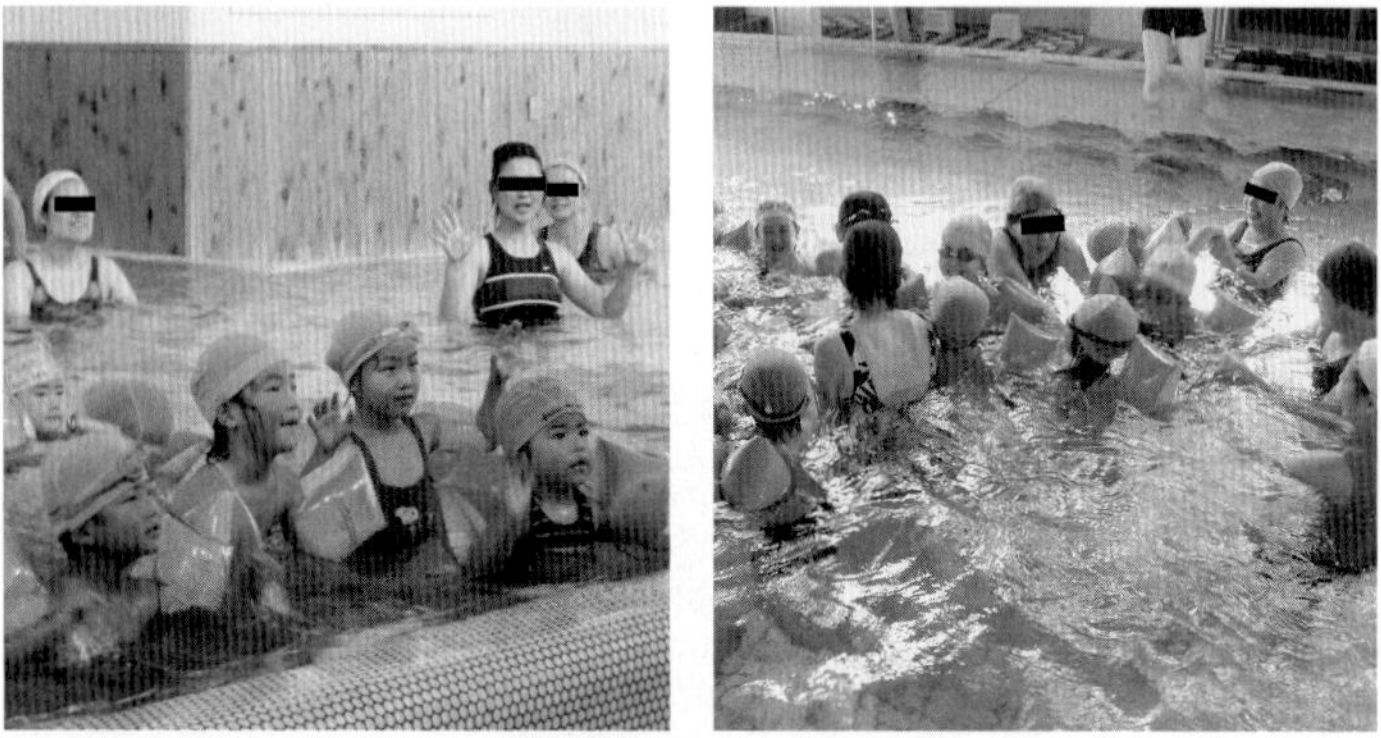

図10　ケアポートよしだ（島根県雲南市）の温水プール

て、笑顔と元気があふれる、明るく活気のある高齢者総合福祉施設として発展していった。

③ケアポートみまき

ケアポートみまきは高齢者の多様なニーズに総合的に対応する多機能施設である。全室個室の特別養護老人ホーム（入居施設）を中心に、各種の通所・在宅支援施設、診療所、総合相談窓口がある。それに加えて、体育館、大会議室、講演会場としても使用できる多目的ホールおよび三つの温水プール（①25ｍ×6コース、②歩行用流水プール、③リハビリテーションプール）とドライサウナが併設され、文字どおり「斬新な」保健・医療・福祉の複合施設として誕生した。温水プールは、健康増進を継続的に幅広く実践するだけでなく、地域の交流の場となることを目指し、健康づくりと介護予防の場として全国でも先取りした位置づけとなっていた（図11）。

計画段階で長野県の行政担当者に「高齢者福祉施設に、

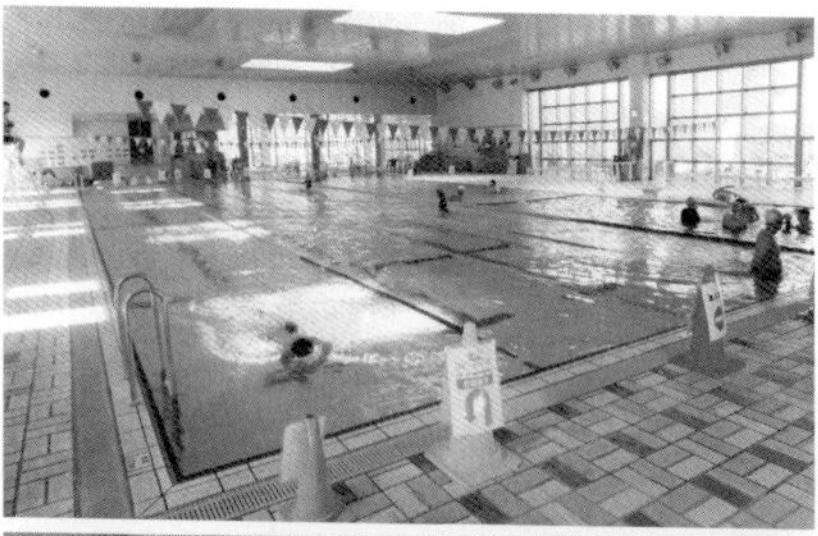

プール全景

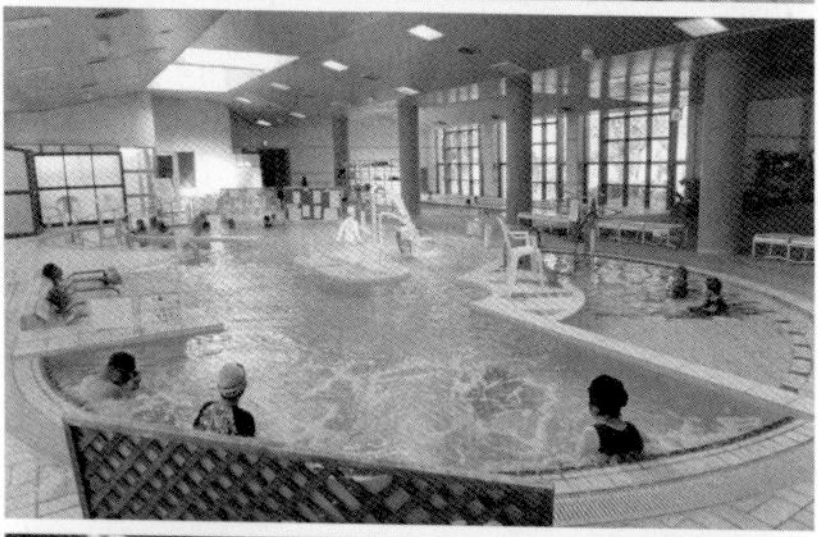

打たせ湯ジャグジー，
温まるプール

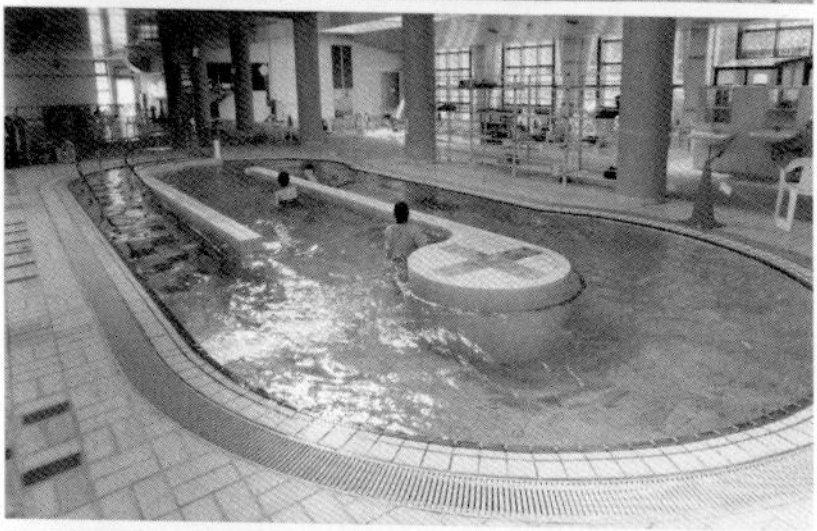

歩行専用プール

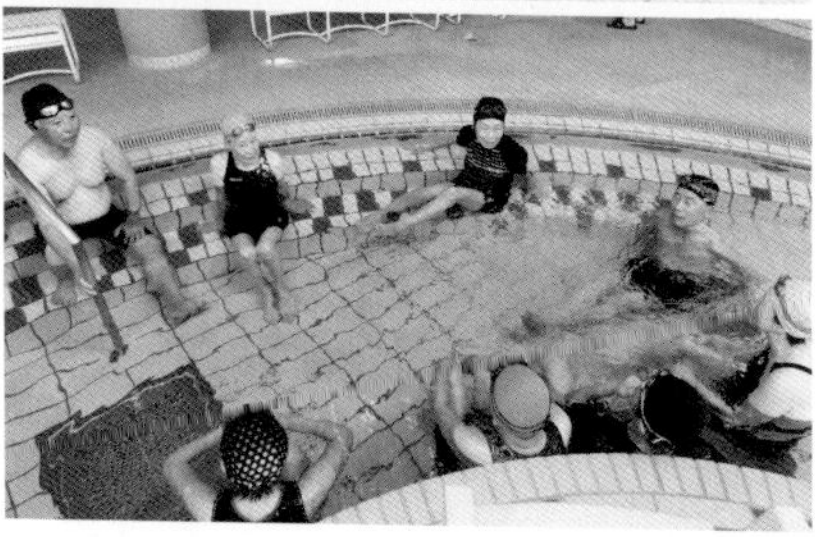

水泳教室終了後の様子

図11　ケアポートみまき（長野県東御市）内の温水プール

他の二つのプールはともかく、どうして25ｍプールが必要なのか」と質問され、理解してもらうのに苦労したことも懐かしい思い出である。そして完成してみると、ケアポートみまきは、時代の要請に即した新たな施設として注目され、一躍「名所」となり、開所以来、全国から一万八千人を超える視察者を受け入れている。田丸基廣初代施設長（現 東御市副市長）は、当初から「いつまでも健やかに、生き生きと安心して暮らし続けたい。その願いを叶える核となります」と語り続けてきたが、その言葉を基本理念として今につながっている。

過去に例のない、新しい発想から生まれた高齢者総合福祉施設の中の二つの温水プールを通して、スポーツ医学の社会的使命が「明るく和やかな」形で果たされているように思う。

コラム

水中ウォーキングはリハビリテーションにもってこい！

半田秀一（公益財団法人身体教育医学研究所研究部長）

体育系大学卒業後、地元長野に戻り、間もなく三〇年を迎えようとしている。この間の私の職場には常に「温泉プール」があった。健康運動指導士として働いたクアハウス佐久、理学療法士として働いた長野赤十字病院の水治療室、そして現在働いている東御市立みまき温泉診療所と身体教育医学研究所に隣接する「温泉アクティブセンター」である。

二〇〇五年に「水中ウォーキング」の効果を実証

すべく、信州大学大学院スポーツ医科学教室に社会人大学院生として所属し研究を行ってきた。

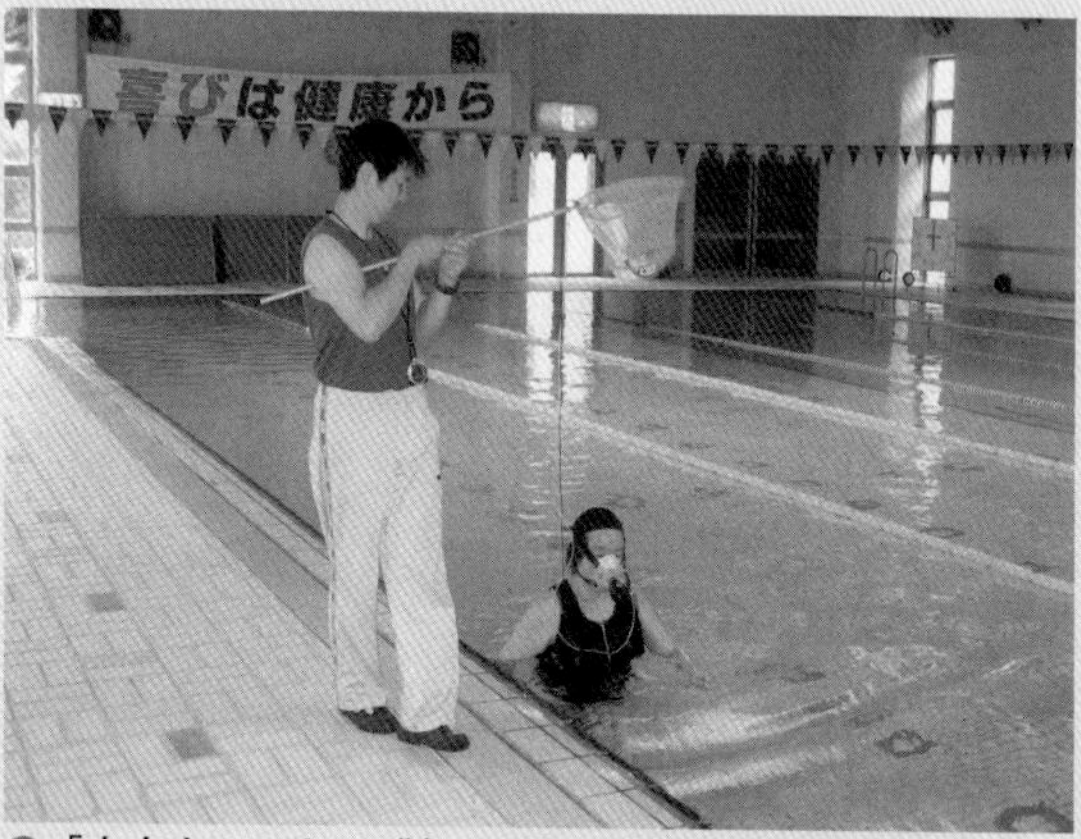

●「水中ウォーキング」の呼気ガス測定（温泉アクティブセンター，2006年6月）

水中と陸上の大きな違いは、浮力によって水中では体重が三〇%程度になり、体重の重い人や、腰痛、膝痛を抱える人も楽に歩けることである。また、陸上で「ややきつい」と感じるウォーキングをすると、筋肉から排出される乳酸の量が上昇するが、水中ではその量も減って、息切れや筋肉痛も起こりにくいことがわかった。

一方、運動強度について、水中は陸上に比べ一〇%以上も酸素消費量、つまり筋肉が必要とするエネルギーの量が高いこともわかった。

さらに、運動効果について、二ヵ月間の「水中ウォーキング」実施前後の膝伸展・屈曲筋力および持久力が一〇%以上も上昇した。この効果は、「陸上ウォーキング」の五ヵ月間に相当するものであった（Handa S. et al : Eur J Appl Physio **116** : 203-215, 2016より）。

このように、楽に歩けて、短期間で運動効果の現われる「水中ウォーキング」はリハビリテーションにもってこいの運動である！

(3) シンクタンクとしての身体教育医学研究所の設立

①融合と創発

「身体教育医学研究所」とは少々長い名前であり、一度ではその名を覚えられないかもしれない。「身体」と「医学」という言葉を使って表現することはこれまでもあったと思うが、そこにさらに「教育」という言葉を加えて語られることはなかったように思う。

「身体教育医学」とは、元々の「体育」(physical education)の本来の意味(からだを育む)に即した言葉「身体教育」に「医学」を付した名称であり、「名は体を表す」の言葉のように、身体そのものを中心として、体育、スポーツ、身体活動を対象に、教育と医学の立場から、様々な視点と方法・内容で学術的、社会的課題に取り組むことを表現している。

たとえば、立場と専門性の異なる人が同じ物体を見つめているとしよう。Aさんは、いつもその物体の前面を見ている。Bさんはその物体の右側面を、Cさんは左側面を、Dさんは後面を見ている。四人とも、自身がそれぞれが見ている面の形・色・大きさ・特徴が「その物体の姿」と理解している。しかし、他の人が理解している姿は若干異なり、当然その中身・本質のとらえ方も違っている。

そこで物体を少し回転させて、いつもとは違った方向からその物体を見つめてみると、形・色・大きさ・特徴が違うことに気づき、その中身・本質への理解も深まり、また解釈の幅も広がることになる。そうした営みを積み重ねることによって、それぞれの視点、考え方、とらえ方が融合し、新たなアイデアや思考が生まれる（創発）ことになる。

保健、医療、福祉、介護、教育、スポーツ等の諸分野の専門性を有する人々が集い、様々な視点から目の前の課題について議論・検討することによって新たな知恵や行動が生まれること（融合と創発）を目指して設立されたのが身体教育医学研究所である。

②小さな村から大きな視野へ

この研究所を設立する企画は、前述のケアポートみまき、ケアポートよしだの建設と、その運営に関わる様々な教育・研究・実践活動の積み重ねの中から「こうした研究所があると良いですね」との福島美穂医師の言葉から始まった（そのため本人の好むと好まざるにかかわらず、今も彼女は研究所の「ゴッド・マザー」と呼ばれている（福島先生には第7章のコラムに登場していただいている、二二七頁））。

第1号の身体教育医学研究所は、当時の人口約五五〇〇人の長野県北御牧村（現 東御市）に設置され（一九九九年、図12）、開設以来二〇年を経て[5]、現在は公益財団法人となり「からだを育み、こころを育み、きずなを育む」を基本的考え方（コンセプト）として多くの実績を積み重ね、東御市のシンクタンクとして地域に信頼される研究所に成長している。筆者は名誉所長として参画しているが、

図12　身体教育医学研究所（長野県東御市）のロゴマーク

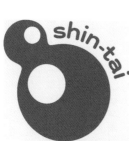

研究所の略称、「しんたい」に因んで、「信頼が大切（しんたい）」と強調している。

第2号となる身体教育医学研究所うんなんは、前述のケアポートよしだの多くの実績を基盤に、5町1村の合併（二〇〇四年）に際しての基本政策の一つとして位置づけられ、合併で誕生した雲南市のシンクタンクとして設立された（二〇〇六年）。市行政の一分野の施設として位置づけられ、当初より研究職のほかに、保健師、行政職（企画員）が配置され、教育（指導支援・人材育成）、評価（事業評価、地域評価）、研究（学術研究、政策研究）の三つの分野・領域の様々な活動を継続している。

研究所の基本理念は、「生涯健康でいきいきと暮らす、小児期からの健康づくり、地域とともにからだを育む」。地域の資源（自然、文化、歴史）を基盤に、国内外の諸分野、専門性とのネットワークを生かした事業展開が行われ、その成果が雲南市および他の地域の保健、福祉、教育政策に反映されるような取り組みと実績が積み重ねられている(6)。

特に旧吉田村時代から始まった「地域運動指導員」制度は、地域の人々や地域の健康を守るという理念を具現化したもので、広大な面積（553.18㎢、約八割を林野が占める）を有し、高齢化率38.6%（人口三万八一二〇人）のこの地域の重要な健康づくりと介護予防の担い手として活躍している。

また、この研究所の設立準備委員会の折に参加した医学・医療関係者が中心となって、学校健診における運動器検診導入のモデル事業が始まり（一六一頁参照）、後に学校保健安全法施行規則の一部改正に結びついている。

スポーツ医学をどのように社会に広げ、役立てるかを深く思索したとき、学術研究とその研究を公表するための書籍や教育・啓発資材の制作、大学等の教育機関における教育と人材育成、スポーツ団体との連携・協力活動等、様々な取り組み方があるが、シンクタンクを設立し、そこから情報発信と行政政策への反映を行うという形があることを、この身体教育医学研究所の姿は示している。

(4)　ネットワークによる仮想研究所

長野県東御市の「身体教育医学研究所」および島根県雲南市の「身体教育医学研究所うんなん」の構想から準備・設立に至る経緯を説明してきたが、このような組織・機関が必要であることを理解していただいたとしても、現実には、各自治体でこうしたシンクタンクとしての研究所を新たに設立することはきわめて困難であろう。

では必要がないかと言えば、そうではない。現在の多くの自治体が、各部門・部署で実施している事業・活動は多岐にわたり、また人員・予算も限られており、日々の担当業務をこなすことで汲々としているのが現実であろう。さらに、昨今は外部への委託（アウト・ソーシング）が増加し、各部署の担当者は配分されてきた予算に基づいて、その事業を委託する事業者を選定して任せるまでが各担当者の業務と思わされている節がある。それゆえに、シンクタンクとしての研究所を設立して内部で企画調整するところまで手が回らないのではないだろうか。

しかし、地域住民一人ひとりが健康で生き生きと暮らすことができるように対応することは、各自治体の職員の大切な仕事である。

たとえば健康政策の実施においては、子ども、女性、高齢者、勤労者、障害者などの特性と生活に即した多面的な視点に立った幅広い事業・活動が求められる。そのためには保健行政の担当者（医師、保健師、助産師等）ばかりではなく、教育、スポーツ、福祉、労働行政、財務、施設等、関係する様々な部署の担当者が集い、意見と情報と経験とを交換することが必要である。その中核となるのが身体教育医学研究所のような組織・機関であるが、もしそれが存在していなければ、ネットワークの構築によってその機能を果たす仮想研究所を実現すれば良い。通常の常置委員会でも良いし、特別委員会、あるいは連合チームでも良い。

違った視点をもって日常業務を行うことになるが、自治体として目指す目標は同じ住民の健康増進と介護予防、生きがいづくりである。その考えと姿勢が確固としていれば、何度か激論を交わすことがあるかもしれないが、仮想研究所の活躍する機会と場面は必ず増してくるであろうし、着実に実績を積み上げることによって、人員と予算も増加していくことが期待できる。

「…がないからできない」ではなく、「なければ、知恵を絞って作れば良い」のだから。

文献

（1）太田美穂、武藤芳照、上岡洋晴、高杉紳一郎、安田幸一郎：高齢者の転倒の実態と身体特性との関連。日本医事新報 No. 3837：26-32, 1997
（2）武藤芳照、黒柳律雄、上野勝則、太田美穂：転倒予防教室―転倒予防への医学的対応―、日本医事新報社、1999
（3）武藤芳照：巻頭言、希望への道を拓く　最初の一里塚。日本転倒予防学会誌 **1**（1）：3, 2014
（4）岡田真平、武藤芳照、飯島裕一編：信州東御・ケアポートみまき　地域ぐるみのケアと予防の歩み、二〇〜四二頁、厚生科学研究所、二〇一九
（5）身体教育医学研究所：20周年記念誌、一〜七頁、二〇一九
（6）前掲書（4）、一一一〜一一四頁

【注】

〔一〕現　JCHO東京新宿メディカルセンター
〔二〕出生数、合計特殊出生率、自然減はいずれも厚生労働省人口動態統計、二〇一九による。
〔三〕白寿（九九歳）：漢字の百から一を引くと「白」。茶寿（一〇八歳）：「茶」を分解すると上から「十」「十」「八十八」で合計一〇八。皇寿（一一一歳）：「皇」の上部分が「白」、下部分の「王」を分解すると「一・十・一」に分解でき、すべてを足すと一一一。
〔四〕この元号は、文学者・中西進博士の考案により、わが国最古の歌集『万葉集』の梅花の歌三二首の序文から引用されたと報道されている。
〔五〕山梨県笛吹市出身の作家（一九一四〜一九八七）。
〔六〕木下恵介（一九一二〜一九九八）、今村昌平（一九二六〜二〇〇六）はいずれも国際的に著名な映画監督であった。

〔七〕国民医療費は「平成三〇年度医療費の動向」、介護費は「介護給付費等実態統計」（いずれも厚生労働省）による。

〔八〕波平さんの双子の兄・海平さんも同年齢。マンガなので、時代は変わっても登場人物の年齢は変わらない。サザエさんは永遠の二三歳（アニメ版は二四歳）である。

〔九〕血液循環を発見したウィリアム・ハーベイによる死後の検視の結果等を総合すると、トーマス・パーの祖父の伝承の逸話などが混同されて、この「超々高齢者」の物語が生まれたようだ。

〔一〇〕天海僧正（諡号《しごう》・慈眼大師）については不明なことも少なくないために、明智光秀が姿を変えて生き残ったのが天海だという俗説もある。

〔一一〕現　日本財団

〔一二〕「社会福祉施設（ケアハウス）モデルタイプ研究会」。委員長は日野原重明聖路加看護大学〈現聖路加国際大学〉学長。

第7章　私が歩んだスポーツ医学

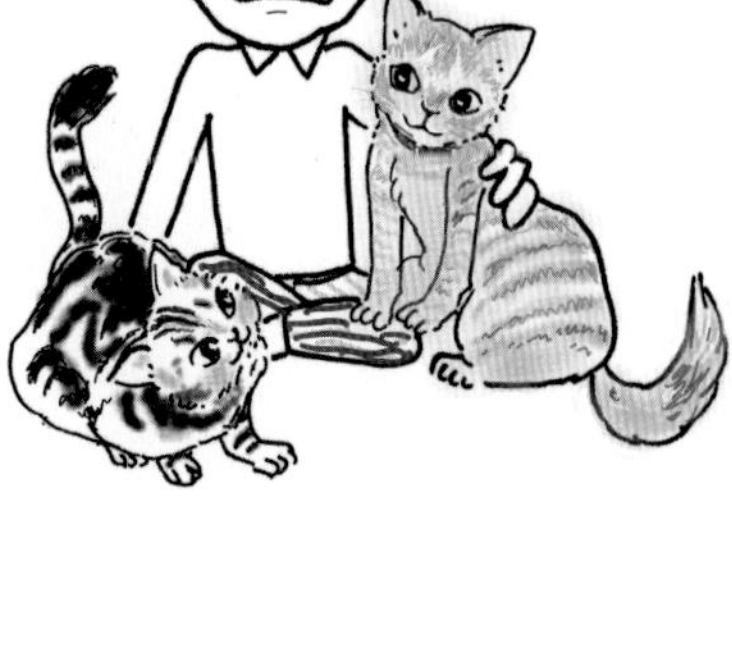

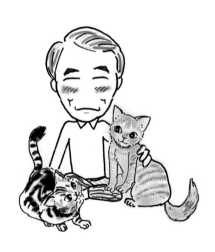

一．水泳―整形外科学―身体教育学

(1) 水泳チームドクター

スポーツ医学を志す医学生、若手医師の大きな希望と目標の一つが、オリンピックのチームドクターになることであろう（医師以外ではチームトレーナーも同様である）。

各競技の選手が最高の目標とするのが、国際スポーツ大会の頂点であるオリンピック大会に出場すること、入賞すること、表彰台に登りメダルを授与されること、できれば金メダルを獲得することだろう。そして、それに照準を定めて、長くつらい練習、トレーニングに励む。

それと同様に、スポーツ医学を志す者にとっての具体的な大きな夢は、「いつかオリンピックの舞台で、選手たちと共に参加して、チームドクター（チームトレーナー）として活躍したい」ということであり、このような熱い思いを抱くことにまったく異論はない。ただし、それのみが目的化されるスポーツ医学はやや視野が狭いということに、いずれ気づかされることになる。

筆者が日本水泳連盟ナショナルチームのドクターとして、初めて帯同したのは、一九八三年一二月から一九八四年一月にかけての二週間、メキシコシティ（海抜二三〇〇m）での高地トレーニングと引き続いての米国テキサス州オースティン市で開催された国際水泳大会の遠征であった（三三歳）。

以後、日本代表水泳チームドクターとして、オリンピック三回[一]をはじめ、アジア大会、パンパシフィック大会、世界選手権、ユニバーシアード大会等、多くの海外および国内での国際競技大会（事前合宿を含む）の帯同チームドクターを務めさせていただいた[1]。

今、振り返ってみると、様々な貴重な体験を積み重ねてきたが、チームドクターとしての役割と心構えとしては、次のようなことが挙げられるように思う。

①24時間オープンの「総合診療所」

現在では、大きな競技会には複数のドクターが帯同することも珍しくない。しかし、かつてはドクターが帯同することはなく、したとしても一名という時代が長く続いていた。

そういう状況の中で選手、コーチたちから期待されるのは、専門が内科、整形外科、産婦人科、小児科等、どの診療科であろうと「ドクター（医師）」としての専門性と総合性である。

したがって「腹痛」、「かぜ気味」、「耳が痛い」、「眠れない」、「膝が痛い」、「歯が痛い」等、様々な訴えや症状に対して、迅速かつ丁寧に対応してくれるチームドクターが求められる。「専門が違うから」という逃げ口上は許されない。強いて言えば、軍隊における軍医と似た立場と役割だろう。

その意味ではスポーツ医学のチームドクターを目指そうとするならば、「総合診療医」の専門性を持ち、訓練を積むことが最もふさわしいように思う。

②コーチの斜め後ろに立つ

選手に対しての指導・教育、ケアの全責任者は、担当コーチである。今は、その選手、コーチの周りには、ドクター、トレーナー、ファーマシスト、カウンセラー、管理栄養士等、各分野の専門家が、サポート・スタッフとして配置される例が多くなった。

選手に真正面から向き合うのはコーチであり、ドクターは、そのコーチの斜め後ろ（右でも左でも良い）に立ち、選手の心身の健康にとってマイナスとなりうることを極力低減する使命を担う。

たとえて言えば、選手が進もうとする道の前方に凸凹があったり、障害物があったりすることがわかれば、早め早めに対応して、それを消失させるか是正・改善して、あたかも何事もなかったように選手が前に歩めるようにしつらえるのが、名チームドクターなのだろう。

③トレーナーとの連携

チームドクターがスポーツの現場で実際にできることには、おのずと限界がある。それは複数のドクターがいても同じだろう。

強化合宿中や国際競技会の期間中には、選手が求めているのは、慢性の痛みや疲れを取りたい、よく眠りたい、試合への不安と緊張・恐怖心を軽くしたいなどの具体的対応である。多くの場合、宿舎等でトレーナーから全身あるいは局所マッサージを受けつつ、率直な心情を言葉にすることで軽減される。

かつて、ベテランの一流競泳選手がメダルのかかる翌日の決勝を前に眠れなかったが、トレーナーから全身マッサージを受けたことによって心身のコリがほぐれてよく眠ることができ、良い結果に結びついた例がある。実はそうした事例は枚挙にいとまがない。

したがって、トレーナーの活動範囲を超えるような状況に備えて、チームドクターはトレーナーと常に緊密な連携を取り、全体として選手の心身の健康管理とコンディション調整をすることが「アスリート・ファースト」につながるものだろう。

④選手と共に行動する

チームドクターの責任は重い。日本を代表する選手一人ひとりの健康管理、衛生管理、ドーピング検査等の対応を正確にミスなく行うことが求められる。鈴木大地前スポーツ庁長官が水泳ナショナルチームの代表選手であった頃、ある強化合宿の折に筆者のチームドクターのバッグを持ち上げて、「重いですね」と言ったことがある。「責任の重さだよ！」と冗談のように返したが、あながちまちがいでもない。

もちろん、どんな医学・医療現場においても、一人ひとりの患者への対応を正しくミスなく行うことは当然であるが、病院や診療所であれば、看護師をはじめとするメディカルスタッフが、常に強力に支えてくれている。一方、スポーツの現場でのチームドクターは、すべて直接的な選手との対応が前提となる。その分やりやすい面もあるが、やりにくい面もある。

とりわけ「ドクターにはいろいろ直接話しづらい」、「こんな訴えをドクターにするのは、はばかられる」というような思いを抱く選手は少なくない。

したがって、一人ひとりの選手らと行動を共にし、生活を共にすることにより、地道に信頼関係を形成することが大切である。朝起きて、まずストレッチングや準備体操を一緒にする、朝食を一緒にとる、練習会場や試合会場までを一緒に歩く、あるいは一緒にバスに乗って移動するなどの行動の中で、「先生、ちょっとお腹の調子が……」、「昨日（式典用に支給された）パンプスを履いたら靴ずれができて痛い」等、早めに相談をしてくれるようになり、症状が悪化する前の対処が可能になる。

かつて、オーストラリアのパースで開催される世界水泳選手権の直前、シンクロナイズド・スイミング[三]の現地合宿で、南十字星のもと、夜遅くまで行われたプールでの練習をプールサイドでひたすら数時間見守っていたことがある。練習後、選手たちから、「（見守ってくれていて）ありがとうございました！」と頭を下げられ、ヘッドコーチからは「ドクターがそばに座ってくれているだけで、私たちコーチはしっかり選手を追い込む練習ができる」と言われたことがある。つまり、その場にいることが大事であり、常に選手と行動を共にすることがチームドクターとしての大切な心構えである。

コラム

後進のトレーナーに伝えたいこと

加藤知生（桐蔭横浜大学スポーツ健康政策学部教授）

私の進学した体育系大学にはトップアスリートも多く、連日のハードな練習でケガをし、スポーツを中断したりリタイアする者がいた。卒業後は理学療法士として選手をサポートすることを選択し、病院でスポーツリハビリテーションを担当した。二九歳のとき、現在の私を決定づける機会が巡ってきた。

それが、トレーナーとしてはじめて帯同する国際大会、第一一回アジア大会（一九九〇年、北京）であり、チームドクターであった武藤芳照先生との出会いである。日本水泳代表（競泳、飛込、水球）選手約四〇名に対し、トレーナー一名。初の現場帯同と長時間の不慣れなマッサージで、大会3日目に私の指、手関節が過使用で悲鳴を上げた。武藤先生より、トレーナーの対応時間制限が選手に発せられた。選手・スタッフが人生をかけて戦う大事な大会で、サポートどころか、逆に選手に気を遣わせた。トレーナー失格である。しかし、その後も五輪帯同などの機会をいただいた。

選手が私のケアや指導で受ける影響はきわめて少ない。一方、選手のケアから得られた経験や情報はトレーナーである私の人生を大きく変えた。そして、コーチやスタッフとの意見交換も同様に貴重で、現場ゆえの得難い経験がそこにはある。

初回帯同の際に武藤先生から言われたことがある。

「ただいるだけでよい、現場（プール）に足を頻回に運ぶこと」

「遠征ではスタッフ（自身も含め）の健康管理も重要」

「報告記でも何でもよい、活動内容を文章にして書き残すこと」

などなどである。私にとっての金言である。

現在、武藤先生の導きで創設した日本水泳トレーナー会議の代表を務めている。後進のトレーナーには、武藤先生にいただいた言葉を伝えている。

(2) 国際経験

一九九二年のオリンピック・バルセロナ大会後、かつて「フジヤマのトビウオ」と称された古橋廣之進氏（日本水泳連盟会長／国際水泳連盟副会長）の推薦により八年間（四二〜五〇歳）、国際水泳連盟（FINA）の医事委員として活動する機会をいただいた。主に国際大会におけるドーピングコントロールの業務を担当した。一九九三年の世界水泳医学会議（京都）の事務局長を務めたこと[2]や、一九九四年の広島アジア大会における中国競泳選手の大量ドーピング違反事件に関係者の一人としてその場に立ち会ったこと[3]など、困難な局面もあったが、貴重な国際経験を多く積ませていただいた。

最も得難い経験は、国際組織における意思決定手続きのあり方、会議と議事録の大切さ、報告・連絡、情報提供は、必ず組織の事務局を介するのが最も合理的であることなどを学習したことであった。

(3) 身体教育学の視点

さて、筆者は一九八一年八月一日（三〇歳）、大学の夏休みの真っ最中に東京大学教育学部体育学健康教育学科体育学講座の助教授として着任した。それまでの整形外科臨床医から、大学の教育学部教師への転身であり、人生の大きな節目であり「ターニングポイント」であった[4]。

本講座は東京大学医学部薬理学教授より就任した東龍太郎初代主任教授時代[三]より、人文社会系の学問分野にとどまらず、医学的視点も基盤に入れた体育学の幅広い教育・研究を推進することが使命とされていた。運動生理学の先達である猪飼道夫教授の筆頭門下生である宮下充正教授のもと、助教授として一二年間、学部・大学院学生の教育、体育・スポーツ科学の研究に従事した。同時に整形外科スポーツ医学の臨床実践と研究も継続し、一九九三年四月に教授に昇任した（四二歳）。

一九九四年の東京大学の大学院講座化、一九九五年の大学院重点化の後、一九九八年より、体育学、スポーツ科学、健康教育学の三つの講座を統合して「身体教育学」講座に名称変更し、組織体制を改変した。身体教育学の学術概念と名称は、次の教育理念を掲げることで生み出された[5,6]。

①からだの理（ことわり）を知る
②からだの健康・生命の大切さを知る
③からだを動かすことの楽しさと喜びを知る

この概念と教育理念の形成にあたって講座の教員たちと真剣に討論を行ったが、それらの過程の中で、筆者の長年の整形外科スポーツ医学の臨床経験と研究、スポーツ現場でのチームドクターの経験などが大いに活かされた。

そして、それ以後の整形外科スポーツ医学に関わる様々な学術・教育・啓発活動の企画・実践にあたって、この「身体教育学」の視点が筆者の思考と行動の基礎となった。

整形外科医でスポーツ医学およびスポーツ整形外科を専門とする者は数多い。主にスポーツに伴う外傷・障害・疾病の診断・治療、アスレティック・リハビリテーション、予防、そして教育・研修に従事する形で活動を行っている。まちがいなくそれが本流ではあるが、筆者にとっては身体教育学の視点を持ち続けられたことが、自身の整形外科スポーツ医学の活動に、個性と一つの特色を生み出していたように考えている。

そして、整形外科に限らず、どの診療科であろうともスポーツ医学の今後の発展と広がりと深まりを見据えたとき、身体そのものへの洞察と教育へのまなざしがきわめて重要であろう。

自身の中でそうした思考が確立された頃、二〇〇九年四月より二年間（五九～六〇歳）、東京大学大学院教育学研究科長・教育学部長を務めた。所信表明として掲げた言葉は、

「からだを育み、心を育み、人を育む[7]」

であった。医学、体育学、スポーツ医学、教育学を総合させ、かつ整形外科スポーツ医学で培った経験知と実践活動と人脈の積み重ねにより、ごく自然に生み出された基本理念であった。

コラム

競技スポーツ医学から健康増進医学へ

福島美穂（fクリニックさっぽろ副院長）

漫然と大学生活を送ってしまった私にも卒業する時期が来た。目前の卒業試験や医師国家試験の準備に追われる中で卒後の専門科も選択しなくてはならなかった（当時は研修医制度がなく、卒後すぐに大学医局もしくは総合病院などに所属するのが常であった）。事前に情報を集めていたらよかったのだが、卒後何を専門にすればいいか迷っていた。漠然と疾病治療よりも健康増進のほうに興味があった。

そのようなときにある教授から、その分野は予防医学やスポーツ医学であると教えていただき、その教授の主宰する整形外科に入局することになった。

入局して一年後、東京へ国内留学という形で研修に出していただき、日本のスポーツ医学を牽引する様々な先生にご指導いただいたが、その中に武藤芳照先生がおられた。当時のスポーツ医学は競技スポーツのサポートが主体で先生は水泳のメディカルドクターとして活躍されていた。大学の教官としての先生の多くの活動にも参加しながら、競技スポーツだけでなく人間の運動そのものをサポートすることが幅広い健康増進につながることを学んだ。

「体育科学」から「身体教育学」へと大学の講座の名称を変更されたことは、スポーツ医学の分野を拡張するできごとであったと感じている。「この切り口でなら、どんなことも（この分野として）語ることができる」と確固たる自信をもたれたようにみえた。競技スポーツ医学から健康増進医学へと大きく広がった瞬間であった。そして、その場に居合わせたことが私にとっても貴重であり、学生時代に漠然と思っていた高齢化社会における健康増進が予防医学としてこれからの時代の最重要事項の一つになることを確信できる契機となった。

武藤先生には時代の潮流を読む力がある。私のような凡人はそのような方と出会えるように常にアンテナを張っておきたいと思う次第である。

二．スポーツ医学の社会への発信と次世代の育成（学会活動を中心に）

(1) 整形外科スポーツ医学研究会

整形外科スポーツ医学研究会は、一九七五年六月一日に故 市川宣恭会長[四]によって、大阪市身体障害者スポーツセンターで開始されたのを嚆矢《こうし》とする。その後、第12回の研究会まで、毎年六〜七月に開催された。一九八七年より日本整形外科スポーツ医学会と改称し、二〇一一年には一般社団法人日本整形外科スポーツ医学会を設立した。

医学系の研究会は数多くあるが、本研究会は本格的な学会とは違って、フレンドリー（友好的）で、アカデミック（学究的）で、実践的であったことが特長であろう。また、一九七五年は、筆者が医師国家試験合格後、医籍登録をして医療に従事し始めた年でもあり、一人の医師としての歴史とこの研究会の発足からの歴史とが一致していることも、この研究会への特別な愛着がある理由の一つである。

元々、スポーツ医学を志して整形外科学の門をたたいた経緯もあり、一九七六年六月六日、大学院学生一年生のときに、最初に本研究会（第2回）[五]で杉浦保夫名古屋大学助教授（当時）と共に参加した際のある種の高揚感は、今も鮮明に記憶している。

それ以降、筆者は毎年本研究会に参加し、発表し、後には座長等を務めるようになった。全国からの参加者たちから発信されるスポーツ医学の研究や情報に興味・関心を持ち、医療機関やスポーツ現場で精力的に活動している整形外科医や大学教授たちとの、地域・出身・所属大学・年代等を超えた絆（ヒューマン・ネットワーク）が自然に結ばれていった。

整形外科スポーツ医学研究会の歴史的意義を筆者の経験から表現するならば「その分野で活動する重要な人々との出会いの場」であったこと、であろう。この研究会が一つのテーマのもとで形成され、人が集い、発表し合い、議論し、情報と経験を共有することを通して、その学術分野が発展すると共に、全国規模の強固な絆が形成されるという大きな効果があった。

筆者自身のスポーツ医学の臨床、研究、教育、実践、社会活動は、この整形外科スポーツ医学研究会とそこで出会った数多くの先輩たち、仲間たち、若手後輩たちに支えられ、育てられたと言っても過言ではない。

研究会の形の学術組織は、ある特定の医学的テーマのもとに形成され、熱意ある、志を同じくする多くの人々が集い、交流を深め、友好的なネットワークを広げる場であり、これらのことを通してその学術分野が確実に進化するという意義は、きわめて重要である。

(2) 日本整形外科スポーツ医学会

①学会理事として（第二期：一九九七年五月～第五期：二〇〇六年六月）

研究会から医学会となり、当時の井形高明[六]理事長、石井清一[七]常務理事および青木治人[八]理事長のもと、筆者は日本整形外科スポーツ医学会の理事の一人として参画し、学会運営に携わることとなった。担当は教育研修であった。まず、教育研修委員長に岡崎壮之先生（当時、川鉄千葉病院）に就任していただいた。筆者は水泳、岡崎先生はバレーボールの現場で、オリンピックをはじめチームドクターとしての多くの経験を共有しており、「現場のスポーツ医学」という基本理念を示す意義があった。委員会のメンバーには、臨床と競技スポーツと教育の最前線で活躍している、整形外科医として脂が乗った方々に参画していただいた。

担当理事として本学会「ニュースレター」[8]に記した最初の挨拶（図1）には、教育研修委員会としての基本理念と目標を明確に示した。とりわけ、教育の最大の目的である良き人材を育成することに主眼を置いた。

「十年樹木　百年樹人」（管子）という言葉がある。一年で実りを得るならば穀物を植える、十年で実りを得るならば樹を植える、百年で実りを得るならば良き人材を育成するという意味である。

学術組織として、将来その専門分野を目指し託すことができる良き人材を育成することはきわめて重要であり、学術的・社会的意義がある。医学生にとどまらず、高校生（人生の進路をこの年代で選

日本整形外科スポーツ医学会　ニュースレター

教育研修委員会
担当理事　武藤 芳照

学会活動の1つとして「教育研修」を考える場合，学会員を対象とした教育研修の場，内容，方法が主体となっている例が多い．そのこと自体の重要性は誰しも認めるところである．一方，今年度発足した当教育研修委員会を担当する理事（委員長）としては、まさしく「教育」に重点を置き，学会の発展のために，次の世代の人材を養成するとともに，広く社会一般への教育・啓発にかかわる種々の活動を推進できるよう力を注ぎたいと考えている．

第1は，医学生・研修医への教育．整形外科学が，身体活動および運動器を根幹とした学問領域であり，スポーツ医学（Sports Medicine）はヒトの運動および運動器の大切さを認識したうえで，身体特性に即した適切な質・量の運動・スポーツと健康との関係を考求する研究分野かつ実践領域であることを伝える．

第2は，高校生および高校運動部活指導者への教育．運動・スポーツの主体的実践者であるとともに，将来医師となる道を選択する可能性もある多くの生徒を含んでいる．野球肘，疲労骨折などをはじめとする高校生のスポーツ外傷･障害の予防は，きわめて重要な本学会の社会的使命である．そこで，高校生自身および運動部指導者に，身体の理解を図り，スポーツ外傷・障害の予防に役立つ基本的知識，技術を直接指導する機会を設けることは，有効な方策であろう．たとえば，全国高校体育連盟などと連携・協力して，各ブロック単位で条件の整ったところから，順次教育研修の事業を実施していくような企画はどうであろうか．

第3に，一般社会への教育．新聞，雑誌，テレビ，ラジオ，インターネットなどのマスメディアを活用して，本学会として継続的に社会への教育を行うとともに，学会開催と関連して，市民公開講座などの機会をさらに拡充して，全国での教育・啓発事業を推進することが必要であろう．

教育とは，希望を語ることである．学会の一層の発展と，整形外科学，スポーツ医学が集積してきた重要な知見を基礎に，運動・スポーツを手だてとしてより一層健康な社会を構築できるように地道な努力を続けることが，本委員会の責務と理解している．

学会の皆様の格別のご協力とご指導をお願い申し上げる次第です．

委員（敬称略）：大久保衞（ダイナミックスポーツ医学研），岡崎壮之（委員長／川崎製鉄千葉病院），栗山節郎（日本鋼管病院），左海伸夫（角谷整形外科病院），宮永豊（筑波大），横江清司（スポーツ医・科研）

図1　教育研修担当理事（日本整形外科スポーツ医学会）としての挨拶内容
（日本整形外科スポーツ医学会　ニュースレターNo. 3，2001年7月20日発行より）

択する）も視野に入れて、究極の青田買いをも図ろうという意図であった。ちょうどその頃、神経科学を専門とする医師たちが夏休みの期間に全国で高校生を対象としたセミナーを開催していたことが一つのヒントになった。

②大学生・高校生のためのスポーツ医学セミナー

一九九九年五月に神戸国際会議場で開催された、第25回日本整形外科スポーツ医学会・学術集会（圓尾宗司会長[九]）の折、学会二日目の午後に、本学会初めての試みとして「医学生のためのスポーツ医学セミナー」が行われた。

座長は、整形外科学の泰斗・杉岡洋一九州大学総長（当時）と筆者が務め（図2）、七名の講師により、約六〇名の医学生たちに対して、それぞれの体験に基づいた興味深い講義を行った（表1）。医学生たちの関心の多くは「どうすればワールドカップに帯同するような華やかなスポーツドクターになれるか」というものであったが、講師たちは「一生懸命に選手たちをサポートするうちに、自然の流れとしてなれるものであり、地道な努力を相当積むことこそが大切である」と強調していた。

ご夫妻でこのセミナー全体を聴講されていた圓尾会長は、「本セミナーの継続開催を強く望む」と、学会報告に記されていた[9]。

そして、二〇〇一年九月、広島市で開催された第27回学術集会（生田義和会長／広島大学整形外科学教授）の一環として、第1回「大学生・高校生のためのスポーツ医学セミナー」が行われた[10]。ここ

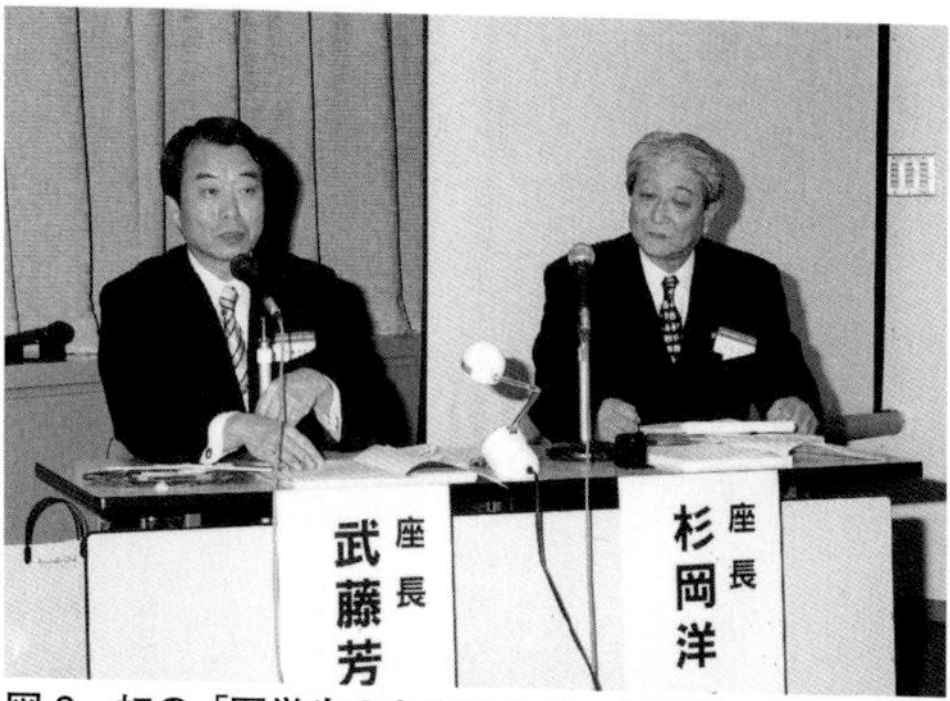

図2　初の「医学生のためのスポーツ医学セミナー」で座長を務める杉岡洋一九州大学総長（右）と筆者

表1　「医学生のためのスポーツ医学セミナー」プログラム（1999）（日本整形外科スポーツ医学会，初回）

日時：1999年5月29日（土）
会場：神戸国際会議場

座長：杉岡　洋一（九州大学総長）
　　　武藤　芳照（東京大学身体教育学講座教授）

1. 医学とスポーツ
　杉岡　洋一（九州大学総長）
2. チームドクターの実践
　栗山　節郎（日本鋼管病院整形外科部長）
3. 地域医療の中でのスポーツ医学の実践
　湊　　昭策（山王整形外科医院）
4. 日本と欧米のスポーツ医療の比較
　—プロスポーツ選手は，なぜ外国に行って手術を受けるのか？—
　柏口　新二（徳島大学整形外科講師）
5. 私とスポーツ医学（1）
　麻生　伸一（京都府立医科大学整形外科）
6. 私とスポーツ医学（2）
　桜井　　修（宝塚市立病院名誉院長）
7. 私とスポーツ医学（3）
　武藤　芳照（東京大学身体教育学講座教授）

では医学生に限らず、広くスポーツ医学に興味・関心のある学生に参加の門戸を広げた。運営にあたっては、広島県水泳連盟、日本水泳連盟のスポーツ医たちにも協力を仰ぎ、和やかな雰囲気の中で行われた。このセミナーは、現在では本学会が公式に主催した第1回の「スポーツ医学セミナー」と位置づけされているが、前述の第25回の学術集会で行われたセミナーの実績と評価があったからこそ生み出された教育事業であることを強調しておきたい。

その後「大学生・高校生のためのスポーツ医学生セミナー」は、日本整形外科スポーツ医学会の教育研修委員会が主体となって企画立案・運営をすることになった。正式な教育事業として学会から独立させ、第2回を二〇〇二年七月に北海道大学学術交流会館（札幌市）において開催した[一〇]。

実は、第2回セミナーの元々の発想・企画の端緒は、長年の整形外科スポーツ医学研究会の仲間であった菅原誠[一一]医師の仲介により、当時の石井清一[七]常務理事がスポーツ医学の研修として筆者の東京大学教育学部の研究室に派遣した太田（福島）美穂医師の問いかけが元になっている。太田医師の提案は、「自身もそうであったが、進路に悩む医学生の時期にスポーツ医学のガイダンス的なセミナーがあれば大いに役立つのではないか」、というものであった（一九九〇年代のできごと）。それを受けて日本水泳連盟のスポーツ医の集まりである日本水泳ドクター会議が、まったく独自に「医学生のためのスポーツ医学セミナー」[一二]を一九九六年からボランティアで開始し、継続していたのが本学会のセミナーの原型となっている（日本水泳連盟による一九九七年の第2回のプログラムを**表2**[11]に示す）。

第2回「大学生・高校生のためのスポーツ医学セミナー」は、日本整形外科スポーツ医学会が主催

表２　第２回医学生のためのスポーツ医学セミナープログラム（日本水泳連盟の企画）

主催：日本水泳ドクター会議
後援：長崎県医師会，長崎県水泳連盟
協賛：大塚製薬（株）
日時：1997 年 8 月 30 日
会場：長崎県医師会館

会長挨拶　加藤永史（日本水泳ドクター会議会長，かとう外科胃腸科医院院長：広島市）
長崎県医師会会長挨拶　井石哲哉

司会：伊東三吾（都立広尾病院小児科医長：東京都）
【講義 1】スポーツ医学の広がりと考え方
武藤芳照（東京大学大学院教育学研究科教授・整形外科：東京都）
【講義 2】高齢者の転倒予防と健康増進
高杉紳一郎（九州大学リハビリテーション部・整形外科：福岡市）
【講義 3】水泳とスポーツ医学
有吉　護（久留米大学整形外科講師：久留米市）
【講義 4】陸上競技とスポーツ医学
天満真二（三菱京都病院小児循環器科：京都市）
【講義 5】スキー競技とスポーツ医学
吉見知久（山内整形外科医院・整形外科：東京都）
【講義 6】長崎県「スポーツ選手の体力総合診断」事業
横瀬昭幸（横瀬医院外科・胸部外科：長崎市）
【講義 7】競技スポーツとドーピング
太田美穂（東京大学大学院教育学研究科・整形外科：東京都）
【講義 8】糖尿病の運動療法
鈴木　紅（東京医科歯科大学第 1 内科：東京都）
【講義 9】私とスポーツ医学
安田幸一郎（九州大学整形外科：福岡市）
山口鉄生（佐世保中央病院整形外科：佐世保市）

閉会の辞　柴田龍郎（日本水泳ドクター会議九州代表幹事，晴海台クリニック：長崎市）

する初めての本格的なセミナーであり、石井清一教授の主導のもと、元々の発案者である太田医師も運営に参画して行われた。セミナーの会場となった北海道大学学術交流会館は、太田医師の実父でもある建築家の太田實[一三]氏の設計であり、このような良いご縁をいただけたことが感慨深く、今でも鮮明に印象に残っている。

このときのセミナーは予想をはるかに超える大勢の参加者を得て、会場内は弾けんばかりの熱気であふれていた。個々の講義はもちろんのこと、その後の交流会（クラーク会館）では、参加した医学生や高校生が各講師を囲んで親しく熱心に話をし続けていたのが、印象的であった。教育研修委員会のメンバーはそれぞれにこの教育事業の確かな手ごたえを感じていた。

さらには、その後の委員会メンバーの反省会の流れで訪れた札幌市内のラーメン店で、「学術集会の会長は大学の整形外科学教授ばかりではなく、『現場のスポーツ医学』の実践家を推薦しよう」ということで大いに盛り上がった。そしてその四年後の二〇〇六年、日本整形外科スポーツ医学会第32回学術集会の岡崎壮之会長（筆者が以前教育研修委員長を依頼、一三〇頁）誕生に結びついた。

第3回のセミナーは、二〇〇三年八月、九州大学整形外科学の岩本幸英教授に世話人をお願いし、建築物としても格式があると評価の高い九州大学医学部百年講堂で開催された。その頃には、セミナーの親しみやすさと一体感を生み出すことを目的に、教育研修委員会のユニフォームとしてポロシャツを作っており、めったに背広以外の服装をされない岩本教授がそのポロシャツ姿で座長をされたのが印象深く思い出される。

コラム

次世代のスポーツドクターへ―福岡ソフトバンクホークス・チームドクターより

内田泰彦（健康リハビリテーション内田病院院長）

「先生、僕のこと憶えていますか？　学生時代お世話になりました○○です、あのときの御恩は決して忘れません」

と、医師会の会議後に近隣の大病院の若き部長が声をかけてきました。彼は二〇数年前の医学生時代に日本水泳連盟が主催する「医学生のためのスポーツ医学セミナー」に参加したドクターでした。懇親会で盛り上がり、そのまま神戸の街に繰り出し、朝まで語り明かしたことを思い出しました。まさか、福岡に勤務してきているとはつゆ知らず、驚きました。それからは当院との架け橋となって連携役を担ってくれています。

博多祇園山笠に参加しながら、けが人や見物客の急病の対応などの救護に努めてきました。そんなときに武藤芳照先生と出会い、本格的にスポーツ医として水泳を中心に活動が始まりました。大会救護医・ドーピング監察官・海外合宿やオリンピックなど国際大会への帯同・シンクロナイズド・スイミング（現在はアーティスティック・スイミング）マーメイドジャパンのチームドクターなど、多くの経験を積むことができました。この経験がプロ野球日本一のソフトバンクホークスのチームドクターに任命される大きなポイントになりました。

武藤先生から最初に教えていただいたのは

「スポーツドクターは黒子に徹すること」

でした。選手たちの裏方として、表に出ずに黒子のように支えていくことです。スポーツ医として選手だけではなくコーチ・監督・ときには選手のご家族の体調管理が必要なときもありました。

「私には日本国中に医局員がいる」

という先生の言葉のとおり、大学や専門科目の壁を取り除いた多くのスポーツ医の仲間と情報を共有し、専門外のことでもみんなの力で解決してきました。

年齢も距離も乗り越えたスポーツ医の仲間は、私にとってかけがえのない財産となり、今でも大きな絆で結ばれています。まさに「人生は縁と運、そして恩」です。

本書には名伯楽にして名監督の武藤先生の足跡が集大成されており、次の世代に引き継がれ、若きスポーツドクターが育っていくことを期待します。

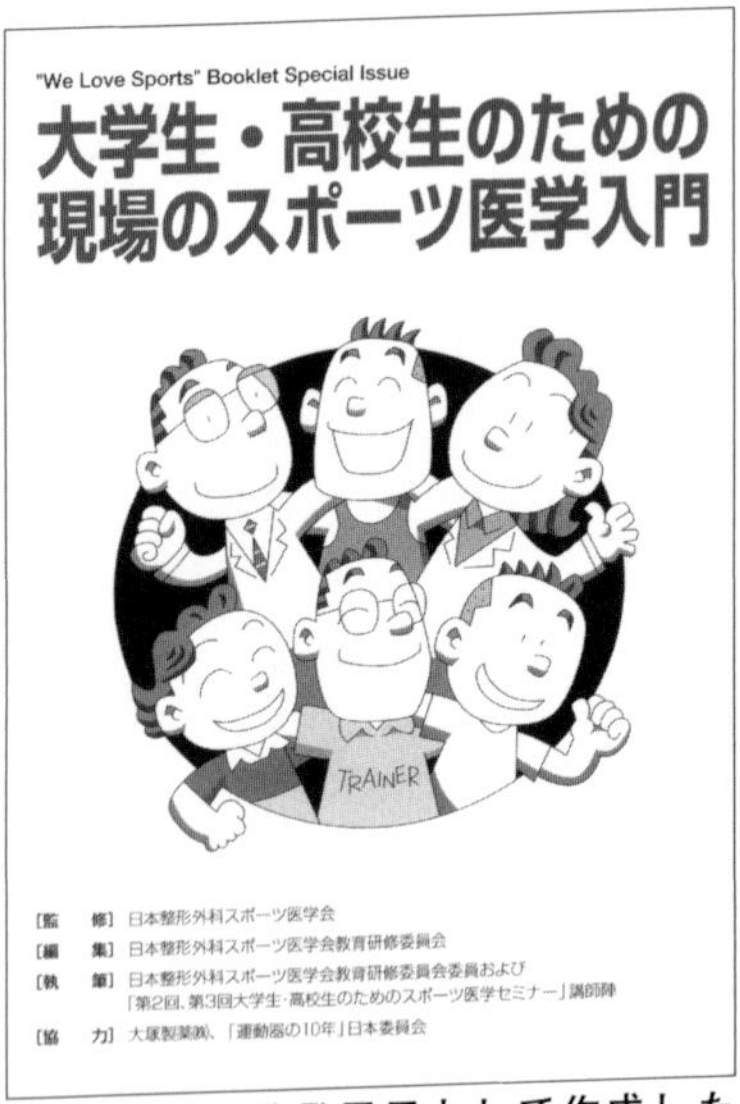
"We Love Sports" Booklet Special Issue
大学生・高校生のための現場のスポーツ医学入門
TRAINER
[監　修] 日本整形外科スポーツ医学会
[編　集] 日本整形外科スポーツ医学会教育研修委員会
[執　筆] 日本整形外科スポーツ医学会教育研修委員会委員および「第2回、第3回大学生・高校生のためのスポーツ医学セミナー」講師陣
[協　力] 大塚製薬㈱、「運動器の10年」日本委員会

図3　教育・啓発冊子として作成した『大学生・高校生のための現場のスポーツ医学入門』

そして、この第2回、第3回のセミナーの情熱あふれる各講義を集大成して編集・構成して作成されたのが、教育啓発冊子『大学生・高校生のための現場のスポーツ医学入門[12]』(図3、表3)である。

表3 『大学生・高校生のための現場のスポーツ医学入門』の目次・執筆者

1	筋力トレーニングの誤解と偏見（柏口新二）
2	ストレッチングの仕方と注意（栗山節郎）
3	テーピングの仕方と注意（栗山節郎）
4	ケガ・故障を防ぐスポーツシューズの選び方（横江清司）
5	スポーツ防具の効果と限界（青木喜満）
6	障害者のスポーツ医学（大久保衞）
7	スポーツ現場での応急処置（中野和彦）
8	スポーツ医へのかかり方（左海伸夫）
9	スポーツ外傷から現場復帰への仕方（遠山晴一・安田和則）
10	スポーツ診療の実際（岡崎壮之）
11	大相撲力士のケガの特徴とその予防（土屋正光）
12	サッカー・Jリーグ選手のケガの特徴とその予防（吉本隆男）
13	ケガ・故障の治療のクスリとドーピング検査（菅原誠）
14	博多祇園山笠のスポーツ医学（内田泰彦・阿部憲之助）
15	熱中症予防と応急手当（太田美穂・武藤芳照）
Column	
1	筋力トレーニングとサプリメント（柏口新二）
2	足半（あしなか）とナンバ（武藤芳照）
3	救急車の呼び方（安田幸一郎）
4	アイシングと冷湿布（岡崎壮之）
5	YOSAKOIソーランの健康医学（長谷川伸・長谷川亜弓）
6	「運動中水を飲むな」は誤り（武藤芳照）
資料：現場に必要な応急処置のための物品	

その後も毎年、学校の夏休みの時期にこのスポーツ医学セミナーは全国各地において持ち回り形式で継続的に開催され、数多くの大学生・高校生の参加が得られ、学会としての大切な教育事業の一つとして、また社会貢献活動として定着した（**表4**）。

表4　日本整形外科スポーツ医学会主催「大学生・高校生のためのスポーツ医学セミナー」の歴史

開催年	スポーツ医学セミナー				
	回	開催日	主管校	代表者	開催地
2001	1	9月14日	広島大学	生田　義和	広島市
2002	2	7月27日	北海道大学	安田　和則	札幌市
2003	3	8月23日	九州大学	岩本　幸英	福岡市
2004	4	8月21日	近畿大学	浜西　千秋	大阪市
2005	5	8月20日	新潟大学	遠藤　直人	新潟市
2006	6	8月19日	岩手医科大学	嶋村　正	盛岡市
2007	7	8月18日	熊本大学	水田　博志	熊本市
2008	8	8月30日	群馬大学	高岸　憲二	前橋市
2009	9	8月22日	岡山大学	尾崎　敏文	岡山市
2010	10	8月7日	名古屋市立大学	大塚　隆信	名古屋市
2011	11	8月27日	宮崎大学	帖佐　悦男	宮崎市
2012	12	8月25日	弘前大学	藤　哲	青森市
2013	13	8月24日	東京医科歯科大学	大川　淳	東京都文京区
2014	14	8月23日	大阪市立大学	中村　博亮	大阪市
2015	15	8月8日	鹿児島大学	小宮　節郎	鹿児島市
2016	16	8月27日	徳島大学	西良　浩一	徳島市
2017	17	8月19日	愛知医科大学	出家　正隆	長久手市
2018	18	8月18日	久留米大学	副島　崇	福岡市
2019	19	8月17日	東京慈恵会医科大学	舟崎　裕記	東京都港区

2020年5月に予定されていた第20回のセミナーは新型コロナウイルス感染症のために延期となり，2021年3月現在開催日未定.

③学術集会会長として（第34回、二〇〇八年度）

・ムトウ派による準備

二〇〇八年七月、歴史と伝統のある日本整形外科スポーツ医学会の第34回学術集会の会長を務めた。前述のように、もともと筆者は水泳を通じてスポーツ医学を志して整形外科を選択し、一九七五年の大学卒業後、一九七六年の第2回学術集会（当時は研究会）に初めて参加して以来、本学会を通して整形外科スポーツ医学の分野の多くの先輩方から、言葉では言い尽くせないほどたくさんのことを教えていただいた。たまたま本学会の歴史と著者の医師としての歴史とが重なることもあり、本学会には特別な愛着を持っていることから、その学術集会の会長を務めるのはこのうえない栄誉であり、誇りに思って準備・運営をした。

とはいえ、それまで、そしてそれ以降の数多くの会長のように、筆者は主宰する大学医学部の整形外科学教室（医局）〔一四〕を有しているわけではなかったので、教育学部の一教授という立場から、まずは実働チームの形成が最初の仕事であった。会期三年前の二〇〇五年九月より、長年スポーツ医学の臨床、教育、研究、実践活動等を共にしてきた仲間たちに参集してもらい、企画・準備委員会を発足させ（表5）、種々議論・検討しつつ順次作業を進めていった。

実働チームは、全国の大学医学部・医科大学の整形外科学教室の医局等に所属する医師・企業人・理学療法士らにより構成され、筆者の名のとおり「ムトウ（無党）派」の集団として、それまでのスポーツ医学の活動のモットー（標語）である「全国が医局」を体現した企画・準備委員会と運営事務

表5　第34回日本整形外科スポーツ医学会学術集会を支えていただいた方々

顧問	杉岡洋一（九州大学）　田島直也（宮崎大学）　山本博司（高知大学）
企画・準備委員	石川知志（名古屋大学）　福島美穂（札幌医科大学） 岡田知佐子（富山大学）　岡山慶子（朝日エル/企業人） 柏口新二（徳島大学）　紙谷　武（名古屋大学） 金岡恒治（筑波大学）　小松泰喜（東京厚生年金病院/理学療法士） 園田昌毅（千葉大学）　高杉紳一郎（九州大学） 立川厚太郎（新潟大学）　林　英俊（日本医科大学） 松本高明（東京大学）　山田　均（富山大学） 山本智章（新潟大学）
プログラム委員	青木光広　一戸貞文　入江一憲　川上照彦　久保俊一　齋藤知行 酒井宏哉　清水卓也　瀧川宗一郎　堀部秀二　松本秀男　三浦裕正 山本晴康
評価委員	竹田　毅　浜田良機
運営事務局	阿部尚子　安藤千春　井上康子　金子えり子　倉内大輔　杉山明希 清家輝文　中村泰明　西廣圭美　眞喜志まり　山田有希子

※敬称略，五十音順，（　）内は所属する大学医局等
東京厚生年金病院：現 JCHO 東京新宿メディカルセンター

局であった。

・企画の内容と運営方法に知恵をしぼる

まず、学会のメインテーマを「スポーツ外傷・障害のメカニズムと予防」と決め、基本理念を表6に示すものに決定した。この6つの基本理念に即して、パネルディスカッション2、シンポジウム5、ハンズオンセミナー1、教育講演13を組み立て、いずれも会長による指名演題とした。なお、パネルディスカッションとシンポジウム[一五]については、本来の定義に従った形式と方法[13]で進行することを意図し、座長、発表者、スタッフたちは、それをあらかじめ共通理解としたうえで実施した。一般演題はすべてポスター発表とし、顔と顔とを合わせての率直な討議を主体とするとともに、本学術集会としては初めてとなる一般演題の評価をするための「プログラム委員」を設定し、「最優秀賞」、「優秀賞」を選考・顕彰する方式とした。

表６　第34回整形外科スポーツ医学会の基本理念

【メインテーマ】
スポーツ外傷・障害のメカニズムと予防

【基本理念】
1. 2006年の第32回（沖縄），2007年の第33回（札幌）と，日本関節鏡学会および日本膝関節学会との三学会合同の開催が続いたが，2008年は，2005年・第31回（奈良）およびそれ以前と同様に，日本整形外科スポーツ医学会単独開催の学術集会とする．
2. 運動器の専門家としての整形外科医の立場を基礎として，スポーツ医学の学際性，総合性，人間性を主体とした，明るく楽しく実りある学術集会とする．
3. 卒後10年未満の若い整形外科医が興味・関心を持つ内容およびその世代への教育的なプログラムを工夫する．
4. 整形外科スポーツ医学研究会以来の本学会の長い歴史で培われた学術的・社会的実績を振り返りつつ，新たな課題を見いだす，いわば「温故知新」の啓発的内容を組み入れる．
5. 北京オリンピックの開催年であることを意識して，元オリンピック代表選手，コーチ，トレーナー，栄養士，ジャーナリスト等，スポーツに関わる多彩な人々の協力を得て，競技スポーツの発展に資する討議がなされるように配慮する．
6. 健康増進，介護予防への応用等，治療医学にとどまらず，予防医学にもスポーツ医学が貢献できることを示す．

　また、二名の方に「評価委員」をお願いし、本学術集会の企画・準備・運営・会場設営等について、公正・客観的な立場で評価していただき、その評価内容を理事会、次期会長、次々期会長、事務局等に示していただいた。併せて、プログラム中で講演・発表等について評価をお願いし、機関誌『日本整形外科スポーツ医学会雑誌』編集委員会に編集企画内容として推薦・提案していただくことを依頼した。

　さらに、整形外科学の重鎮である三名の「顧問」の先生には、大所高所から学術集会全体への指導・助言をお願いした。顧問のお一人の故 杉岡洋一先生（一九三二〜二〇〇九）にはご多忙の中、学術集会当日にも出席いただき、懇談会の席上においてご挨拶をいただいたことは、今振り返っても真にありがたいことであり、感謝の念に堪えない。

・その他の工夫

本学術集会の企画立案にあたっては、長年関わってきた水泳にちなんで、標語を「SWIM Congress」とし、Scientific（学術的で）、Warm（温かで）、Interesting（面白く）、Memorable（心に残る）学術集会となるよういろいろな配慮・工夫をした。

工夫の1点目が、全体のテーマカラーを決めたことである。メインカラーを青、サブカラーをオレンジとし、ポスター、ホームページ、スタッフポロシャツ等に反映させた。[一六]

2点目は、書籍展示において役員および評議員の先生方のご協力を得て、あらかじめ学術集会としての「推薦図書」を決めて示したことである。後述のように学術集会の記録集を書籍として刊行したが、この「推薦図書」をもとにさらに情報を追加・整理した情報を書籍の巻末資料に収載した。[14] 資料の構成・編集については、スタッフとして参加してもらった、病院の図書司書（ホスピタル・ライブラリアン）[15]である山田有希子さん、眞喜志まりさんの専門的な知識と経験、人脈を生かした丹念な作業に負っている。

3点目は、学術集会プログラムの制作を雑誌『スポーツメディスン』、『月刊トレーニング・ジャーナル』の編集長を長年務めた、故 清家輝文氏に依頼したことである。これによって参加者が読みやすく、興味のわくような工夫・構成・編集をしていただいた。また、座長・講演・セミナー等の講師の先生方の姓名は、まちがいがないように漢字とローマ字双方で氏名を記し、さらには先生方の顔写真、略歴を提示することで参加者の興味をひき、聴講しやすいようにした。この方式は以後のスポーツ医学関係の学術集会プログラムにおいて、しばしば継承されたようである。

4点目は、第34回は開催が夏の暑いときだったので、環境保護の立場から、参加者には原則として軽装をお願いしたが、これは会場全体の雰囲気を親しみやすくすることも目的であった。ランチョンセミナーのお弁当（講師分を含めて）についても、「栄養があり短時間で食べられる、廃棄しやすい、見栄えもいい」などの点を考慮した、「SHEランチ（Simple, Healthy, Eco）」を提供した。学会グッズは特製洋菓子（フィナンシェ）とエコバッグにするなど、様々な工夫・配慮をほどこしたつもりである。

・学術集会後の市民セミナーと記録集の刊行

学術集会の翌日の日曜日には、市民公開講座「動ける幸せ、人生を明るく楽しくたくましく―スポーツ医学のめざすもの―」を、「運動器の10年」日本委員会[一七]をはじめ多くの団体・機関・企業のご支援ご協力のもと準備をした。オリンピックとパラリンピックのメダリストが同じテーブルに着いて議論するという形態を企画・実現し（表7）、スポーツ医学が幅広くかつ深く、社会と強い結びつきを持っていることを示すことができた。

本学術集会を通して、スポーツ医学の世界は結構面白い、と一人でも多くの参加者（とりわけ若い医師・理学療法士）の方々に感じていただき、この場で新たな出会いが生まれ、これまでの交流がさ

表7　第34回日本整形外科スポーツ医学会学術集会の市民公開講座（動ける幸せ，人生を明るく楽しくたくましく―スポーツ医学の目指すもの―）プログラムと講師

日時：2008年7月6日（日）
会場：東京・都市センターホテル

第1部：シンポジウム「スポーツ医学の広さと深さ」
座長/岡崎壮之（九十九里ホーム病院）
内田泰彦（健康リハビリテーション内田病院）
岡田真平（身体教育医学研究所）
石川知志（東京厚生年金病院整形外科）
金岡恒治（早稲田大学スポーツ科学学術院）

第2部：パネルディスカッション「スポーツを通して人生を明るく楽しくたくましく」
座長/武藤芳照（東京大学教育学部身体教育学）
鈴木大地（オリンピック金メダリスト）
田中ウルヴェ京（オリンピック銅メダリスト）
成田真由美（パラリンピック金メダリスト）
河合純一（パラリンピック金メダリスト）

らに深まる機会になったのであれば、望外の喜びである。

そして学術集会の記録集と整形外科スポーツ医学の入門・案内書として『スポーツ医学実践ナビ　スポーツ外傷・障害の予防とその対応[14]』を上梓した。会長指定演題の講演、セミナー、シンポジウム、パネルディスカッションおよび優れた一般演題等を構成・編集しており、序文には**表6**に示したメインテーマや6つの理念を記している。

学術集会を終えて、1年あまりで学会報告書である書籍を完成できたのは、当日講演、発表等の労を取っていただいたうえに、短期間で執筆をしていただいた先生方や関係スタッフのご支援とご協力の賜物であり、改めて感謝の意を表したい。貴重なデータ、提言、経験、そして次代に伝えるべき多くの物語が

随所にちりばめられ、スポーツ医学の幅広さと深さ、多様さ、面白さがきらめいていると自負している。

航海では、進むべき道を指し示してくれる案内人（ナビゲーター）が必要であるように、学会報告書である書籍のタイトルには、「ナビ」という言葉を選んだ。整形外科の立場から、そして整形外科に限らず、これからのスポーツ医学の進むべき道はいずこにあるかを知るために、二〇〇八年に開催された学術集会の知見と意欲と熱意が今後も伝えられていくことを願っている。

④学会監事として（二〇一三年〜二〇一七年）

監事とは、法人や団体の財産および理事の業務執行を監督する役割を担うとされている。学術組織である本学会では、理事一二名以上二〇名以内、監事二名以内の設置が定款に定められており、藤哲監事（二〇一三年〜二〇一五年）、丸毛啓史監事（二〇一五年〜二〇一七年）と共に、その役員としての務めを果たした。

理事会には毎回出席し、議事進行を見守ると共に、学会運営、会議運営が定款や諸規則に即して適正かつ円滑に行われることを願って、必要に応じて意見を述べた。また、本学会の歴史的経緯やそれぞれの事業活動の趣旨や背景を伝えることも、本学会に長年参画してきた者の大切な務めと認識して随時発言もし、資料提供をしていた。

学術集会の折に開催される評議員会・総会においては、監事報告を行うことは重要な役割であったが、伝承されてきた監査報告書等の形式・内容を基盤としつつも、一般社会に公表されている各種法人の監査報告書を参考にして、形式・内容・表現の一部見直しを図った。

組織運営と会議の運営・進行については、東京大学の学部長および理事・副学長時代に様々な場面で学んだ「規則と手続きに従って、物事を円滑に進める段取りと方法論」が監事の職責を果たすことに大いに役立ったと考えている。

⑤学会名誉会員として

本学会では、「本法人の運営又はスポーツ医学に関し特に功労のあった者」を名誉会員と規定しているが、筆者はその一人として、二〇一七年度より名誉会員として学会に関わることとなった。学術集会に参加し、社員総会にも出席し、懇親会などに同席することは、長年交流のある他の名誉会員や会員と接し、語らう楽しみもあり、また、様々な意見・情報等を拝聴できる貴重な機会となっている。筆者が、研究会時代からこの学会に大変お世話になり、数多くの教えをいただき、研究交流を広げることができたのは、真に幸いであった。

学会の進化・発展のためには、学会そのものに一人ひとりの会員が愛着を持つことができる魅力があること、そしてその学会の諸事業を通して人と人との絆が生まれ育まれることが大切であろう。そうした地道な営みの積み重ねによって、学術組織は着実に生育すると共に、一人ひとりの会員も生育するものだと、日本整形外科スポーツ医学会との関わりを振り返って、改めて認識している。

(3)　日本臨床スポーツ医学会

一九九〇年一一月、日本臨床スポーツ医学会の第1回学術集会[16]が、東京・笹川記念会館で開催された。その折の夕刻の会員懇親会の後、石井清一[七]教授や菅原誠[一二]医師、太田美穂医師ほか、札幌医科大学整形外科学教室員の皆さんと街に出て親しく懇談をした。スポーツ医学の研究活動や一九八八年のソウル五輪の日本水泳チームの事前強化合宿を札幌市内で行い、チームドクターとして大変お世話になっていたこともあり、話に花が咲いた。

その機会が契機となり、同大学整形外科学教室との以後の長い連携関係が生まれ、現在の山下敏彦教授の時代になってからも、様々な活動を共有している。その後も日本水泳ドクター会議（一九八八年発足）の発展や日本整形外科スポーツ医学会での多様な活動、さらには日本転倒予防学会の創立などに至るスポーツ医学にかかわる幅広い様々な学術研究活動、教育啓発活動の端緒となった。筆者にとっては、本学会の誕生と存在が、教育・研究・社会啓発活動の基盤となるべき重要な人々との出会いの場となったのであった。

スポーツ医学は、本来実践的な学問領域であり、スポーツ現場における医学的課題に対応する側面と臨床医学、基礎医学の知識、技法、経験をスポーツに応用する側面を有する。本学会の特長は、多彩な臨床医学の専門家が一堂に集い、それぞれの課題について様々な観点から論じ合い、新たな方向性や解決策を見いだそうとする営みにあるのだろう。

たとえば、光の三原色（赤、緑、青）は、それぞれが混ざり、融合することにより桃色（赤＋青）、空色（青＋緑）、黄色（赤＋緑）が生み出され、三色の融合により白色が創発される。学問領域、専門分野もこれと同じであり、違う見方、考え、経験知が融合することによって、新たな知が創発されるものだ。それを実現させるのには、知性とともに感性が重要である。

日本臨床スポーツ医学会は、「名は体を表す」の言葉どおりに、「臨床」医学にかかわる幅広い専門性の高い医師、理学療法士、看護師、薬剤師らが集い、その知識、技術、経験、人的ネットワークを融合させることにより、新たな学術的・臨床的成果やスポーツ現場、そして社会への貢献、人的ネットワークの拡大と深化などの実りを結んできた。

本学会が創立されるまでの日本のスポーツ医学の先達の多大な努力と苦労と熱意に対して満腔の敬意を表するとともに、本学会の発足から三〇年に及ぶ歩みの中、躍動感溢れる学術的・社会的活動に寄与した多くの臨床家・研究者に改めて感謝したい。

そして、若い医師、医学生らがこの融合と創発の中核としてのスポーツ医学の本質を知り、多様な融合を一層広げ深めるとともに、これまで以上に、新たな色の光が創発されることを希望している。

文献

（1）武藤芳照：水泳の医学Ⅱ、13．水泳のチームドクター、二〇一～二一五頁、ブックハウスエイチディ、一九八九
（2）Miyashita M, Mutoh Y, Richardson AB：Medicine and Science in Aquatic Sports, Karger, 1994
（3）松瀬　学：汚れた金メダル―中国ドーピング疑惑を追う、文藝春秋、一九九六
（4）武藤芳照：My Turning Point. Arthritis vol. 7（No 1）：76, 2009
（5）武藤芳照、衞藤隆：身体教育学の基本理念。体育の科学 **48**（6）：446-450, 1998
（6）東京大学教育学部60年史編集委員会・教育学部60周年記念事業推進室：東京大学教育学部60年史、一四二～一五九頁、二〇一一
（7）武藤芳照：からだを育み　心を育み　人を育む。日本医事新報 No. 4443：1, 2009
（8）日本整形外科スポーツ医学会ニュースレターNo. 3、四頁、二〇〇一（七月二〇日）
（9）日本整形外科スポーツ医学会ニュースレターNo. 2、二頁、一九九九（一二月二〇日）
（10）前掲書（8）、一頁
（11）長野芳幸、武藤芳照、太田美穂：第2回医学生のためのスポーツ医学セミナー。臨床スポーツ医学 **15**（1）：107-111, 1998
（12）日本整形外科スポーツ医学会監修、日本整形外科スポーツ医学会教育研修委員会編集：大学生・高校生のための現場のスポーツ医学入門、ブックハウスエイチディ発行、（株）大塚製薬協賛、2004
（13）草間　悟：医学研究発表の方法―よりよい学会発表論文執筆のため、八四～八九頁、南江堂、一九八六
（14）武藤芳照編著：スポーツ医学実践ナビ　スポーツ外傷・障害の予防とその対応、日本医事新報社、二〇〇九
（15）武藤芳照：『ホスピタル・ライブラリアン』あらまほしき。ほすぴたる らいぶらりあん **45**（1）：1-2, 2020
（16）武藤芳照：融合と創発。日本臨床スポーツ医学会誌 **28**：185（Suppl）, 2020

【注】

〔一〕一九八四年オリンピックロサンゼルス大会、一九八八年ソウル大会、一九九二年バルセロナ大会。

〔三〕二〇一八年にアーティスティック・スイミングに名称変更
〔四〕東龍太郎氏（一八九三〜一九八三）は、後に東京都知事となり一九六四年東京オリンピック開催にも尽力した。
〔五〕当時大阪市立大学医学部整形外科学講師。柔道家であり、後に大阪体育大学教授。
〔六〕第2回研究会（高澤晴夫会長）のテーマは「膝部のスポーツ障害」であった。東京渋谷区の岸記念体育会館の地下大講堂で開催された。
〔七〕第二期〜第四期理事長、徳島大学整形外科学教授
〔八〕札幌医科大学整形外科学教授
〔九〕第五期理事長、聖マリアンナ医科大学整形外科教授
〔一〇〕兵庫医科大学整形外科学教授
〔一一〕世話人は安田和則北海道大学生体医工学・スポーツ診療科教授
〔一二〕松田整形外科記念病院（札幌市）院長
〔一三〕後に「若手医師・医学生のためのスポーツ医学セミナー」に拡大された。
〔一四〕太田 實氏（一九二三〜二〇〇四）は、北海道大学教授も務められた。セミナー交流会の会場となった「クラーク会館」も太田氏の設計である。
〔一五〕ほとんどの大学病院は「医局」という仕組みで運営されている。これは病院では診療科として、大学では講座や研究室の単位として臨床・研究・教育を一体として組織するものである。大学病院では十数人から多い場合は数十人の医師が所属し、それに事務スタッフが加わる大きな組織となる。このトップに位置するのが教授である。
〔一六〕パネルディスカッション：当初よりパネリストは着座し、個々の発表はなく、座長を交えて円卓討論およびフロアからの質疑応答を行う。シンポジウム：個々の発表を中心に行い、相互の質疑応答と総合討論を行う。
〔一七〕青：ターコイズブルー、オレンジ：マリーゴールドの色を用い、2日間の学会の1日目は青ポロシャツ、2日目はオレンジポロシャツを着用した。
〔一八〕現 公益財団法人運動器の健康日本協会

終章　人生は縁と運……そして恩

大学医学部に入学して間もない、教養部に在籍していた学生時代、全国的に学園紛争真っ盛りで、ストライキ、ヘルメット姿、封鎖、デモ、立て看板、アジ演説、シュプレヒコール等が日常の光景だった。教養部の建物のごく近くに水泳プールがあったこともあり、水泳部に所属し、ほとんど授業がなかったので、部活三昧、水泳三昧の日々が長く続いていた。

水泳部の練習が終わると、プール近くの大学生協の喫茶店に入り、なぜかお気に入りのウィンナー・コーヒーを一人でゆっくり飲みつつ、「何も足さない、何も引かない」ゆったりとした時間をしばしば楽しんでいた。

その後は、同じく生協の書店に立ち寄り、あれこれ書籍をよく眺めていた。そうした習慣の中で出会ったのが、亀井勝一郎(二)の数々の著作だった。青春論や人生論を収めた数冊の書籍を読み、たどりついた言葉が「邂逅《かいこう》こそ人生の重大事である」だった。「邂逅」とは思いがけなく出会うこと、めぐり会いを意味するが、一〇代最後の年に、なぜか心惹かれる言葉として脳に刻まれた。

その後、医学部を卒業し、整形外科医となり、スポーツ医学を専門として、主に水泳の現場でのオリンピック・チームドクター等の医事活動をし、大学での教師・役員、学会の会長・理事長等に従事し、諸々の組織・団体の企画・発足、運営、数多くの書籍の企画・編集・執筆、全国各地での講演等を手がけて今に至っている。家族にも恵まれ、三人の子どもと七人の孫に囲まれている。長年、家族の一員として共に暮らしていた茶トラとアメリカン・ショートヘアの愛猫二匹は長寿を誇っていたが、残念ながら、それぞれ一九歳と二二歳で老衰死した。

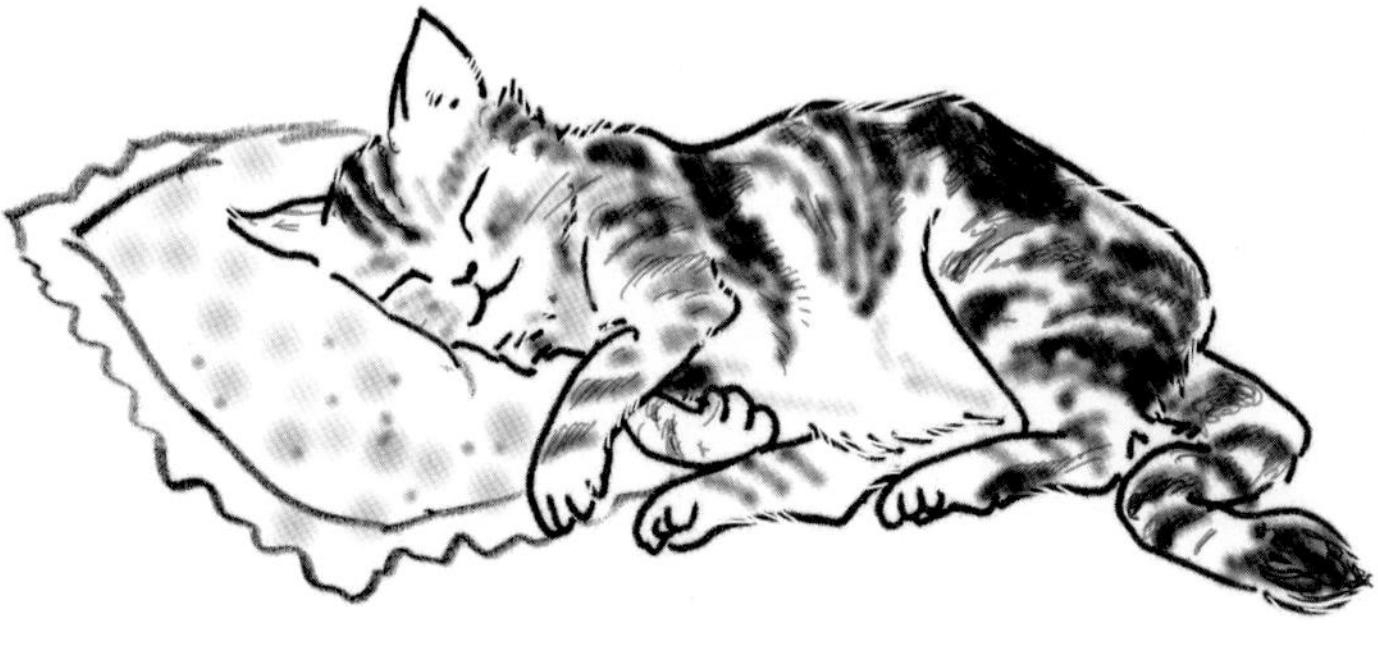

振り返ってみると、人生を決定づけた様々な節目で、カギとなる人、道しるべとなる人、困難な事態のときに支援・協力をしてくれた人、人生を豊かにしてくれる人との出会いがあり、それらの出会いがさらに発展して今の人生の形がつくられ、彩られていったように思う。

そして、その出会い、邂逅こそが縁であり、運そのものであろう。そして、縁が結びつくことによって、運が広がり、運があるからこそ、また別の良い縁が拓かれる。その営みの積み重ねによって人生は成り立ち、面白く充実した日々が生まれるのだと思う。

もしかしたら、「袖振り合うも多生の縁」という言葉にもあるように、ポール・アンカ[三]の"You are my destiny."（君こそ我が運命）の歌にもあるように、人と人との出会いはあらかじめ定められている運命なのかもしれない。数学的に言えば、人と人とが出会うか出会わないかは2分の1の確率だが、実は様々な網の日のような縁が重なっていて、その交点に出会いがあり、そこからまた、新しい縁と運が広がっていくのではないだろうか。

大学のゼミで学生たちを指導していたときに、「人生は縁と運」と幾度も強調したものだ。[1] 卒業研究をまとめ上げ、卒業論文を無事提出し終えた学生たちが、その夜のコンパの席で手渡してくれた色紙には、「教えていただいた『人生は縁と運』を大切にして、これから社会で頑張ります！」などと書かれていることが多かった。若者たちの心にこの言葉の真意が継承されたことを知り、大変嬉しく、教師冥利に尽きる思いだった。

今、改めてこれまでの数多くの様々な人々との邂逅に感謝すると共に、縁と運を大切にしつつ、その一人ひとりからいただいた恩をありがたく思っている。そして、いつか、どこかの誰かに、筆者のことを恩師の一人として呼んでもらえる日が来ることを楽しみにしながら、これからの人生後半戦を明るく、面白く、前を向いて歩んでいこうと思う。さらなる新たな縁と運を期待して。

文献

（1）武藤芳照：色紙に書く座右の銘「人生は縁と運」。月刊武道、平成29年7月号（通巻608号）：4-5, 2017

【注】

〔一〕昭和期の文芸評論家（一九〇七〜一九六六）

〔二〕カナダ出身のアメリカのシンガーソングライター（一九四一〜）。"You are my destiny."は一九五八年に発表された。

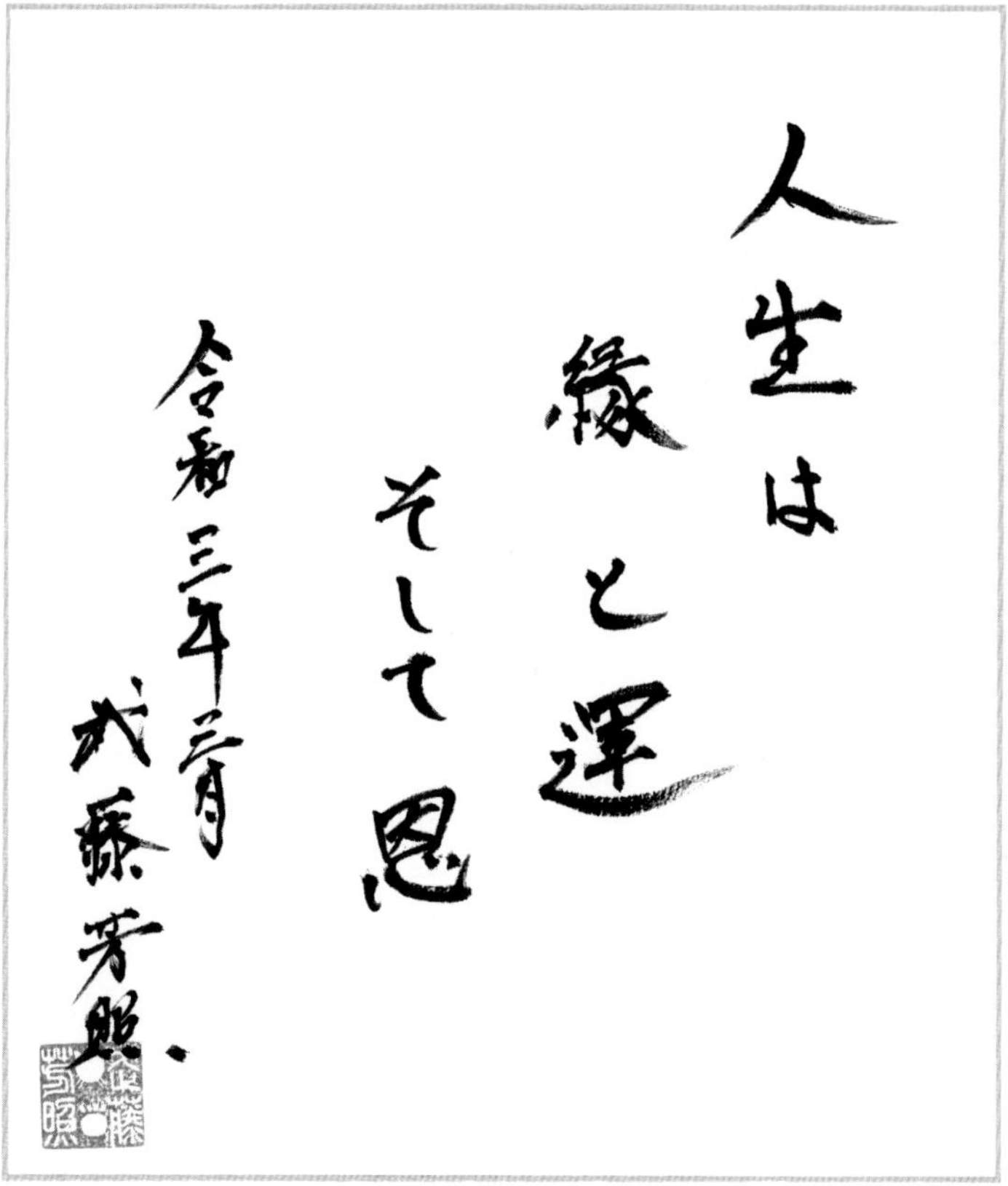
人生は
縁と運
そして恩
令和三年三月
武藤芳照

あとがき

二〇一九年八月三〇日（金）午前、大阪で行われた第45回日本整形外科スポーツ医学会学術集会（会長：中村博亮《ひろあき》・大阪市立大学教授）の「特別講演1」を担当させていただいた。座長は中村会長と大阪市立大学の同門で、長年のスポーツ医学の仲間の一人である大久保衛《まもる》先生（ダイナミックスポーツ医学研究所顧問）、タイトルは『超高齢社会におけるスポーツ医学の役割』であった。

1. 私と整形外科スポーツ医学
2. 超高齢社会の姿
3. 整形外科スポーツ医学の役割
4. 予防に勝る治療はない
5. 結

以上の構成で、スライド映写を用いず、配布資料により一時間、自由に楽しく語らせていただいた。

その講演の始まる前に、会場近くで南江堂（小立鉦彦代表取締役会長）の編集部・枳穀智哉氏らと出会い、あらかじめその資料を手渡し、「できれば、この講演内容を著作一〇〇冊目としてご縁の深い御社から出版したい」と伝えた。

その後、南江堂の社内会議（杉山孝男部長）で検討の後、正式に本書の出版が決まり、協働作業が始まった。

読者対象は、スポーツ医学に関わる、あるいはその道を目指す医師、研修医、医学生および理学療法士やスポーツトレーナー等として活動しているメディカルスタッフやその道を志して勉学に励む学生諸君とした。

幾度も打ち合わせをし、かつ編集部に加えて制作部（多田哲夫氏他）の貴重な提言やアイデア等も組み入れて、目次、構成、体裁等を練り上げた。

タイトルも種々検討を重ね、「名は体を表す」を尊重して、最終的に『スポーツ医学を志す君たちへ』に固まった。作家、司馬遼太郎氏（一九二三～一九九六）の名著『21世紀に生きる君たちへ』（『小学国語』（大阪書籍）所収の子ども向け随筆）へのオマージュ（敬意）の意図を表現した。

本書の原稿は、いつものように、愛用のクロスの水性ボールペンを手に、東京大学生協で購入し続けている二〇〇字詰原稿用紙（横書）に書き続けた。突然発生した、新型コロナウイルス感染症（COVID-19）の世界的大流行に伴う「緊急事態宣言」下の自粛生活の中、自宅で朝から夜までひたすらこの原稿執筆に向かう時間を確保し、災いを自分として意義のある時間に転換することができた。

かつて17世紀にヨーロッパでペストが大流行していた頃、物理学者のアイザック・ニュートン

（一六四三〜一七二七）は、研究者として在籍するケンブリッジ大学が閉鎖されたため、やむなく休暇を取り、故郷のウールスソープに戻り、たっぷりとした時間を有効に使って、思索を深めていった。そのときに、あの有名な「りんごの実が木から落ちる」という日常の光景の一コマから「万有引力の法則」の発見に至り、そのことから、そうした休暇を「創造的休暇」と呼称するようだ。

今般、夜も昼も「コロナ禍」で過ぎていく二〇二〇年の春の日々であったが、図らずも「創造的休暇」を有効に使う結果となり、本書発刊に至ったのは、天佑であったと思う。

いつもながら、一般社団法人東京健康リハビリテーション総合研究所の所員、故人となった金子えり子さん（二〇一九年七月二一日逝去）、芦田由可里さん、山本久子さん、小川誠さん、棟石理実さん（今回の原稿入力の立役者）、アシスタントの澁谷梨穂さんには、様々な基礎作業等で多大な支援・協力をしていただき、改めて感謝したい。

また、原典確認のため、貴重な文献・資料の探索や収集のためにご尽力をお願いした図書司書の山田有希子さんの協力にも御礼申し上げる。また、原稿をすべて読んだ時点で、実に適切で温かなイラストを描いていただいた久保谷智子さんに感謝したい。

後になってしまい恐縮であるが、コラム執筆者一八名の皆様には貴重な内容をご寄稿いただき、これからのスポーツ医学を担う若い読者の方へのアドバイスや、スポーツ医学の多様性・すばらしさを解説していただいた。本書をより豊かなものにしていただいたコラム執筆者の皆様に、改めて厚く御礼申し上げる次第である。

こうして振り返ってみると、数えきれないほど多くの人々（恩師、先輩、同僚、後輩、スタッフ、門下生、そして両親、兄姉、親族）のおかげで今、私が活動できていることを再認識し、著作一〇〇冊目を青春期の希望と目標であった「スポーツ医学」を冠した書籍の形で達成できたことに深い感慨を抱いている。

私事にわたって恐縮だが、医師（一九七五年六月医籍登録）となって四五年間、そして結婚（一九七五年四月）して四五年間を共に過ごし（私の人生七〇年の64％）、ときに叱咤激励をし、ときに温かく見守り支え続けてくれた妻・惠子に、本書に凝縮された誠に自由で幅広い活動の最大の理解・協力者として深く感謝したい。

また、三人の子ども（長男・佑介《ゆうすけ》、長女・真奈《まな》、次女・まい）と七人の孫たち（遥香《はるか》、美佑《みゆ》、怜旺《れお》、恋空《れあ》、満里旺《まりお》、優空《そら》、芽郁《めい》）に、本書が医師・武藤芳照四五年間の活動の集大成として、手元に置かれ、いつか読み継がれることを希望している。

武藤芳照

令和三（二〇二一）年三月三〇日

（虎ノ門のコーヒー・ショップのカウンターにて）

年　譜

●スポーツ医学関係の足跡

西暦	主な活動
1975	・名古屋大学医学部医学科卒業 ・愛知県済生会病院にて臨床研修
1976	・名古屋大学大学院医学研究科(外科系整形外科学専攻)入学：中川 正教授，杉浦保夫助教授，岩田 久助手らのもとで研究 ・整形外科スポーツ医学研究会（第2回）に杉浦助教授と初めて参加
1980	・大学院修了：学位論文「ビタミンK欠乏と骨代謝に関する基礎的研究」で医学博士 ・東京厚生年金病院整形外科着任
1981	・東京大学教育学部に転じる（～2011）
1983	・日本水泳連盟のチームドクターとして，初めて海外遠征に参加（メキシコシティ，米国オースティン市）
1984	・第23回オリンピックロサンゼルス大会に水泳チームドクターとして参加(メキシコシティ，米国ロサンゼルス市)
1988	・日本水泳ドクター会議発足 ・第24回オリンピックソウル大会にチームドクターとして参加（韓国ソウル市）
1990	・第1回日本臨床スポーツ医学会学術集会が開催される
1992	・第25回オリンピックバルセロナ大会の水泳チームドクターとして参加（スペインバルセロナ市） ・FINA（国際水泳連盟）の医事委員に就任
1994	・第7回世界水泳選手権ローマ大会にFINA医事委員としてドーピング・コントロールに参画．このときに広島でのアジア大会のアンチ・ドーピング体制の指示を受ける ・第12回アジア大会（広島）の水泳競技にドーピング・コントロールの統括官として参画，中国の金メダリストら11名のドーピング違反者を発見し処分に至る手続きに直接関与
1995	・第18回ユニバーシアード大会（福岡）で水泳競技のドーピング・コントロールの統括官を務める．アンチ・ドーピングの基本理念「まじめな選手たちを守るためにこそ，ドーピング検査が必要」を固める

西暦	主な活動
1996	・日本水泳ドクター会議（日本水泳連盟）のボランティア活動により初めて「医学生のためのスポーツ医学セミナー」が開催される ・第26回オリンピックアトランタ大会にFINA医事委員としてドーピング・コントロールに参画（米国アトランタ市）
1997	・東京厚生年金病院に「転倒予防教室」創設（日本初）
1999	・日本整形外科スポーツ医学会による企画「大学生・高校生のためのスポーツ医学セミナー」が開催される ・身体教育医学研究所（長野県北御牧村）発足
2000	・第27回オリンピックシドニー大会にFINA医事委員としてドーピング・コントロールに参画予定であったが辞退（人生の方針の転換） ・転倒予防の講演（青森，市民向け）：オリンピック参加の代わり
2001	・第1回「大学生・高校生のためのスポーツ医学セミナー」が日本整形外科スポーツ医学会に公式に位置づけられて開催される（以降毎年開催）
2004	・転倒予防医学研究会発足
2006	・身体教育医学研究所うんなん（島根県雲南市）発足
2007	・NPO法人水と健康スポーツ医学研究所（札幌市）発足 ・「健康のため水を飲もう」推進委員会発足し，委員長に就任
2008	・第34回日本整形外科スポーツ医学会学術集会（東京都）を会長として開催
2012	・文部科学省「今後の健康診断の在り方等に関する検討会」（有識者会議）に，参考人として島根大学内尾祐司教授と共に招致され質疑を受ける
2013	・東京大学を理事・副学長を最後に退任 ・日本体育大学日体大総合研究所所属（～2018）
2014	・第1回舞台医学研究会開催（札幌市） ・日本転倒予防学会発足（初代理事長に就任）
2017	・一般社団法人スポーツ・コンプライアンス教育振興機構発足（初代代表理事に就任）
2018	・東京健康リハビリテーション総合研究所設立（所長に就任）
2020	・東京健康リハビリテーション総合研究所法人化（代表理事に就任）

●誕生から現在までの軌跡

西暦（元号）	できごと
1950　10月 （昭和25）	・10月15日，愛知県知多郡大府町スクモ8番地（現大府市）に武藤利雄・さと子の次男として生まれる．「芳照」の名は，伯父永田利和が画数姓名判断より命名．
1963　3月 （昭和38）	・12歳：大府町立大府小学校卒業
1966　3月 （昭和41）	・15歳：大府町立大府中学校卒業，在学中は水泳部に所属/主将
1969　3月 （昭和44）	・18歳：愛知県立刈谷高校卒業（高21回生），在学中は水泳部に所属/主将．生徒会長を務め，「男子生徒は丸刈」の規則を調髪自由に改正を実現
1975　3月 （昭和50） 4月 6月	・24歳：名古屋大学医学部医学科卒業，在学中は水泳部に所属/主将 ・愛知県済生会病院にて臨床研修，町井惠子と結婚し名古屋市千種区に居住 ・医籍登録（No. 225466）
1976　4月 （昭和51）	・25歳：名古屋大学大学院医学研究科外科系整形外科学専攻入学
1977　9月 （昭和52）	・26歳：佑介（長男）誕生
1979　8月 （昭和54）	・28歳：真奈（長女）誕生
1980　3月 （昭和55） 4月	・29歳：大学院修了（医学博士号取得），東京に転居（渋谷区原宿に居住） ・東京厚生年金病院整形外科医長に就任
1981　2月 （昭和56）8月	・30歳：まい（次女）誕生 ・東京大学教育学部助教授（体育学健康教育学科）就任，研究室は2階211号室（1997年3月末まで）
1982　3月 （昭和57）	・31歳：東京都目黒区（祐天寺）に転居 ・最初の単著となる『水泳の医学』発刊
1986　3月 （昭和61）	・35歳：東京都世田谷区（池尻大橋）に転居
1988　4月 （昭和63）	・37歳：森 亘総長のもとで総長補佐（1989年3月まで）

西暦（元号）	できごと
1991　3月 （平成3）	・40歳：父利雄逝去（享年79歳） 遺訓「よわねをはくな　くよくよするな　なきごとをいうな　うしろをむくな」
1993　4月 （平成5）	・42歳：東京大学教授
1995　4月 （平成7）	・44歳：東京大学大学院教授（身体教育学講座）
1997　4月 （平成9）	・46歳：研究室を地下1階057号室に移動（2011年3月末まで）
2008　11月 （平成20）	・58歳：母さと子逝去（享年89歳） 遺訓「普段が大事　おかげさまで」
2009　4月 （平成21）	・東京大学大学院教育学研究科長・教育学部長
2010　10月 （平成22）	・60歳：翌年度からの理事・副学長就任を要請される（濱田純一総長より） 「なぜ私ですか？」と尋ねたところ「胆力がある」との弁
2011　3月 （平成23）4月	・東京大学退職（理事就任のため） ・東京大学理事・副学長，政策ビジョン研究センター教授 3月11日の東日本大震災以降，学生担当理事として，東京大学史上初めての学生・教職員被災地支援のボランティア派遣活動の陣頭指揮を執る 次女まいの結婚式（ベルギー・ブリュッセル）の出席を断腸の思いで断念
2012　4月 （平成24）6月	・61歳：愛猫モモ死去（19歳） ・東京大学名誉教授
2013　3月 （平成25）4月 8月	・62歳：東京大学退任（奉職32年間） ・日本体育大学日体大総合研究所所長 東京大学退職を記念して，妻恵子，長男家族と共にハワイ旅行（以後，毎年の夏休みに夫妻で欧州旅行）
2014　4月 （平成26）	・63歳：日本体育大学保健医療学部教授
2016　4月 （平成28）	・65歳：日本体育大学退職・特別招聘教授
2017　2月 （平成29）	・66歳：愛猫チェリー死去（22歳）

西暦（元号）	できごと
2018　3月 （平成30）	・67歳：日本体育大学任期満了，東京健康リハビリテーション総合研究所所長
2019　7月 （平成31） （令和元）	・68歳：東京大学時代からの長年の秘書・金子（旧姓・因）えり子さん逝去 「え・り・この三か条」（えがおで　凛々しく　心やさしい）を胸に刻み，スタッフ（芦田由可里，山本久子，小川 誠，棟石理実，澁谷梨穂）と共に新たな活動を進める
2020　4月 （令和2） 10月	・69歳：東京健康リハビリテーション総合研究所代表理事（法人化に伴う） 新型コロナウイルス（COVID-19）感染症が蔓延し，国から「緊急事態宣言」発令される ・古希，誕生日（10/15）前日に東京健康リハビリテーション総合研究所のスタッフが，心のこもったお祝いの会を設けてくれる（「む・と・う・よ・し・て・る」の色紙などを拝受）
2021　2月 （令和3）	・70歳：7人目の孫誕生（男子3人：怜旺，満里旺，優空，女子4人：遥香，美佑，恋空，芽郁） ・著作97冊目（1月発刊），98冊目（2月発刊），99冊目（3月発刊）に続いて100冊目（本書）を刊行

著書一覧

1『じょうずになろうシリーズ（全5巻）』 武藤芳照／深代千之／平野裕一／小田伸午／八田秀雄 共編　評論社　1981 年〜1986 年刊 子どもが身につけておくことが望ましい基本的運動技能について，文化人類学，運動生理学，バイオメカニクス，スポーツ医学等の様々な観点からの知見を解説しつつ，子どもの運動技能の伸ばし方と注意点をやさしく解説.
2『水泳の医学』 武藤芳照 著　ブックハウス HD　1982 年刊 雑誌『トレーニング・ジャーナル』に毎月連載した内容を編集し，様々な水泳の医学的事象について，基礎的医学的解説から乳幼児，妊婦，ぜん息児の水泳等，指導上の注意点や水泳外傷・障害について解説.
3『ドミンゲス博士のスポーツ医学百科』 武藤芳照 監訳　ブックハウス HD　1982 年刊 米国の著名なスポーツ整形外科医，ドミンゲス博士の著わしたスポーツ医学に関わる基本的理論のスポーツ外傷・障害に関わるわかりやすい解説等を翻訳.
4『水泳療法の理論と実際』 宮下充正／武藤芳照 共編　金原出版　1983 年刊 水泳の医学的応用としての水中での運動療法の適応と禁忌，実際の方法と医学的注意について，各種疾患・障害ごとに学術的，実践的に解説.
5『スポーツ痛 5 段階解決法　イーベテック』 武藤芳照 監訳　ブックハウス HD　1984 年刊 スポーツに伴う各部位の痛みを，環境，速度，用具，技術等の発生要因による集積ととらえ，各種目，各部位ごとにその原因と対処法を解説.
6『ダッフィールド・水治療法』 宮下充正／武藤芳照／石原俊樹 共訳　杏林書院　1984 年刊 リハビリテーション医学の分野で歴史的に長く愛用されている水治療法について，その基礎的理論から実際の方法・内容，注意点等を具体的に解説した原著を翻訳.
7『スポーツ少年の危機』 武藤芳照 著　朝日新聞社　1985 年刊 少年スポーツの現場で起きている様々な問題点を挙げ，その実態と背景・歴史的経緯，ならびに改善策と具体的指導方法等を解説.

8『子どもの成長とスポーツのしかた』 武藤芳照／深代千之／深代泰子 共著　築地書館　1985 年刊 子どもの成長・発達の過程に即したスポーツの指導と実践の仕方，まちがったスポーツトレーニング等について解説.
9『高齢者とスポーツ』 宮下充正／武藤芳照 共編著　東京大学出版会　1986 年刊 高齢社会の到来に伴う高齢者の身体運動，高齢者のスポーツの社会的意義と共に，高齢者の運動適応とスポーツ障害，運動指導の方法等について解説.
10『子どもの健康とたのしい運動』 武藤芳照 著　築地書館　1986 年刊 講演の内容を整理してまとめた書．子どもの健康づくりのための運動・スポーツのあり方やまちがった運動，トレーニング，子どものスポーツ障害をわかりやすく解説.
11『子どものスポーツ医学』 宮下充正／武藤芳照／小林寛伊 共編著　南江堂　1987 年刊 子どもの心身の特性に即して合理的で安全な運動・スポーツ指導の方法と内容と医学的注意，各種疾患・障害を有する子どもの運動・スポーツ実践プログラムの注意，子どものスポーツ外傷・障害，スポーツに伴う疾患・事故の特徴と予防対策等を解説.
12『スポーツ部活』 今橋盛勝／朴量俶／藤田昌士／武藤芳照 共編著　草土文化　1987 年刊 小・中・高等学校での運動部活動の様々な課題について，教育学，教育行政学，社会教育学，身体教育学等の観点から分析・解説.
13『水泳医学百科』 日本水泳連盟科学技術委員会 編　南江堂　1987 年刊 日本水泳連盟が開催してきた「水泳医・科学シンポジウム」で取り上げた様々な課題と講演内容を整理して，子ども，女性，中高年，競泳，シンクロナイズド・スイミング等の指導に関わるスポーツ医学，スポーツ科学，指導論等の知見をまとめたもの.（企画・編集・構成を担当）
14『小・中学生への気になるスポーツ指導』 武藤芳照 著　草土文化　1988 年刊 小・中学生のスポーツ指導の方法・内容での問題，特にまちがった指導方法を列記し，そのスポーツ医学的分析と本来のスポーツ指導のあり方を解説.
15『子どものスポーツ』 武藤芳照 著　東京大学出版会　1989 年刊 子どものスポーツに関わる現代社会の問題点について，医学，教育，文化等の観点から分析，論考，解説し，歴史的推移を示す.

16『水泳の医学Ⅱ』 **武藤芳照 著　ブックハウス HD 1989 年刊** 第1巻に引き続いて，水泳の医学的事象，マスターズ水泳，でき水，チームドクター活動，アンチ・ドーピング，サーフィン等の話題について，実践的に解説.
17『女性のスポーツ事典』 **武藤芳照 編著　三省堂　1989 年刊** 女性のスポーツに関わる運動生理学，バイオメカニクス，スポーツ医学，文化人類学，スポーツ社会学等の科学的事項からスポーツ実践上の様々な事項について個別的に解説.
18『運動療法ガイド』 **宮下充正／武藤芳照 共編　日本医事新報社　1990 年刊** 運動療法を行うに当たって，身につけておくべき基礎的生理学知識から，実際の応用，疾患・障害別の運動療法プログラムと医学的注意等を解説.
19『スポーツと疲労骨折』 **武藤芳照／伊藤晴夫／片山直樹 共編　南江堂　1990 年刊** スポーツに伴う疲労骨折について，総括的に発生要因と実態を述べると共に各部位別・各種目別に発生要因と特徴，予防方法を解説し，国内外の症例を網羅して一覧表に整理.
20『からだを知る本シリーズ（全12巻）』 **武藤芳照 監修　草土文化　1990 年～1992 年刊** 小学生低学年でも理解しやすいように，大切なことをわかりやすく，面白く語る手法で，解剖生理学，保健体育，スポーツ医学の観点から各事項を解説. 『1－がいこつだぞ－骨と筋肉』 1990 『2－むし歯はいやだよ－歯』 1990 『3－あっ血が出ている－血と血管』 1991 『4－おしっこのふしぎ－尿と腎臓』 1991 『5－胸がドキドキ－心臓と肺』 1991 『6－食べ物とうんち－消化器と肝臓』 1991 『7－見える？見えた－目』 1991 『8－聞いたり，かいだり－耳と鼻』 1992 『9－おはだはすべすべか－皮膚』 1992 『10－いのちってなんだ－生命と細胞』 1992 『11－脳みそは考えた－脳と神経』 1992 『12－おとなに聞きにくい話－性と生殖』 1992
21『スポーツ救急の実際』 **武藤芳照／浅井利夫 共編　中外医学社　1991 年刊** スポーツ現場で発生する救急処置が必要な外傷，事故について，その内容を示すと共に，具体的な救急処置の方法と注意点を解説.

22『コーチングマニュアル　スポーツ傷害』
武藤芳照／高岸憲二 共監訳　大修館書店　1991 年刊
スポーツコーチの立場で，知っておくべきスポーツ外傷・障害の実態，特徴，原因，予防方法等を個別的，具体的に解説．

23『Medicine and Science in AquaticSports』
Editor (s)：Miyashita, M. Mutoh, Y. Richardson, A.B. Karger Publishers 1994 年刊
第10回世界水泳医学会議（国際水泳連盟主催，日本水泳連盟主管，1993年10月，京都市）の会議録．31カ国から180人の参加があった．特別講演や指定講演，優れた一般発表等の内容を収録．

24『スキーの医学』
石井清一／菅原誠／武藤芳照 共編　南江堂　1995 年刊
徳島市で行われたスポーツ医学の学会の懇親会の折に集まった武藤と札幌医大の編者と主な執筆者が「一緒に新しい本を作ろう」と盛り上がって，わずか1年余りで仕上げたスキーのスポーツ医学の本格的な解説書．

25『新ドーピングってなに？』シリーズ
武藤芳照／日本水泳連盟 共編　ブックハウス HD　1996・97 年刊
他の競技団体に先がけて，日本水泳連盟が選手，コーチ，保護者等に向けて作製したアンチ・ドーピングの教育・啓発冊子．Q & A方式で，選手，コーチらの疑問に答える形で，「ドーピング検査はスポーツの健康診断」であることを強調．（企画・構成・執筆を担当）

26『女性のスポーツ医学』
越野立夫／武藤芳照／定本朋子 共編　南江堂　1996 年刊
女性の身体特性，女性とスポーツの歴史と文化的背景，女性のスポーツの実践方法と注意，女性のスポーツ外傷・障害，スポーツに伴う疾患・事故の特徴とその予防法対策などを解説．

27『からだの理』
武藤芳照 編　丸善　1996 年刊
見る，聞く，痛み，血液，酔う，疲れる，消化器，ホルモン，皮膚，尿等について，解剖生理学と文化的観点から解説．

28『スポーツトレーナーマニュアル』
武藤芳照／村井貞夫／鹿倉二郎 共編　南江堂　1996 年刊
スポーツ・トレーナーの歴史，役割，実際の活動に当たって知っておくべきスポーツ医学的理論と実践上の手技，注意点を部位別・種目別，外傷・障害への対応を解説．

29『スポーツを科学するシリーズ（全5巻）』 武藤芳照 監修　大月書店　1996年刊 小・中学生が理解しやすいように様々な工夫をしつつ，スポーツ科学の最新知見と注意点を解説．大学院ゼミの成果物． ①『からだが動くメカニズム』②『からだはまだまだ未完成』③『トレーニングに科学を』④『スポーツ障害を知る』⑤『スポーツは科学だ』	
30『変形性膝関節症の運動・生活ガイド』 杉岡洋一／武藤芳照／伊藤晴夫 共編　日本医事新報社　1997年刊 中高年女性に多くみられる変形性膝関節症の発生要因と病態，診断，治療方法と内容．手術法と術後のケア，リハビリテーション，特に運動療法（陸上，水中）のプログラムと日常生活上の工夫と注意点を解説．	
31『からだを育む』 武藤芳照／太田美穂 共著　丸善　1997年刊 子ども，女性，高齢者，障害者，スポーツ選手等について，それぞれのからだを育むあり方と現代的課題について論考しつつ，本来の体育とは何かを展望する．	
32『中高年のスポーツ医学』 田島直也／武藤芳照／佐野忠弘 共編　南江堂　1997年刊 中高年の身体特性，実際の運動・スポーツの方法・内容と注意，中高年のスポーツ外傷・障害，スポーツに伴う疾患・事故の特徴と予防対策を解説．	
33『変形性脊椎症の運動・生活ガイド』 菊地臣一／武藤芳照／伊藤晴夫 共編　日本医事新報社　1998年刊 中高年の腰痛の主体となる変形性脊椎症の病態と特徴，診断，治療方法と内容，リハビリテーション，特に運動療法（陸上，水中）と日常生活上の工夫と注意等を解説．	
34『疲労骨折』 武藤芳照 編　文光堂　1998年刊 文部省（当時）科学研究費により実施した全国規模のスポーツによる疲労骨折の実態調査の結果について概説すると共に，その発生要因と予防方法等を解説し，特に社会心理学的観点からの対応の必要性を強調．	
35『新・子どものスポーツ医学』 井形高明／武藤芳照／浅井利夫 共編　南江堂　1997年刊 新たな編集者の企画の下，初版よりもさらに医学的な観点を深め，子どもの疾患に即した具体的スポーツの指導方法と内容，医学的注意等を解説．	
36『けが，故障を防ぐ部活指導の新視点』 武藤芳照／太田美穂 共編著　ぎょうせい　1999年刊 中・高等学校の運動部活動における問題点を列記し，身体教育学・スポーツ医学・リハビリテーション医学の観点から分析し，その解決策「子どもの原っぱでの遊び」というキーワードにより提示．	

37『変形性膝関節症の運動・生活ガイド（第2版）』
武藤芳照／杉岡洋一／黒澤尚／伊藤晴夫 共編　日本医事新報社　1999 年刊
初版本の内容に新たな知見を加えると共によりわかりやすい解説を心がけて改訂したもの.

38『転倒予防教室　—転倒予防への医学的対応—』
武藤芳照／黒柳律雄／上野勝則／太田美穂 共編　日本医事新報社　1999 年刊
東京厚生年金病院で創設した日本初の「転倒予防教室」のノウハウのすべてを整理して，その企画・運営，メディカルチェック，体力評価，運動・生活指導の方法と注意等を解説.

39『変形性股関節症の運動・生活ガイド（第2版）』
杉岡洋一／岩田久／武藤芳照／伊藤晴夫 共編　日本医事新報社　1999 年刊
初版本の内容・構成に，患者さんの視点に立って，より理解しやすい表現，工夫を加えて改訂したもの.

40『運動療法ガイド（改訂第3版）』
井上一／武藤芳照／福田潤 共編著　日本医事新報社　2000 年刊
新たな編集者の下，より医学的視点を加えて，各種疾患・障害等の運動療法の方法・内容の項目を増加させると共に，ストレッチング，水中運動，靴の選び方等の具体的方法についても解説.

41『疲れる理由　—現代人のための処方せん—』
武藤芳照／山本義春 共監訳 日経 BP 2000 年刊
慢性疲労症候群の病態，症状，治療，予防ならびに現代人の疲労について解説.

42『変形性脊椎症・腰痛の運動・生活ガイド（第2版）』
菊地臣一／武藤芳照／伊藤晴夫 共編　日本医事新報社　2000 年刊
初版のタイトルに「腰痛」を加え，編者の一人に腰痛の第一人者にも新たに参画していただき，より幅広くより深い内容とわかりやすさを工夫して改訂したもの.

43『乳がん術後の運動・生活ガイド』
岡崎邦泰／森本忠興／武藤芳照 共編　日本医事新報社　2001 年刊
乳がんの手術を受けたあるいはこれから受ける患者さんの立場で，その診断，治療方法と内容，手術の方法，術後のリハビリテーションと日常生活上のケアと注意，術後の運動療法，特に水中運動療法の具体的方法と注意を解説.

44『武藤教授の転ばぬ教室　—寝たきりにならないために—』
武藤芳照 著　暮しの手帖社　2001 年刊
「人が転ぶ」ということを様々な視点・場面から示し，それを分析・解説し，転倒の本質と実態，転倒予防の必要性，転倒予防のための運動プログラム，生活上の工夫と注意を解説.

45『変形性脊椎症・腰痛の運動・生活ガイド（第3版）』
菊地臣一／武藤芳照／伊藤晴夫 共著　日本医事新報社　2001 年刊
第2版の内容に，さらに新たな知見や臨床現場，生活の場面で必要な患者さんのための情報や注意点を加えて改訂したもの.

46『転倒予防教室　―転倒予防への医学的対応―（改訂第2版）』
武藤芳照／黒柳律雄／上野勝則／太田美穂 共編　日本医事新報社　2002 年刊
初版の内容に加えて，「転倒予防教室」の指導実践の積み重ねより得られた学術的データ，運動指導上の工夫と注意，各種教育・指導方法と内容，教育資材等も含めて編集.

47『からだの物語シリーズ（全4巻）』
武藤芳照 監修　学習研究社　2002 年刊
小学生に理解しやすいような工夫をこらしつつ，解剖生理学，スポーツ医学，保健体育の観点から各事項を解説.
『①血液』『②骨』『③皮ふ』『④目・耳・鼻・口』

48『よみがえれ風の子　―子供の体の育み方―』
武藤芳照 著　中央公論新社　2002 年刊
子どもの運動・スポーツ・体育のあり方と現代的課題，遊びの教育学的意義等を解説.

49『変形性股関節症の運動・生活ガイド（第3版）』
杉岡洋一／岩田久／武藤芳照／伊藤晴夫 共編　日本医事新報社　2004 年刊
変形性股関節の病態と特徴，診療方法と内容，日常生活上の工夫と注意を解説.

50『マンガ運動器のおはなし　―大人も知らないからだの本―』
武藤芳照 編　学習研究社　2005 年刊
運動器とは，運動器の大切さ，正しい運動の仕方，まちがったトレーニング，食事・栄養の注意点，ストレッチング，筋力トレーニングの方法と注意等を学生の視点から解説.

51『介護者の腰痛予防　―腰を守るための介護姿勢と環境整備―』
武藤芳照／田島寶／山田均／黒柳律夫 共編　日本医事新報社　2005 年刊
要介護の高齢者のケアを行う介護専門職等が悩まされる腰痛の病態と特徴，原因と背景，その具体的対処法を解説.

52『転倒・骨折を防ぐ簡単！運動レシピ』
武藤芳照 監修　主婦の友社　2005 年刊
一般家庭で，高齢者がその日から実践できる転倒予防のための運動プログラムの方法と内容と注意，生活上の工夫と注意等をイラスト・写真を多用しわかりやすく解説.

53『変形性膝関節症の運動・生活ガイド（第3版）』
黒澤尚／武藤芳照／伊藤晴夫 共編　日本医事新報社　2005 年刊
第2版の内容・構成に，最新の医学情報や運動・生活指導上の注意事項を加えて改訂したもの.

54『運動療法ガイド（改訂第4版）』
井上一／武藤芳照／福田潤共 編著　日本医事新報社　2006年刊
第3版までの内容をさらに更新すると共に，新たに，転倒予防，テーピング等の項目を加えて解説.

55『患者指導のための水と健康ハンドブック
—科学的な飲水から水中運動まで—』
武藤芳照／太田美穂／田澤俊明／永島正紀 共編　日本医事新報社　2006年刊
水をからだの中に入れる側面とからだを水の中に入れる側面の両面から，水と健康に関わる医学的事象と脱水に伴う疾患・障害等について解説.

56『乳がん治療をめぐる運動・生活ガイド　—検診からリハビリまで—』
岡崎邦泰／森本忠興／武藤芳照 共編　日本医事新報社　2006年刊
乳がんの病態と特徴，診断，各種治療方法と内容，特に種々の方法と術後の生活上のケアとリハビリテーション，水中運動療法，日常生活上の工夫と注意等について解説.

57『新訂 現代身体教育論』
武藤芳照／衞藤隆／山本義春 共編著　放送大学教育振興会　2006年刊
身体教育に包括される体育の意義，発達脳科学，運動学，教育生理学，文化人類学等を解説.

58『学校における運動器検診ハンドブック　—発育期のスポーツ傷害の予防—』
武藤芳照／柏口新二／内尾祐司 共編　南江堂　2007年刊
学校での運動器検診を整備することが重要であること，その歴史的経緯，検診の実際の方法・内容・注意点等を解説.

59『水泳プールでの重大事故を防ぐ』
日本水泳連盟 編　ブックハウスHD　2007年刊
水泳に伴う重大事故のでき水と飛び込み事故による頚椎・頚髄損傷の実態，特徴，発生要因，予防方法，水泳指導上の注意点等を，実践的に解説.（企画・構成を担当）

60『腰痛の運動・生活ガイド　運動療法と日常生活動作の手引き（第4版）』
菊地臣一／武藤芳照／伊藤晴夫 共編著　日本医事新報社　2007年刊
中高年の変形性脊椎症，腰部脊柱管狭窄症等，腰痛をきたす疾患・障害の特徴とその治療・リハビリテーション，予防のための運動療法，生活上の工夫等を実践的に解説.

61『スポーツ傷害のリハビリテーション　—Science and Practice—』
山下敏彦／武藤芳照 共編　金原出版　2008年刊
スポーツ外傷・障害のリハビリテーションに当たって，その科学的理論と実践の方法・内容，注意点等を解説.

62『転倒予防医学百科』 武藤芳照 編　日本医事新報社　2008 年刊 高齢者から子どもの転倒予防まで，転倒をどのようにとらえるか，転倒・骨折の実態，転倒予防の理論と実際，薬剤と転倒との関係等を百科的に解説.
63『体動かせいっぱい遊べ』 日本医師会／日本学校保健会 監修　武藤芳照：構成 間部正志／赤塚不二夫／あべさより：まんが　かまくら春秋社制作　2008 年刊 遊び，運動・スポーツが子どもの心身の健全な成長・発達にとって，いかに大切であるか，一方注意すべきこと等を面白くわかりやすく解説.
64『スポーツ医学実践ナビ　―スポーツ外傷・障害の予防とその対応―』 武藤芳照 編著　日本医事新報社　2009 年刊 2008年会長を務めた日本整形外科スポーツ医学会学術集会の主要な講演，シンポジウム，パネルディスカッション等の内容を集め，スポーツ外傷・障害の予防に関わる専門的事項を解説する共に，スポーツ医学を志す者への案内役を果たす.
65『転倒予防らくらく実践ガイド』 武藤芳照 監修　学習研究社　2009 年刊 一般中高年者が手にとって，家庭，地域等で転倒・骨折・寝たきり予防のために実践することが勧められる運動プログラム，生活上の工夫，注意等を医学的に解説.
66『学校の運動器疾患・障害に対する取り組みの手引き』 運動器の 10 年日本委員会（武藤芳照企画／構成）監修　日本学校保健会　2009 年刊 学校での児童生徒の健康診断における運動器検診の意義，方法・内容，スポーツ外傷・障害等について解説.
67『水分と体　―体は水でできている―』 監修：日本医師会，日本学校保健会　構成：武藤芳照　まんが：鈴木太郎，やなせたかし，幸月さち子　制作：（株）かまくら春秋社　2009 年刊 生理学，保健体育，スポーツ医学の立場から，からだにとって，水がいかに大切であるか，汗の意味，正しい水分摂取の方法，脱水・熱中症の怖さと予防方法等をマンガの形で解説.
68『健康のため水を飲もう』 武藤芳照 著　水道産業新聞社　2010 年刊 厚生労働省健康局水道課後援で繰り広げている社会キャンペーン「健康のため水を飲もう」推進委員会委員長としての立場から，健康のためにいかに水が大切であるか．脱水や水分不足による健康障害・事故，水にまつわる文化等を事典風に解説.

69『ここまでできる高齢者の転倒予防』 武藤芳照 総監修　日本看護協会出版会　2010年刊 高齢者の転倒予防に関わる医療・介護・福祉・スポーツ等の分野の指導者・専門家向けに転倒予防の実践的理論と具体的な運動・生活指導の方法・内容・注意を解説．「川の流れのように」に合わせた太極拳風リズム体操のDVD付き．
70『変形性股関節症の運動・生活ガイド（第4版）』 松田達男／田中尚喜／武藤芳照 共編著　日本医事新報社　2012年刊 成人の変形性股関節症の病態と特徴，診断，各種治療・リハビリテーションの方法と内容，よく尋ねられる患者さんからの質問と回答を東京厚生年金病院での臨床実践を踏まえて，主にそのスタッフが解説．
71『認知症者の転倒予防とリスクマネジメント ―病院・施設・在宅でのケア―』 武藤芳照／鈴木みずえ 共編　日本医事新報社　2011年刊 認知症のある高齢者の転倒予防について，どのように対応したらよいかという医療・看護・介護および一般家庭・地域社会の現場での難題に対して，認知症の専門家と転倒予防・リスクマネジメント・リハビリテーション等の専門家が連携・協同して解説．
72『新スポーツトレーナーマニュアル』 武藤芳照／鹿倉二郎／小林寛和 共編　南江堂　2011年刊 スポーツ現場でのトレーナーの立場と役割と活動の方法と内容，各種スポーツ種目別，部位別のスポーツ外傷・障害のケアの仕方，トレーナーが身につけておくべき技法等を総合的に解説．
73『運動療法ガイド（改訂第5版）』 武藤芳照 監修　野崎大地／小松泰喜 編集　日本医事新報社 2012年刊 新たな編集者の企画の下，第4版までの構成・内容を一新すると共に，最新の運動療法の基礎知識，各種疾患・障害別の運動療法プログラムの適応と禁忌，その実際，運動療法に伴う事故予防等を解説．
74『転倒予防いろはかるた』 武藤芳照 企画・監修　2012年刊 転倒予防医学研究会で，全国から収集した転倒予防に関わる句をイラストと合わせてカルタの形式でまとめ，それぞれに転倒予防の立場からの理論の解説を付した．
75『これだけは知っておきたい「転倒予防の心がけ」』 武藤芳照 著　有限責任事業組合ブックエンド　2012年刊 毎日新聞に2年間連載したコラム記事を編集して，一般中高年者が身につけておくべき転倒予防のための健康管理，運動方法，生活上の工夫と注意等をわかりやすく解説．

76『転倒予防——転ばぬ先の杖と知恵』
武藤芳照 著　岩波書店　2013年刊
老化は足から．転倒は命の黄色信号．いつまでも丈夫な足で歩きつづける，転んでもケガをしない．転倒に負けないからだづくりの基本を伝授．転倒予防の総合的解説書．

77『いくつになっても「転ばない」5つの習慣』
武藤芳照 著　青春出版社　2013年刊
将来，寝たきりにならず一生自分の足で生きていくために，高齢者ばかりでなく，働き盛りの世代からの転倒予防の方法を具体的にまとめた．

78『「転ばぬ体操」で100歳まで動ける！』（主婦の友生活シリーズ）
武藤芳照 監修　主婦の友社　2014年刊
バランスを崩して転倒し，骨や筋肉を傷めると動けなくなり，全身の機能低下に直結．転ばないからだづくり，今から始めるためのアドバイスとヒントを図説．

79『認知症者の転倒予防とリスクマネジメント（第2版）』
日本転倒予防学会 監修　武藤芳照／鈴木みずえ 編集　日本医事新報社社　2014年刊
病院・施設での認知症高齢者の転倒が深刻な問題になっている昨今．実践的Q & A形式で認知症の人・家族に対する具体的対応を述べ，医療関係者はもとより認知症の高齢者を抱える家族にとっても役立つ内容．

80『つくろう！元気なカラダ！！良い姿勢と運動器　【DVD】』
武藤芳照 監修　上内哲男 実技指導　NHKエンタープライズ発行　東山書房　2015年刊
子どもたちの運動器と運動を大切にしつつ，一人ひとりの子どもが，明るく元気に過ごし，生涯にわたって「動くよろこび，動ける幸せ」を実感できる日々を，との願いを込めて製作したDVD.

81『イラストと写真でわかる 武道のスポーツ医学 柔道』
武藤芳照 監修　山下敏彦／田中康仁 編集　ベースボール・マガジン社　2016年刊
「中学校体育の柔道指導と外傷・障害，事故予防のポイント」をテーマに，安全管理・対策の現状，適切な指導・教育の方法，身体の各部位別のスポーツ外傷・障害の特性と治療・予防法，禁止すべき技・動作などについて解説．

82『多職種で取り組む転倒予防チームはこう作る！』
日本転倒予防学会 監修　武藤芳照／鈴木みずえ／饗場郁子 共著　新興医学出版社　2016年刊
病院で，施設で，多職種連携の“転倒予防チーム”をつくり上げるためのヒントとその効果を各分野の転倒予防スペシャリストたちが融合することで生まれるチームの知恵と力を提示．

83『五七五転ばぬ先の知恵ことば　―転倒予防川柳　2011―15』
武藤芳照 選評　日本転倒予防学会 監修　論創社　2016 年刊
傑作ぞろいの転倒予防川柳！ 10月10日は「転倒予防の日」. 日本転倒予防学会により公募が始まった2011年から15年までの入賞作を紹介すると共に医学的解説と楽しいイラストも加えた.

84『転倒予防白書2016』
日本転倒予防学会 監修　武藤芳照／鈴木みずえ／原田敦 編集　日本医事新報社　2016 年刊
転倒・転落に関わる最新統計, 疫学, 各種取り組み, 資格試験などの制度面から, 患者指導, 施設整備, リスク評価, 運動療法などの臨床面までを網羅.

85『イラストと写真でわかる 武道のスポーツ医学 剣道』
武藤芳照 監修　山下敏彦／田中康仁 編集　ベースボール・マガジン社　2017 年刊
「中学校体育の剣道指導と外傷・障害, 事故予防のポイント」をテーマに, 安全管理・対策の現状, 適切な指導・教育の方法, 身体の各部位別のスポーツ外傷・障害の特性と治療・予防法, 禁止すべき技・動作などについて解説.

86『スポーツ傷害のリハビリテーション　Science and Practice　第2版』
山下敏彦／武藤芳照 編集　金原出版　2017 年刊
初版のコンセプトは踏襲しつつ, 新章「アスレティック・リハビリテーションの基本プログラム」「股関節・鼠径部のスポーツ傷害」を追加し, より実践的かつ最新の知見を反映した内容にアップデート.

87『日本転倒予防学会認定 転倒予防指導士公式テキストQ&A』
日本転倒予防学会 監修　武藤芳照／奥泉宏康／北湯口純 編著　新興医学出版社　2017 年刊
日本転倒予防学会認定転倒予防指導士基礎講習会での各専門家による講義を骨格に, 最新の知見と資料を示しつつ, 認定試験の問題の重要ポイントも示す.

88『イラストと写真でわかる 武道のスポーツ医学 少林寺拳法』
武藤芳照 監修　山下敏彦／田中康仁 編集　ベースボール・マガジン社　2017 年刊
「中学校体育の少林寺拳法指導と外傷・障害, 事故予防のポイント」をテーマに, 安全管理・対策の現状, 適切な指導・教育の方法, 身体の各部位別のスポーツ外傷・障害の特性と治療・予防法, 禁止すべき技・動作などについて解説.

89『認知症者の転倒予防とリスクマネジメント（第3版）』
日本転倒予防学会 監修　武藤芳照／原田敦／鈴木みずえ 編集　日本医事新報社　2017 年刊
最新情報を加えアップデートし, さらに詳しく実践的な内容に. 認知症高齢者の転倒予防に関わる病院, 施設, 地域医療, 保健, 福祉分野の専門職は手元に置いておきたい1冊.

90『舞台医学入門』 武藤芳照 監修　山下敏彦／田中康仁／山本謙吾 編集　新興医学出版社　2018年刊 本邦初，舞台医学（Stage Medicine）の専門書．演劇・音楽・舞踏・各地の祭りなど，舞台芸術の医学的対応を学術的かつ実践的にわかりやすくまとめた入門書．
91『学校の運動器検診 子どもの身体と障害の診かた』 運動器の健康・日本協会 監修　内尾祐司／高橋敏明／武藤芳照 編著　中外医学社　2018年刊 学校の健康診断に運動器の検査が加わった背景とその目的を示しつつ，実際の身体診察のポイントと，スクリーニングにより来院する子どもの運動障害の診かたを図や写真を多用してわかりやすく解説．
92『まんがでわかる みんなのスポーツ・コンプライアンス入門』 スポーツ・コンプライアンス教育振興機構（代表理事／武藤芳照）作 梅屋敷ミタ／板垣翔子／景山まどか／木原飛鳥／尾野こし 漫画　学研プラス　2019年刊 「体罰」「ハラスメント」「ドーピング」「悪質・危険な行為」などは，なぜ起こったのか？　どうすれば防げたのか？　子どもから大人まで，スポーツを愛する人々に今届けたい「スポーツ・コンプライアンス」がまんがでわかりやすく理解できる入門書．
93『信州東御・ケアポートみまき 地域ぐるみのケアと予防の歩み』 岡田真平／武藤芳照／飯島裕一 編　厚生科学研究所　2019年刊 「いつまでも健やかに生き生きと，安心して暮らし続けたい，その願いを叶える核となります」を理念に，長野県東御市にある保健・医療・福祉・スポーツの総合施設ケアポートみまきの四半世紀の記録．
94『転倒予防白書2019』 日本転倒予防学会 監修　武藤芳照／鈴木みずえ／原田敦 編集　日本医事新報社　2019年刊 前書2016年版の構成・内容を基盤に，転倒予防に関わる最新の統計，学術知見，実践的内容に更新すると共に，新たに転倒についての古今東西の物語，言葉の解説等も巻末資料に加えて質・量共により進化した年鑑として編集．
95『腰痛のサイン・鈍重感を見逃すな！　―腰のケアの基本―』 内田泰彦／黒柳律雄 著　久保谷智子 イラスト　武藤芳照 監修　論創社　2019年刊 ほとんどの人が一生のうち，一度は経験するとされる腰痛．前兆として現れる鈍重感（どんじゅうかん）に注目することの大切さと，骨盤を主体とした徒手整復による新たな腰痛治療法を紹介した一般市民のための実用的医学解説書．

96『子どもの足のトラブルを防ぐために 0歳からの足育（あしいく）のすすめ』
武藤芳照 監修　玉島麻里／小野直洋／高山かおる 著　久保谷智子 イラスト
論創社　2020 年刊
「足育」の普及・啓発，足の大切さ，靴選びの基本，運動の大切さを幼少期から実践し，生涯にわたり，足下から健康づくりを考える．子どもたちの輝かしい未来のために，足下から健康を育むために，家庭でも保育の現場でも必読の書．

97『医療と介護のための爪のケア』
武藤芳照 監修　高山かおる／渡邉洋／杉原鼓 編著　久保谷智子 イラスト
新興医学出版社　2021 年刊
医療・介護現場に従事する医師，看護師，理学療法士，作業療法士，介護福祉士など，様々な専門職の人々に，正しい爪のケアの啓発を図り，一人ひとりの高齢者の健康増進，疾病・障害予防，転倒予防，QOLの向上に結びつけようとの目的で編集・構成された実践書．

98『あの人も転んだこの人も転んだ　―転倒ばなしと予防川柳』
日本転倒予防学会 監修　武藤芳照 著　三恵社　2021 年刊
前段に，古今東西の著名人の転倒・転落事例の発生状況と予防への提言をまとめた．後段では，日本転倒予防学会の「転倒予防川柳」の優秀作品を紹介すると共に，医学的解説を加え，この他に「ぬ・か・づけ」転倒予防法，「転倒予防カルタ」など，言葉のチカラで一人ひとりの意識を変えることを目指す教育啓発書．

99『神経疾患患者の転倒予防マニュアル』
日本転倒予防学会 監修　饗場郁子／鮫島直之／武藤芳照 著　新興医学出版社
2021 年刊
パーキンソン病や脳卒中後遺症，特発性正常圧水頭症をはじめとする神経疾患患者の転倒には，どのような特徴があり，それらを予防するにはどう工夫したらよいか．具体的・実践的な方法を紹介・解説する．病院，施設，家庭での転倒予防に役立つ，本邦初の神経疾患に特化した転倒予防教本．

100『スポーツ医学を志す君たちへ』
武藤芳照 著　久保谷智子 イラスト　南江堂　2021 年刊

索引

タ行

ナ行

スポーツ医学を志す君たちへ

2021年 6月5日　発行

著　者 武藤芳照
発行者 小立健太
発行所 株式会社 南 江 堂
〒113-8410 東京都文京区本郷三丁目42番6号
☎(出版)03-3811-7236　(営業)03-3811-7239
ホームページ https://www.nankodo.co.jp/

印刷・製本 三報社印刷
イラスト 久保谷智子
装丁 渡邊真介

To You Who Pursues Sports Medicine

定価は表紙に表示してあります.
落丁・乱丁の場合はお取り替えいたします.
ご意見・お問い合わせはホームページまでお寄せください.

Printed and Bound in Japan
ISBN978-4-524-22963-5